水産食品栄養学
―基礎からヒトへ―

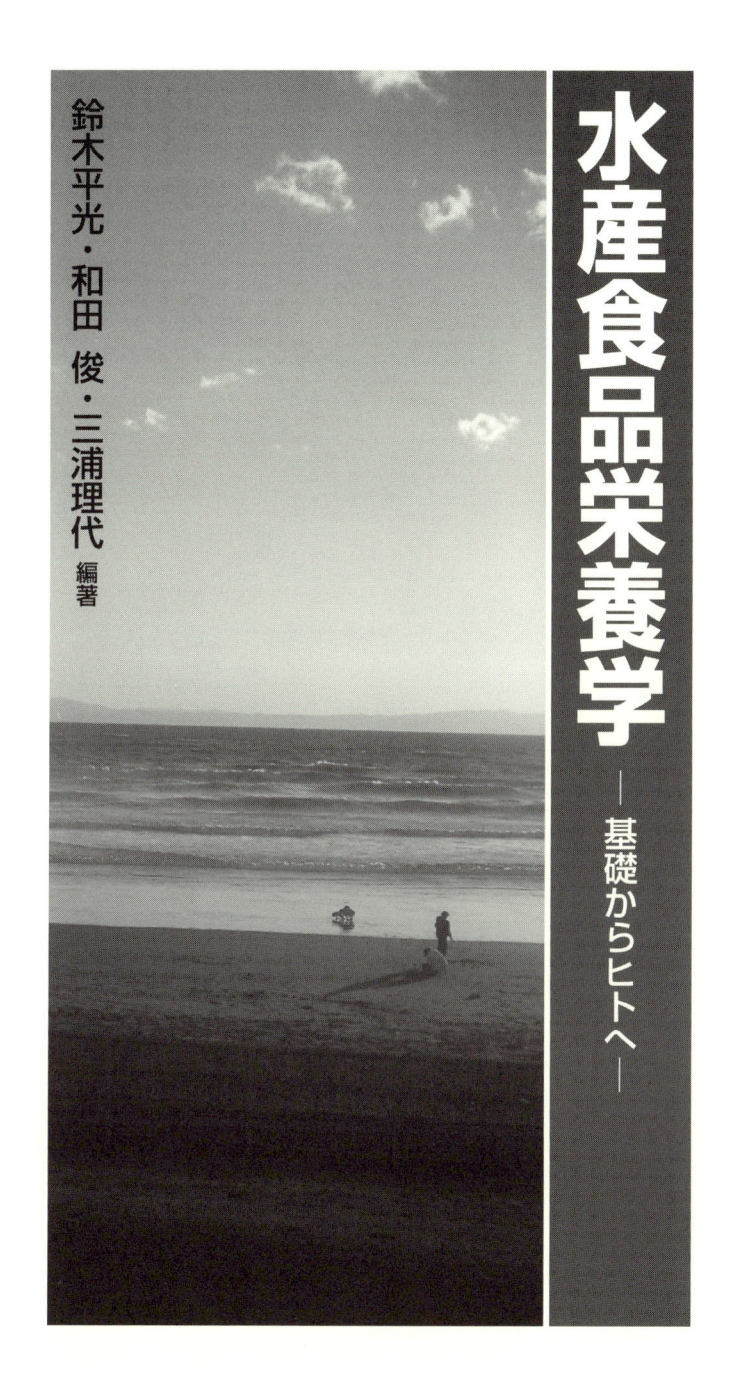

鈴木平光・和田 俊・三浦理代 編著

技報堂出版

序

　わが国は四方を海で囲まれていることから，魚介藻類（水産物）を原料とした水産食品が古くから製造され，主として日本人のタンパク質源として重要な役割を果たしてきた．近年では，魚食が欧米人に多い心臓病の予防に適していることから，欧米諸国で日本食がブームとなり，世界的に水産物の栄養特性や機能性が見直されている．このような海外の動向を受けて，わが国でも食生活の健康志向が高まり，食品の安全性はもとより，食品の栄養機能性についての研究や健康食品（機能性食品）の開発，およびそれに関連する報道が多くなされてきた．厚生労働省でも，機能性をうたうことのできる食品の許可制度をつくり，審査をパスしたものを特定保健用食品として認めている．しかし，特定保健用食品として認可を受けている健康食品はそれほど多くないのが現状である．
　一方，日本型食生活の特徴の一つである魚介藻類（水産物）の摂取により各種の慢性疾患を予防できることが明らかにされるにつれ，その栄養機能性成分を含む健康食品が数多く商品化されている．その中には，多くの研究データに基づく科学的根拠のしっかりしたものもあるが，十分な研究データが示されず科学的根拠に乏しいものもある．また，栄養学の常識（基礎）を無視しているものも多い．このような間違った食品が開発され商品化される背景には，まず第一に，基礎としての水産食品学および栄養生理学の知識が不十分であることがあげられる．そして第二に，個々の栄養機能性成分の研究データを十分収集し吟味していないことがその原因の主たるものである．また，このような水産食品の栄養機能性についての知識を得るための適当な書籍が見当たらないことも一因としてあげられる．
　そこで，水産食品の栄養機能性について，その基礎からヒトでの有効性までを解説することを目的として，それぞれの専門分野の第一人者にご執筆いただき本書とした．
　構成は総論と各論に大別した．総論では，水産物や水産食品の基礎知識と基礎としての栄養生理学を取り扱っている．特に水産物特有の性質として，多種・多

様性，すなわち資源としての量の変動，季節変化，加工処理や利用上の問題点等を解説した．また，水産物の一般成分量については，「五訂日本食品標準成分表」に基づいた値を記載した．さらに，水産物のエキス分，色，味，におい等についても解説した．栄養生理学では，まず初めに栄養素と食品の成分についてまとめ，次に栄養素の消化・吸収・代謝および機能についてまとめた．

各論では，水産食品に含まれるタンパク質・ペプチド・アミノ酸，脂質（油脂），ビタミン，ミネラル，タウリン，アスタキサンチン，食物繊維について，それぞれの栄養機能性を中心に科学的根拠に基づきとりまとめた．これらの成分の中には，本書制作中にもその機能性研究が日進月歩の成分もあり，また従来から栄養機能性が確立されているものもある．特に，日進月歩の成分については最新の文献を記載した．さらに付録として，水産食品の栄養機能性研究に関する初心者から実務者にまで役立つノウハウをとりまとめた．

なお，本書は，水産食品の栄養学を学ぼうとする水産学部，海洋学部，農学部，栄養学部等の大学生・大学院生の教科書または副教材として活用できるだけではなく，就職後も役立つ本となることを目指している．また，水産物の栄養機能について研究開発を行っている大学や公的研究機関の研究者，および民間企業で商品開発に携わる担当者，さらには学校や病院等で活躍している管理栄養士および栄養士の方々の参考書としても十分利活用できるものと信じている．

最後に，出版にあたり，貴重な時間を費やしてご協力いただいた執筆者各位と技報堂出版の宮本佳世子氏に深く感謝の意を表する．

2004年4月

編者一同

【編　者】

鈴木　平光　(独)食品総合研究所機能生理研究室 室長
和田　　俊　東京海洋大学海洋科学部海洋食品科学科 教授
三浦　理代　女子栄養大学食品栄養学研究室 教授

【執筆者】

第1章……和田　　俊　前　掲
第2章……三浦　理代　前　掲
　　　　　松田　早苗　女子栄養大学医療栄養学研究室 専任講師
第3章……芦田　勝朗　元 (独)水産総合研究センター西海区水産研究所 企画連絡室長
第4章……鈴木　平光　前　掲
第5章……長尾　昭彦　(独)食品総合研究所脂質素材研究室 室長
　　　　　　　　　　　[5.1]
　　　　　長谷川秀夫　元 明治乳業(株)栄養科学研究所 副所長
　　　　　　　　　　　[5.2～5.3]
　　　　　末木　一夫　NPO 日本国際生命科学協会 科学情報部長
　　　　　　　　　　　[5.4.1～5.4.4]
　　　　　渡邊　敏明　兵庫県立大学環境人間学部 教授
　　　　　　　　　　　[5.4.5～5.4.8]
　　　　　葛西　重信　生物ラジカル研究所
　　　　　　　　　　　[5.4.5～5.4.8]
第6章……上西　一弘　女子栄養大学栄養生理学研究室 助教授
第7章……横越　英彦　静岡県立大学大学院生活健康科学研究科 教授
　　　　　西村　直道　市立名寄短期大学生活科学科 助教授
　　　　　陳　　　文　中国北京聯合大学応用文理学院
第8章……細川　雅史　北海道大学大学院水産科学研究科 助教授
第9章……安齋　　寛　日本大学短期大学部農学科 教授
付　録……鈴木　平光　前　掲

目　　次

【総論】

第1章　水産物の特性と主な一般成分組成

1.1　水産物の食資源としての意義と特性 ……………………………… 3
1.2　水産物の多種・多様性 ………………………………………………… 4
　　1.2.1　資源量の変動と季節変化 ……………………………………… 5
　　1.2.2　水産物の加工処理・利用上の問題点 ………………………… 6
1.3　水産物の主要栄養成分 ………………………………………………… 7
　　1.3.1　水分 ……………………………………………………………… 9
　　1.3.2　脂質 ……………………………………………………………… 11
　　1.3.3　タンパク質 ……………………………………………………… 16
1.4　エキス分 ………………………………………………………………… 20
　　1.4.1　エキス分の量とその主要成分──遊離アミノ酸 …………… 20
　　1.4.2　エキス分の低分子窒素化合物──トリメチルアミンオキサイド（TMAO），尿素 ……………………………………………… 22
　　1.4.3　エキス分の成分──糖質，有機酸 …………………………… 23
　　1.4.4　エキス分の成分──ベタイン類，ヌクレオチド類 ………… 23
1.5　水産物の色 ……………………………………………………………… 25
　　1.5.1　筋肉の色 ………………………………………………………… 25
　　1.5.2　魚皮の色 ………………………………………………………… 28
1.6　水産物の味 ……………………………………………………………… 29
　　1.6.1　水産物の味成分としてのアミノ酸 …………………………… 29
　　1.6.2　水産物の味に関与するヌクレオチドとグリコーゲン ……… 31
1.7　水産物のにおい ………………………………………………………… 33
　　1.7.1　魚のにおい ……………………………………………………… 33
　　1.7.2　海藻のにおい …………………………………………………… 35
　　1.7.3　水産物加工品のにおい ………………………………………… 35

目次

第2章　基礎としての栄養生理学

- 2.1 生きるために食べる …… 37
  - 2.1.1 五大栄養素，三大栄養素，微量栄養素 …… 37
  - 2.1.2 三大栄養素と微量栄養素の給源 …… 38
  - 2.1.3 栄養とは体の生理的現象，栄養素とは食物の成分 …… 38
- 2.2 食品の成分 …… 39
  - 2.2.1 炭水化物 …… 40
  - 2.2.2 脂質 …… 45
  - 2.2.3 タンパク質 …… 49
  - 2.2.4 無機質（ミネラル） …… 57
  - 2.2.5 ビタミン …… 60
  - 2.2.6 食物繊維 …… 63
- 2.3 栄養素の行方 …… 64
- 2.4 食物の摂取行動 …… 65
  - 2.4.1 間脳視床下部における調節 …… 65
  - 2.4.2 大脳における調節 …… 66
- 2.5 消化 …… 66
  - 2.5.1 消化の場所 …… 67
  - 2.5.2 消化の機構 …… 67
  - 2.5.3 各消化器官における消化 …… 68
- 2.6 吸収 …… 72
  - 2.6.1 吸収の場所 …… 72
  - 2.6.2 吸収の機構 …… 72
  - 2.6.3 吸収後の行方 …… 74
- 2.7 代謝 …… 75
- 2.8 各栄養素の消化・吸収・代謝 …… 77
  - 2.8.1 糖質 …… 77
  - 2.8.2 脂質 …… 81
  - 2.8.3 タンパク質 …… 85
  - 2.8.4 糖質，脂質，タンパク質代謝の相互関係 …… 90
- 2.9 無機質 …… 92
  - 2.9.1 無機質の吸収 …… 92

2.9.2　無機質の体内動態 …………………………………… 92
　　　2.9.3　各無機質の吸収・代謝 ………………………………… 92
　2.10　ビタミン …………………………………………………………… 97
　　　2.10.1　ビタミンの吸収 …………………………………………… 97
　　　2.10.2　ビタミンの吸収後の行方 ……………………………… 97
　　　2.10.3　各ビタミンの吸収・代謝 ……………………………… 98
　2.11　食物繊維 …………………………………………………………… 102
　　　2.11.1　食物繊維の消化・吸収 ………………………………… 102
　　　2.11.2　食物繊維の体内での機能 ……………………………… 103

【各論】

第3章　タンパク質・ペプチド・アミノ酸

　3.1　水産食品のタンパク質 ……………………………………………… 107
　　　3.1.1　機能性タンパク質と機能性ペプチド ………………… 108
　　　3.1.2　疫学調査と水産食品の循環器系調節因子 …………… 109
　3.2　血中コレステロール調節機能 …………………………………… 110
　　　3.2.1　食餌性魚タンパク質によるラットの血中コレステロールの変化 …………………………………………………………… 110
　　　3.2.2　食餌性魚タンパク質による血中脂質濃度および肝臓脂質含量の変化 ……………………………………………………… 111
　　　3.2.3　食餌性魚タンパク質による糞中コレステロールおよび胆汁酸含量の変化 …………………………………………………… 112
　　　3.2.4　ラット摘出血管の収縮反応試験 ……………………… 113
　3.3　ペプチド …………………………………………………………… 114
　3.4　アミノ酸関連化合物（海藻由来機能性）……………………… 115

第4章　脂質（油脂）

　4.1　DHA, EPA の消化吸収・生合成・代謝 ………………………… 118
　　　4.1.1　DHA, EPA の消化吸収 ………………………………… 118
　　　4.1.2　DHA, EPA の生合成 …………………………………… 120

4.1.3　DHA，EPA の代謝 …………………………………… *121*
　4.2　魚油，DHA，EPA の心血管系疾患予防効果 ………………… *122*
　　　4.2.1　抗血栓作用 …………………………………………… *122*
　　　4.2.2　血中脂質低下作用 …………………………………… *123*
　　　4.2.3　その他，血液性状等に対する作用 ………………… *123*
　　　4.2.4　疫学研究 ……………………………………………… *124*
　　　4.2.5　臨床研究（介入試験） ……………………………… *129*
　4.3　魚油，DHA と脳視覚機能 ……………………………………… *135*
　　　4.3.1　脳内への DHA の取り込みと分布 ………………… *135*
　　　4.3.2　実験動物における記憶学習能と視覚機能 ………… *137*
　　　4.3.3　早産児の脳・視覚機能の発達 ……………………… *141*
　　　4.3.4　正常出産時の脳・視覚機能の発達 ………………… *142*
　　　4.3.5　加齢と脳・視覚機能維持向上効果 ………………… *145*
　　　4.3.6　精神活動 ……………………………………………… *150*
　4.4　魚油，DHA，EPA の抗腫瘍効果 ……………………………… *151*
　　　4.4.1　*in vitro* および動物実験の結果 …………………… *152*
　　　4.4.2　疫学および臨床研究（介入試験） ………………… *157*
　4.5　魚油，DHA，EPA の抗炎症作用 ……………………………… *161*
　　　4.5.1　動物実験の結果 ……………………………………… *161*
　　　4.5.2　疫学および臨床研究（介入試験） ………………… *163*
　4.6　魚油，DHA，EPA と糖代謝および糖尿病 …………………… *168*
　　　4.6.1　血糖および糖代謝の変化（動物実験の結果） …… *168*
　　　4.6.2　疫学および臨床研究（介入試験） ………………… *171*
　4.7　海獣油等（DPA）の栄養機能 ………………………………… *173*
　　　4.7.1　動物実験の結果 ……………………………………… *173*
　　　4.7.2　疫学および臨床研究（介入試験） ………………… *174*
　4.8　スクアレンの栄養機能 ………………………………………… *176*

第 5 章　ビタミン

　5.1　ビタミン A ……………………………………………………… *189*
　　　5.1.1　ビタミン A の化学 …………………………………… *189*
　　　5.1.2　消化・吸収 …………………………………………… *191*
　　　5.1.3　代謝 …………………………………………………… *193*

		5.1.4	生物活性 ………………………………………………194
5.2	ビタミンD ……………………………………………………198
	5.2.1	ビタミンDの化学構造および国際単位 ………………198
	5.2.2	食品中のビタミンDの定量方法 ………………………200
	5.2.3	吸収・代謝および生理作用 ……………………………200
	5.2.4	栄養機能 …………………………………………………202
	5.2.5	栄養所要量 ………………………………………………203
	5.2.6	食品（魚類および乳類）中のビタミンD ……………203
	5.2.7	薬理作用 …………………………………………………204
	5.2.8	ビタミンDの過剰摂取およびその安全性 ……………205
5.3	ビタミンE ……………………………………………………206
	5.3.1	ビタミンEの化学構造および名称 ……………………206
	5.3.2	ビタミンEの生物活性 …………………………………207
	5.3.3	食品中のビタミンE誘導体の定量方法 ………………208
	5.3.4	吸収，輸送，蓄積および代謝 …………………………208
	5.3.5	ビタミンEの生体内評価および欠乏 …………………209
	5.3.6	栄養・生理的機能・薬理作用 …………………………210
	5.3.7	抗酸化作用における相互作用 …………………………212
	5.3.8	ビタミンEの過剰摂取およびその安全性 ……………214
5.4	ビタミンB ……………………………………………………215
	5.4.1	ビタミン B_1 ……………………………………………215
	5.4.2	ビタミン B_2 ……………………………………………217
	5.4.3	ビタミン B_6 ……………………………………………218
	5.4.4	ナイアシン ………………………………………………220
	5.4.5	ビタミン B_{12} …………………………………………221
	5.4.6	パントテン酸 ……………………………………………223
	5.4.7	葉酸 ………………………………………………………225
	5.4.8	ビオチン …………………………………………………229

第6章 ミネラル

6.1	カルシウム ……………………………………………………241
	6.1.1	消化管での吸収 …………………………………………241
	6.1.2	生理機能 …………………………………………………243
	6.1.3	カルシウムと高血圧，大腸がん ………………………244

目次

- 6.2 鉄 …………………………………………………………… *244*
  - 6.2.1 消化管での吸収 ………………………………………… *244*
  - 6.2.2 代謝と機能 ……………………………………………… *245*
  - 6.2.3 血清フェリチンと潜在性鉄欠乏 ……………………… *245*
  - 6.2.4 鉄の過剰摂取 …………………………………………… *246*
- 6.3 リン …………………………………………………………… *246*
  - 6.3.1 消化管での吸収 ………………………………………… *246*
  - 6.3.2 代謝と機能 ……………………………………………… *248*
- 6.4 マグネシウム ………………………………………………… *248*
  - 6.4.1 消化管での吸収 ………………………………………… *249*
  - 6.4.2 代謝と機能 ……………………………………………… *249*
- 6.5 ナトリウム …………………………………………………… *249*
  - 6.5.1 細胞外液と海水 ………………………………………… *249*
  - 6.5.2 消化管での吸収, 代謝と機能 ………………………… *250*
- 6.6 カリウム ……………………………………………………… *251*
  - 6.6.1 細胞内液 ………………………………………………… *251*
  - 6.6.2 消化管での吸収, 代謝と機能 ………………………… *251*
  - 6.6.3 ナトリウム, カリウムと血圧 ………………………… *251*
- 6.7 銅 ……………………………………………………………… *253*
  - 6.7.1 分布 ……………………………………………………… *253*
  - 6.7.2 消化管での吸収, 代謝と機能 ………………………… *253*
  - 6.7.3 銅と骨粗鬆症 …………………………………………… *254*
- 6.8 ヨウ素 ………………………………………………………… *254*
  - 6.8.1 所要量 …………………………………………………… *254*
  - 6.8.2 消化管での吸収, 代謝と機能 ………………………… *254*
- 6.9 マンガン ……………………………………………………… *255*
  - 6.9.1 分布 ……………………………………………………… *255*
  - 6.9.2 消化管での吸収, 代謝と機能 ………………………… *255*
- 6.10 セレン ………………………………………………………… *256*
  - 6.10.1 欠乏症と過剰症 ………………………………………… *256*
  - 6.10.2 消化管での吸収, 代謝と機能 ………………………… *256*
- 6.11 亜鉛 …………………………………………………………… *257*
  - 6.11.1 分布 ……………………………………………………… *257*
  - 6.11.2 消化管での吸収, 代謝と機能 ………………………… *257*

  6.11.3　亜鉛と味覚障害 ……………………………………………………… *258*
6.12　クロム ………………………………………………………………………… *258*
  6.12.1　毒性 ………………………………………………………………… *258*
  6.12.2　消化管での吸収，代謝と機能 …………………………………… *259*
  6.12.3　クロムと糖尿病 …………………………………………………… *259*
6.13　モリブデン …………………………………………………………………… *260*
  6.13.1　酵素 ………………………………………………………………… *260*
  6.13.2　消化管での吸収，代謝と機能 …………………………………… *260*
6.14　リチウム ……………………………………………………………………… *260*
  6.14.1　必須性 ……………………………………………………………… *260*
  6.14.2　代謝と機能 ………………………………………………………… *261*
6.15　その他 ………………………………………………………………………… *261*

第 7 章　タウリン

7.1　タウリンの化学と所在 ………………………………………………………… *265*
  7.1.1　タウリンの構造と含流アミノ酸 …………………………………… *265*
  7.1.2　含流アミノ酸の代謝 ………………………………………………… *266*
  7.1.3　タウリンの必須性 …………………………………………………… *268*
  7.1.4　タウリンの所在 ……………………………………………………… *269*
7.2　タウリンの生理学的機能 ……………………………………………………… *271*
  7.2.1　浸透圧調節作用 ……………………………………………………… *271*
  7.2.2　神経伝達調節作用 …………………………………………………… *272*
  7.2.3　細胞膜の安定化作用 ………………………………………………… *274*
  7.2.4　抗酸化作用 …………………………………………………………… *275*
  7.2.5　解毒作用 ……………………………………………………………… *277*
7.3　タウリンの栄養学的機能 ……………………………………………………… *279*
  7.3.1　コレステロール低下作用 …………………………………………… *279*
  7.3.2　中性脂肪低下作用 …………………………………………………… *281*
  7.3.3　糖尿病に関連する作用 ……………………………………………… *281*
7.4　タウリンと生活習慣病（タウリンのヒトへの応用） ……………………… *282*
  7.4.1　心臓病と高血圧症 …………………………………………………… *282*
  7.4.2　糖尿病 ………………………………………………………………… *284*
  7.4.3　がん …………………………………………………………………… *284*

　　　　　7.4.4　高脂血症 ……………………………………………………………… *286*

第8章　アスタキサンチン

　8.1　消化・吸収 ……………………………………………………………… *290*
　8.2　生体内での代謝 ………………………………………………………… *293*
　8.3　抗酸化作用 ……………………………………………………………… *294*
　　　8.3.1　一重項酸素の消去活性 ………………………………………… *294*
　　　8.3.2　ラジカル捕捉作用 ……………………………………………… *295*
　　　8.3.3　低密度リポタンパク質（LDL）の酸化防止効果 …………… *296*
　　　8.3.4　UVからの保護効果 …………………………………………… *297*
　8.4　免疫機能の増強 ………………………………………………………… *298*
　8.5　抗がん作用 ……………………………………………………………… *299*
　　　8.5.1　発がん抑制作用 ………………………………………………… *299*
　　　8.5.2　腫瘍細胞の増殖抑制作用 ……………………………………… *300*
　　　8.5.3　がん転移抑制作用 ……………………………………………… *301*
　8.6　*Helicobacter pylori* の感染予防効果 …………………………………… *302*
　8.7　運動による骨格筋および心筋の損傷の緩和効果 …………………… *303*
　8.8　視覚に対する作用 ……………………………………………………… *304*
　8.9　アスタキサンチンの安全性 …………………………………………… *304*

第9章　食物繊維

　9.1　褐藻類の食物繊維 ……………………………………………………… *311*
　　　9.1.1　アルギン酸 ……………………………………………………… *311*
　　　9.1.2　フコイダン ……………………………………………………… *315*
　9.2　紅藻類の食物繊維 ……………………………………………………… *318*
　　　9.2.1　寒天とポルフィラン …………………………………………… *319*
　　　9.2.2　カラギーナン …………………………………………………… *320*
　9.3　緑藻類の食物繊維 ……………………………………………………… *321*

付録

1. 医学栄養学文献の探し方，読み方，理解の仕方 …………325
    (1) 探し方 …………………………………………………325
    (2) 読み方 …………………………………………………328
    (3) 理解の仕方 ……………………………………………328
2. 水産食品の栄養機能性評価法 ………………………………329
    (1) 食品の栄養と機能に関する研究について …………329
    (2) 水産食品の機能性を考えるうえでの栄養生理学的な基礎知識 …330
    (3) 栄養機能性評価法 ……………………………………331
    ・動物実験のポイント ……………………………………331
    ・ヒトでの試験のポイント ………………………………341
3. 水産物からの栄養機能性食品開発 …………………………344
    (1) 食品開発にあたってのポイント ……………………344
    (2) 保健機能食品について ………………………………345
    (3) 研究開発資金について ………………………………346

索引 ………………………………………………………………349

総論

第1章　水産物の特性と主な一般成分組成　…3
第2章　基礎としての栄養生理学 ……………37

第1章 水産物の特性と主な一般成分組成

1.1 水産物の食資源としての意義と特性

　水産物は，その大部分が動物性タンパク質の給源として利用され，日本においてはきわめて重要な食資源である．このほか，水産物は，他の陸上動植物の可食部にほとんどない EPA（エイコサペンタエン酸，IPA：イコサペンタエン酸ともいう）や DHA（ドコサヘキサエン酸）などの脂質を含み，その栄養成分がもつ機能性はヒトの健康に大きく寄与している．一方，水産物の非食用部分は飼肥料や工業用品として利用されている．最近では，牛海綿状脳症（いわゆる狂牛病，BSE）問題から牛皮の使用が問題視され，魚皮を利用したコラーゲンやゼラチンの製造が積極的に検討され，水産物の未利用資源の有効活用が行われ始めている．

　現在，地球上の人口は約 60 億人に達し，日本では逆に出生率の低下が問題となっているが，世界的に見れば年 1.4％という増加率で膨張を続けている．ところが，国民の基本食糧を自給できる国は，アメリカ，カナダ，欧州の主要国などきわめて少数の国に限られている．海洋国である日本は，食資源としての水産物の重要性を再認識してこれを活用する必要がある．

　わが国では，各地に貝塚が発見されているように，先住民の時代から水産物は重要な食資源であり，明治の初めまでの動物性タンパク質源はもっぱら水産物に依存してきた．

　ところが，特に高度成長期以降のバブル時代から食のグローバル化が進み，輸入食品に依存する割合が増え，食資源の自給率（表 1.1）は低下の一途をたどっている．これと相応して，最近，わが国民の食生活は一気に欧米化が進み，動物性タンパク質に占める水産物の割合は減少傾向にある．特に若年層の水産物離れが

第1章　水産物の特性と主な一般成分組成

表1.1　日本の食料自給率[1]

(単位：%)

		1965(年度)	1975	1985	1990	1995	2000	2001	2002(概算)
品目別自給率	米	95	110	107	100	104	95	95	96
	うち主食用						100	100	100
	小麦	28	4	14	15	7	11	11	13
	大麦・はだか麦	73	10	15	13	8	8	8	9
	いも類	100	99	96	93	87	83	84	84
	かんしょ	100	100	100	100	100	99	98	96
	ばれいしょ	100	99	95	90	83	78	80	81
	豆類	25	9	8	8	5	7	7	7
	大豆	11	4	5	5	2	5	5	5
	野菜	100	99	95	91	85	82	82	83
	果実	90	84	77	63	49	44	45	44
	ミカン	109	102	106	102	102	94	96	98
	リンゴ	102	100	97	84	62	59	58	63
	肉類（鯨肉を除く）	90	77	81	70	57	52	53	53
	牛肉	95	81	72	51	39	34	36	39
	豚肉	100	86	86	74	62	57	55	53
	鶏肉	97	97	92	82	69	64	64	65
	鶏卵	100	97	98	98	96	95	96	96
	牛乳・乳製品	86	81	85	78	72	68	68	69
	魚介類	100	99	93	79	57	53	48	46
	うち食用	110	100	86	72	59	53	53	53
	海藻類	88	86	74	72	68	63	62	64
	砂糖類	31	15	33	32	31	29	32	34
	油脂類	31	23	32	28	15	14	13	13
	きのこ類	115	110	102	92	78	74	75	77

進み，食品の適切な栄養成分の摂取バランスを欠く結果を招き，ひいてはこれが近年増加の一途をたどるわが国の生活習慣病の一つの素因になっている．世界の食資源の過不足，さらにはわが国の高齢化社会への突入や生活習慣病の予防という時代において，水産物の栄養的な価値を知る意義はきわめて大きい．

1.2　水産物の多種・多様性

水産物の種類は非常に多く，脊椎動物，軟体動物，節足動物，棘皮動物などの各種動物のほかに，藻類などもその仲間である．水産物は多様性に富み，刺身などの生鮮食品のみならず，その多くが加工食品の原料・素材になっている．

水産物は，可食部の組織とその化学成分組成が魚種によって違っており，同一

1.2 水産物の多種・多様性

種類においても，魚体の大小（年齢），成熟度，漁期，漁場によっても異なるなど，変動要因が多い．それゆえ，利用加工の際に統一した原料を得ることが難しいために，安定供給という観点で問題となることが多い．

1.2.1 資源量の変動と季節変化

最近，水産物は，人為的な養殖により生産されるものがかなり増えてはいるが，その大部分は天然生産である．よって，この天然生産に関しての資源量やその所在を十分に把握するのは魚にマーカーをつけたりしなければならず，技術的に困難をきわめている．

遠洋を遊泳する回遊魚類が，いつ，どこで，どれだけ漁獲されるかを予測することは難しい．すなわち，漁期，漁場，漁獲量が不定なので，水産物の計画生産はきわめて難しいのである．ある地域でかなり長年にわたって一定水準の漁獲があったからといって，その後も引き続いて同じような漁獲となることは確約できない．かつて北海道沿岸でたくさんとれたニシン，銚子付近や境港近海で無尽蔵にとれたイワシがそのよい例である．とれなくなり始めると急速に漁獲量が減少し，たちまちのうちに皆無に等しい状態になってしまうことがある．水産物の資源量の変動は，食資源として計画生産できない難しさをかかえているといってもよい．さらに水産物は，水産加工における機械処理の難しさをかかえている．例えば，水産加工機械は農作物のそれとは比較にならぬほど工程が複雑である．つまり，水産物は資源量の変動に加えて，供給される原料の大小と鮮度の良否の幅が広いので，これに対処する必要がある．水産物の能率的な機械処理には水産物の成分組成を正しく知ることが必要不可欠である．

水産物の味はその成分組成に大きく影響される．水産物が最も美味で，漁獲量が多く，安価な時期を「旬（しゅん）」という．これは，魚類では魚体成分の季節的変化が大きいことを意味している．回遊魚類では，索餌回遊しながら徐々に魚体が大型化し，肥満度を増し，筋肉中の脂質量が増加する．しかし，回遊中に産卵する際は，産卵の前後に魚体の脂質量が急激に変化する．一般に，魚体脂質の含量は産卵前に最高値に達し，産卵直後に最低値を示し，産卵後は徐々にそれが回復し，産卵数か月前には再び最高値に達する．多くの魚種で，その旬は，脂質の蓄積量が多い時期と一致している．

第1章 水産物の特性と主な一般成分組成

　サケ・マスのように，産卵のため川を遡上し，その間に餌をとらない場合は，エネルギー源として脂質を消耗するので，その減少が著しい．その際，脂質を構成する脂肪酸の組成も，河口付近と産卵場付近とでは異なっていることが知られている．

　魚類の化学成分組成の変動では，主として水分と脂質の変化が大である．一方，カキではタンパク質やグリコーゲンの量が大きく変動する．

　魚体の各部位の化学成分組成の変動もある．すなわち，成分の差異は大きい．一般に，魚体の大小は筋肉中の脂質含量に顕著な差異をもたらす．漁期，漁場を異にする魚群種では，魚体の大小と脂質含量との比例関係が必ず成立するとは限らない．

　魚類脂質は，多くの場合，腹肉，頸肉に多く，背肉，尾肉に少ない．また，脂質の多い部分には水分が少なく，逆に水分の多い部分には脂質が少ない．背肉，胴肉に脂質が増える場合は，その表層部の皮下脂肪層にたまる．魚類には普通肉のほかに暗赤褐色の血合肉が存在する．普通肉に対する血合肉の割合は魚類によって著しく異なるが，同一個体では尾部に近い部分ほどその割合が多い．

1.2.2 水産物の加工処理・利用上の問題点

　水産物，なかでも魚肉は腐敗，変質しやすい．この主な要因には以下の2点があげられる．その一つは水産物自体のもつ本質的なもので，二つ目は水産物の取扱い方法によるものである．

　魚類の肉は陸上動物のそれに比べて体組織が軟弱でいたみやすい．また外皮も薄く，うろこも脱落しやすいので外傷を受けやすい．このため，死後，容易に外傷を受けた場所から細菌が侵入する．魚体の皮面をおおっている粘質物は侵入した細菌類のよい培養の場所になってしまう．細菌はそこで飛躍的に増殖し，魚体を腐敗させてしまう．

　筋肉の死後変化に関与する魚貝類の酵素作用は，畜肉のそれよりはるかに活発である．そのため魚類は，死後硬直の持続時間が短く，自己消化が速やかに起こり，肉質が容易に変化し，変質しやすい．

　魚類で漁獲後すぐ解体処理されるのはマグロなどに限られている．多くの魚種は腐敗しやすい内臓やえらをつけた丸のままで輸送される．漁獲時に魚体はい

たみを生じやすい．底引網，延縄，刺網などで漁獲された魚体は網の中でもまれたり，釣針や網目から逃れようとして苦悶死する．その際，魚体が傷つき，低温でも比較的よくタンパク質を分解できる水中細菌が筋肉内に侵入するため，その後の劣化が著しい．このため，最近では頭部や内臓を速やかに除去したり，延髄を人為的に損傷させて鮮度を生の状態に保とうとする「活けじめ」が行われている．一方，冷凍技術が近年著しく進歩し，魚の保存がきくようになり，「旬」があいまいになる事態にもなっている．また，HACCP（hazard analysis critical control point）という考え方が水産物の処理・加工にも取り入れられており，昔に比べて水産加工における衛生状態は飛躍的に向上し始めている．

1.3 水産物の主要栄養成分

　魚貝類は種類がきわめて多いうえに，年齢，性，季節，栄養状態などの相違により，水分や脂質などの各成分がかなり変動する．およその水分含量は70～85％，タンパク質は15～20％，脂質は1～10％，糖質は0.5～1.0％，灰分は1.0～1.5％である．
　一般に回遊魚は，底棲魚に比べて脂質含量の季節的変動が大きい．魚体の水分量と脂質量とは逆の関係にあり，脂質が蓄積する季節には水分が減少し，脂質が減少する時期には水分が増加し，両者の和が80％前後になる場合が多い．
　一般に脂質含量は，イワシでは2～12％，サケでは0.4～14％もの季節変動が見られる．脂質含量はまた部位によってもかなり相違することがある．例えば，マグロでは背肉の脂質が1～2％であるのに対し，トロ肉といわれる腹肉の一部では20％以上にも達する．
　魚類には，他の動物に見られない血合肉と呼ばれる組織が存在する．血合肉の成分は普通肉とはかなり異なり，一般に水分，全窒素に乏しく，脂質，筋肉色素，結合組織などに富む．
　タンパク質，糖質，灰分などは，水分や脂質に比べると季節変動はほとんどない．糖質の含量は赤身の魚のほうが白身の魚よりやや多いが，いずれにしても魚肉では著しく低い．貝類では脂質の代わりにグリコーゲンが貯蔵物質となるので，その糖質が5％以上にもなることもある．魚貝類の一般成分組成については「五

第1章 水産物の特性と主な一般成分組成

訂日本食品標準成分表」が参考になる．

　各成分についての詳細は次項以降にあるが，ここでは五訂成分表からエネルギー，タンパク質，脂質，灰分，ビタミンの数値をあげておく．

　「五訂日本食品標準成分表」によると，魚類およびその加工品のエネルギーでは，アンコウが58 kcal/100 gと低く，養殖アユの内臓を焼いたものが558 kcal/100 gと最高である．特にエネルギーの高い生の魚類は，太平洋サバ（326 kcal），サンマ（310 kcal），クロマグロ脂身（344 kcal），ミナミマグロ脂身（352 kcal）であり，これらの魚類は脂質含量が多いので高エネルギーである．一方，エネルギーの低い魚類にはアンコウのほか，ウマズラハギ（80 kcal），カワハギ（80 kcal），メゴチ（75 kcal），シラウオ（77 kcal），スケトウダラ（79 kcal），ドジョウ（79 kcal）などであり，これらの魚類は脂質含量が少なく水分が多い．

　次に，タンパク質の含量については，生の魚肉では，100 g当りクロマグロの赤身（26.4 g），ビンナガ（26.0 g），カツオ（25.8 g），ソウダガツオ（25.7 g），メジマグロ（25.2 g），キハダ（24.3 g），マカジキ（23.1 g）などが多く，これらの魚類のアミノ酸スコアは100で，タンパク質の栄養価は高く肉類に匹敵する．魚類の加工品では水分の減少に反比例して100 g当りのタンパク質量が増加する．特に多いものは，かつお節（77.1 g），たたみいわし（75.1 g），カタクチイワシの煮干し（64.5 g）や田作り（66.6 g），ウマズラハギの味付け開き干し（58.9 g）などである．

　一方，脂質の豊富なものには，ミナミマグロ脂身（28.3 g），クロマグロ脂身（27.5 g），大西洋サバ（26.8 g），サンマ（24.6 g），ヤツメウナギ（21.8 g）キチジ（21.7 g），タチウオ（20.9 g），ウナギ（19.3 g），めざし（18.9 g），ハマチ（18.2 g）などがある．魚類の内臓では，養殖アユの内臓（55.0 g），アンコウの肝（41.9 g）の脂質が極端に多い．

　筋肉中の脂質が少ないものには，ミナミマグロ赤身（0.1 g），カワハギ（0.1 g），メゴチ（0.1 g），ハゼ（0.2 g），マダラ（0.2 g），オコゼ（0.2 g），アンコウ（0.2 g），エイ（0.3 g），カサゴ（0.3 g）がある．これら脂質が少ない魚類は，エネルギー量が少なく，エネルギー制限時の食材として有用である．

　多くの魚類灰分は1.0～1.4 g/100 gであるが，ウルメイワシ（1.9 g）やクロマグロ赤身（1.7 g）では，比較的多くの灰分が摂取できる．また，骨や内臓も含めて1匹まるごと食用にするイカナゴ（3.0 g），ドジョウ（3.6 g），ホンモロコ（3.2 g），

シシャモ (3.1 g)，カラフトシシャモ (3.0 g)，めざし (3.4 g)，ワカサギ (2.0 g)，シラウオ (1.7 g) などでは，灰分を多量に摂取することができる．

　鮮魚では，ナトリウムは 300 mg/100 g 肉以下であるが，魚肉や魚卵の加工品では 6 000 mg 近く含むものがある．カリウムの多い鮮魚はタカサゴ (510 mg)，カンパチ (490 mg)，サワラ (490 mg)，シイラ (480 mg)，フグ (470 mg) などである．また，ドジョウ (1 100 mg)，ホンモロコ (850 mg)，シシャモ (330 mg)，イカナゴ (500 mg)，カジカ (520 mg)，ワカサギ (450 mg) などは，丸ごと食べられる最適なカルシウム摂取源である．マグネシウムは，めざし (180 mg)，ウルメイワシ (85 mg)，キンメダイ (73 mg)，マイワシ (70 mg)，カタクチイワシ (60 mg) などに比較的多く含まれている．鉄や亜鉛は，ドジョウ，カジカ，イカナゴなどに多い．銅やマンガンは鮮魚中には少ない．

　ビタミン類では，ヤツメウナギ，ウナギ，マジェランアイナメ，ギンダラでレチノール (retinol) が 1 000 μg/100 g 肉以上含まれ，ビタミン A 源として好ましい．魚類にはビタミン D も多く，特に，カワハギ，ベニザケ，クロカジキ，ソウダガツオ，ニシン，カラフトマス，イカナゴには 20 μg (800 国際単位)/100 g 肉以上が含まれている．生体内でも抗酸化作用をもつビタミン E は，養殖ウナギ (7.4 mg)，ナマズ (6.3 mg)，ニジマス (5.8 mg)，養殖アユ (5.1 mg)，養殖ハマチ (4.1 mg) などに多い．

　水溶性のビタミン B_1 は，フナ (0.55 mg)，養殖コイ (0.46 mg)，養殖マダイ (0.34 mg)，ナマズ (0.33 mg) に，ビタミン B_2 は，ドジョウ (1.09 mg)，イカナゴ (0.81 mg)，養殖ウナギ (0.48 mg)，メジナ (0.38 mg)，カジカ (0.38 mg) に多く，ナイアシンは，ビンナガ，カツオ，メジマグロ，キハダ，ソウダガツオ，ムロアジに豊富で，いずれも 15 mg/100 g 肉以上含まれている．ビタミン B_6 は，ビンナガ，ミナミマグロやクロマグロの赤身および脂身，メジマグロ，カツオなどに比較的豊富で 0.7 mg/100 g 肉以上含まれている．ビタミン B_{12} は，カジカ，カツオ，サンマ，ニシン，ソウダガツオに 15 μg/100 g 肉以上含まれている．

　次項以降には水産物の各成分の特徴についてまとめることとする．

1.3.1　水分

　魚類筋肉中の水分は，組織中のタンパク質と強く結合して存在するか，あるい

第1章 水産物の特性と主な一般成分組成

は水溶性物質を溶かし込んだ状態で筋繊維や結合組織の網目構造のなかに物理的に保持されている．他の物質と結びついているものを結合水（bound water），単に保持されているものを自由水（free water）という．自由水は組織中に保持されていて，溶媒としての作用をもち，普通，$-1 \sim 2$ ℃において凍結する．

結合水とタンパク質は，主としてそのカルボキシル基，ヒドロキシル基，アミノ基，イミノ基などと水分子が水素結合などを介して結合している．この結合水は溶媒としての性質に欠け，かなり低温に冷却されても凍りにくい．

水産加工品や魚肉練り製品において，遠心分離，圧搾，濾紙による吸収などで分離しない水を水和水（hydrated water）というが，これも一種の結合水の仲間である．つまり，水溶液中に水素結合を形成できる官能基をもつ化合物が溶解していて，水がそのまわりにあると水素結合状態がつくり出される．このような状態は低水分含量の結合水と似たような状態にあると考えられる．例えば，この接触面の溶液に，食塩や電離性の塩類，ショ糖，グルコースのような糖質，その他アミノ酸をはじめとする低分子化合物が存在していると，水が溶質のまわりに引き寄せられて水素結合を形成し，自由な運動が妨げられるので，水の状態が変化してくる．このような変化を水の蒸気圧の変化で示したのが，水分活性（water activity, A_w）である．水分活性(A_w)は，純粋な水の一定温度での蒸気圧(P_0)に対する食品中の水溶液の同一温度における蒸気圧(P)の比で，次式で表される．

$$A_w = \frac{P}{P_0}$$

この水分活性は，水に化合物が溶解すると水の一部分が自由に運動できなくなるために蒸気圧が低下するという現象に基づいて測定される．純水の場合には$P = P_0$であるので，$A_w = 1.00$になる．ショ糖のように非解離性の化合物の場合には，理想溶液に近い$A_w = 0.9806$（1.0 M 溶液）となるが，食塩のように電解質の場合には大きくはずれ，$A_w = 0.9669$（1.0 M 溶液）となる．

水分活性は自由に運動できる自由水の量を示すバロメーターであるので，水分活性が低下することは，生物が利用可能な水分含量が低下していくことを意味している．特に食品の場合には，かび（黴），酵母，細菌による腐敗が問題になるが，これらの生育と水分活性の関係は食品の貯蔵，品質保持の点から重要である．一般に，最も低い水分活性で生育可能な微生物はかびであり，*Aspergillus* 属のか

びは $A_w = 0.90$ 以下でも生育できる．一般に，かびの生育は 0.85 ぐらいが限度とされるが，特殊なかびは 0.70 以下でも生育可能である．酵母はかびに比べると高い A_w が必要で，$A_w = 0.88 \sim 0.91$ のものが大部分である．また，大部分の細菌は 0.94 以下では生育できないとされている．このような現象を利用して塩やショ糖の濃厚溶液に魚肉をつけることで，長期の保存が可能となる．

1.3.2 脂質

(1) 魚類脂質の分布，性状，成分

魚類組織のなかで脂質が多く存在するのは，皮下組織，腸間膜，臓器間結合組織，内臓，頭部などである．内臓では肝臓に最も多く，膵臓がこれに次いでいる．筋肉組織では，一般に，腹肉は背肉より，頸肉は尾肉より，表層肉は内層肉より，血合肉は普通肉より，それぞれ脂質の含量が多い．

魚体の脂質含量は同一魚種でも，季節，年齢，生殖腺熟度，栄養状態などによって大きく変動する．これとともに，脂質の蓄積の仕方は魚種によって異なる．例えば，イワシ，サバ，サンマのように主に筋肉，なかでもその皮下組織に脂質を蓄積するものでは，肝臓中の脂質は比較的少ない．タラ，サメ，イカなどのように肝臓中に多量の脂質を蓄積するものでは，筋肉中の脂肪は非常に少ない．

一般に生物体内の脂質は，蓄積脂肪 (depot fat) と組織脂肪 (tissue fat) の 2 種に分けることができる．前者は主としてグリセロール (glycerol) からなり，栄養状態のよいときは皮下組織や腸間膜部にそのグリセロールを蓄積し，必要なときにエネルギー源として利用する．後者はリン脂質 (phospholipid；PL)，コレステロール (cholesterol) などを主成分とし，細胞内に存在し，生命の恒常性維持に関与しているため，動物が飢餓状態におかれてもあまり消費されない．

フィッシュミールや魚粕を製造する際に得られる浮上油および圧搾液から分離される油分は主として蓄積脂肪であり，圧搾粕をアルコールやクロロホルム・メタノール混液などで抽出して得られる脂肪には組織脂肪が含まれる．

組織脂肪は一般に蓄積脂肪よりヨウ素価が高く，これは細胞膜などがその流動性を保持するために不飽和度の高い構成脂肪酸で構築されているためである．

脂質の不飽和度（不飽和度が高いほどヨウ素価は高い）はその生物の生育環境温度に影響され，温度が高いほど低く，寒冷な環境に生育するものほど高い．魚

第1章 水産物の特性と主な一般成分組成

類脂質は陸上動植物油よりも一般にヨウ素価が高いが，魚類のなかでも冷水域に生息するものの脂質のヨウ素価は，暖水域に生息するものより高い傾向を示す．

魚貝類脂質の構成成分には，グリセロール，リン脂質，ワックス（ろう，wax）のほか，アルコール，炭化水素，カロテノイド色素，ビタミン A, D, E などがある．

(2) グリセロールとリン脂質

グリセロールはいわゆる中性脂肪と一般に称されるもので，蓄積脂肪の大部分を占める．魚油のグリセロールには，モノおよびジアシルグリセロールも存在するが，それらはわずかで，大部分はトリアシルグリセロール（triacylglycerol；TG）である．グリセロールの種類には，グリセリンの3個の OH 基に，2種または3種の異なった脂肪酸がエステル結合した，いわゆる混合トリアシルグリセロール（mixed triacylglycerol）と称されるものが多い．

魚油のグリセロールを構成する脂肪酸（fatty acid）が陸上動植物油のそれと大きく違う点は，魚油には多くの高度不飽和酸が存在していることである．その代表的な脂肪酸がエイコサペンタエン酸（EPA）とドコサヘキサエン酸（DHA）である．EPA，DHA は水産物に特有の脂肪酸であり，これらの脂肪酸の機能がヒトの健康にきわめて大切であることが明らかになりつつある．脂肪酸のなかで，その分子のメチル基から数えて3番目から二重結合を有するものを $\omega 3(n\text{-}3)$ 系列の不飽和脂肪酸，6番目から二重結合を有するものを $\omega 6(n\text{-}6)$ 系列の不飽和脂肪酸という．

この $\omega 3$ 表示は，メチル基の炭素を脂肪酸の最後の炭素としてギリシャ文字の最後の ω（オメガ）で表したものである．$\omega 3$ は $n\text{-}3$ と同じ意味となるが，国連の国際純正応用科学連合（IUPAC）では $n\text{-}3$ での表記を推奨している．したがって，本書では n 系列表示に統一してある．ω は古くから使用されてきたので，今でもこの表記を用いることが多く，特にヨーロッパで使用されている．

EPA は，IUPAC では正式名としてイコサペンタエン酸（icosapentaenoic acid）を使用することになっているが，ここでは慣習的に使われている eicosa を使用することとする．eicosa は 20 の意味，penta は 5 の意味，ene は二重結合を意味する．したがって，EPA とは炭素数が 20 で二重結合が 5 個ある脂肪酸を表す．その分子式は $C_{20}H_{30}O_2$ であり，略式では $C_{20:5}n\text{-}3$ となる．EPA と DHA は代表的な $n\text{-}3$ 系脂肪酸である．EPA を前駆体として3型のプロスタグランジンや5型のロイコトリエンが体内で形成され，アラキドン酸を前駆体としてできる2型のプ

1.3 水産物の主要栄養成分

ロスタグランジンや4型のロイコトリエンと拮抗的に働く．

　DHA の docosa は 22，hexa は 6 を表し，ene は二重結合を意味する．したがって，DHA は炭素数が 22 個で二重結合が 6 個ある脂肪酸を意味し，分子式は $C_{22}H_{32}O_2$，略式では $C_{22:6}n\text{-}3$ となる．これも魚に特有の $n\text{-}3$ 系脂肪酸であり，人体では目の組織や脳に多く，神経機能の維持向上に関与している．また，DHA はアラキドン酸から合成されるトロンボキサン A_2（TXA_2）の産生を抑制する．$n\text{-}3$ 系列の脂肪酸である EPA と DHA の生体における機能性や生理作用の詳細につい

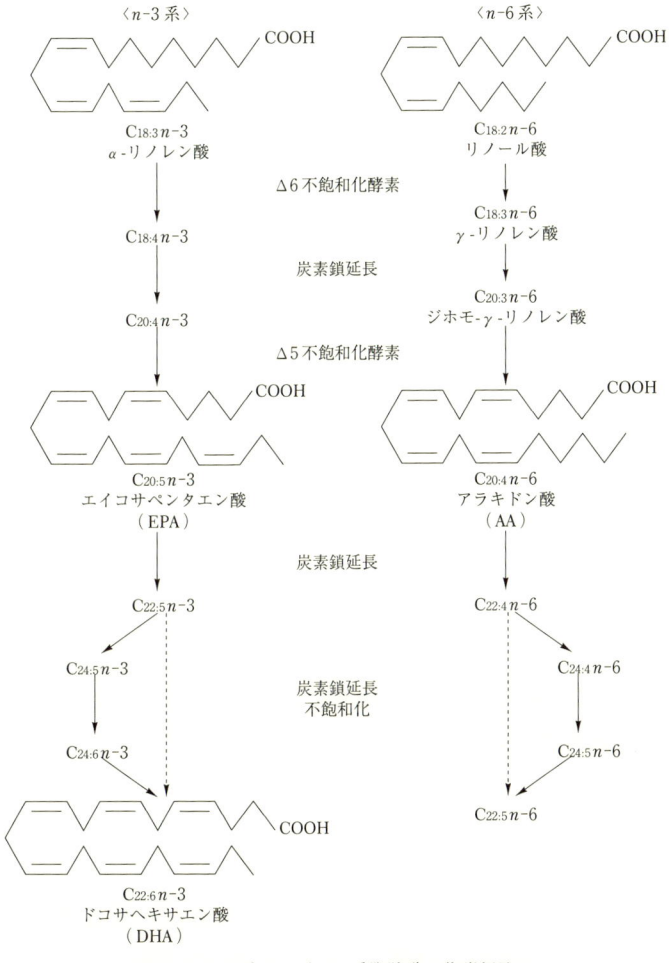

図1.1　$n\text{-}3$ 系および $n\text{-}6$ 系脂肪酸の代謝経路[7]

ては第4章で述べられているので,ここでは省略する.

ところで,生体内ではリノール酸（$C_{18:2}n$-6）（n-6系列のもととなる脂肪酸で多くの食用植物油に含まれる）やα-リノレン酸（$C_{18:3}n$-3）（n-3系列のもととなる脂肪酸でシソ油など特定の植物油に含まれる）は合成できないために,これらの脂肪酸は食物から必ず摂取する必要がある.したがって,必須脂肪酸といわれている.一般には,リノール酸およびα-リノレン酸に加えて必須脂肪酸としては,アラキドン酸（$C_{20:4}n$-6；陸上動物油の脂質に多い),EPA,およびDHAも含めて考えられている.栄養的バランスとして,現在わが国では「n-6系列の不飽和脂肪酸」：「n-3系列の不飽和脂肪酸」の摂取比率は4：1が適切であるとされ,これが栄養所要量の指針として国から答申されている.

組織脂肪の主要成分であるリン脂質は,脳,内臓,生殖腺などに多量に分布し,血合肉では普通肉より多く存在する.特に,脳における脂質にはDHAが多い.グリセロールはアセトン可溶性であるが,リン脂質はアセトン不溶性であるので,この性質を利用すれば両者の分別が可能である.

一般にリン脂質を構成する脂肪酸は,同一種類の生物から得られるグリセロールのそれより不飽和度が高く酸化しやすい.リン脂質は複合脂質であるので,リン脂質を加水分解すると,グリセリン,脂肪酸,リン酸のほかにリン脂質の種類によりコリン,エタノールアミン,セリン,トレオニン,イノシトールなどが得られる.代表的なリン脂質は,ホスファチジルコリン（phosphatidylcholine；PC),ホスファチジルエタノールアミン（phosphatidylethanolamine；PE),ホスファチジルセリン（phosphatidylserine；PS）ホスファチジルイノシトール（phosphatidylinositol；PI）などであり,PCは一般にはレシチン（lecithin）といわれている.

トリアシルグリセロールとリン脂質の含量の関係について,マサバ,マイワシ,マアジの普通肉で調べた結果を図1.2に示す.いずれの魚種もTG含量は全脂質量に比例している.一方,組織脂質であるPLの含量はわずかに増加する傾向もあるが,全脂質に関係なくほぼ一定である.このことから,魚肉の全脂質量の変化は蓄積脂肪（貯蔵脂質）であるTG含量に左右される.

図1.3には,マサバ,マイワシ,マアジの組織別のEPAとDHAの分布を示してある.マサバでは全魚体中にEPAが2.2 g/100 g,DHAが4.0 g/100 g含まれる

1.3 水産物の主要栄養成分

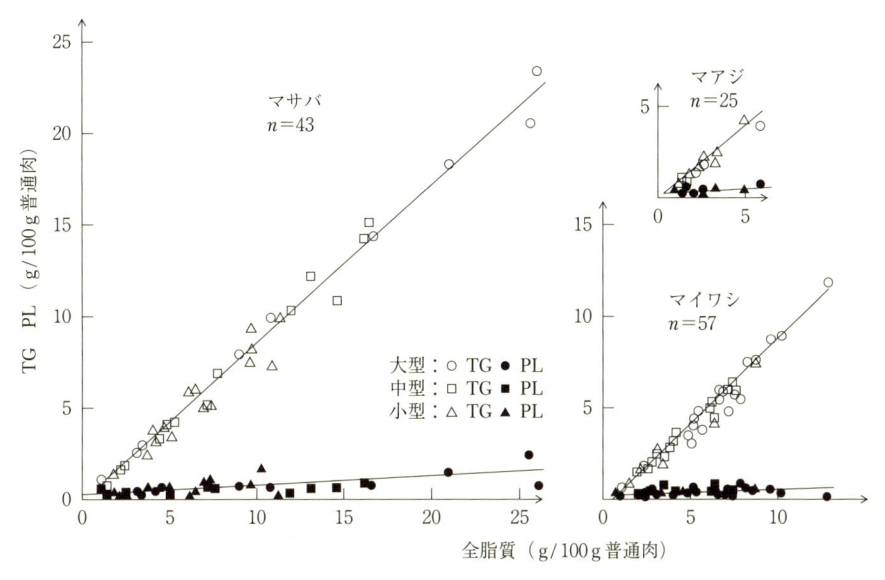

図1.2 普通肉の全脂質量に対するTG含量とPL含量の関係

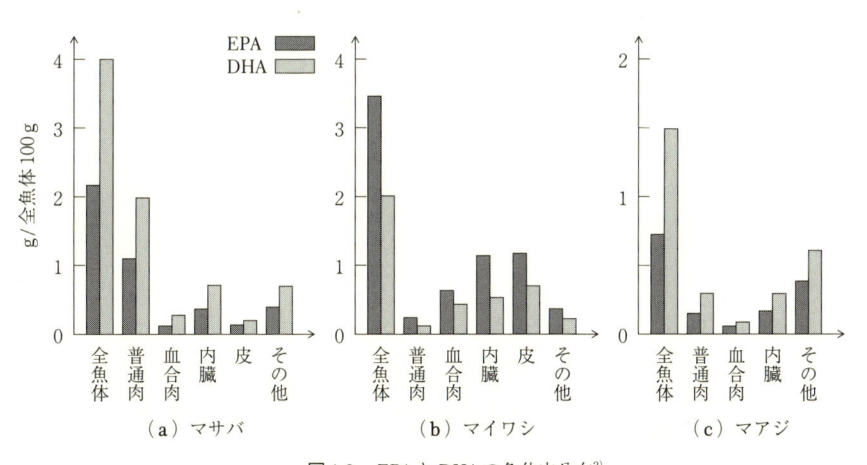

図1.3 EPAとDHAの魚体内分布[2]

が，そのうちの約50％が普通肉中に分布している．マイワシでは全魚体中にEPAが3.5 g/100 g，DHAは2.1 g/100 g含まれている．マアジでは，全魚体中にEPAが0.7 g/100 g，DHAが1.5 g/100 g含まれている．いずれにしても，これらの平均的な値は変動する数値であるので，EPAやDHAを抽出して利用する際は，季節変

動などに注意する必要がある．

(3) ワックスおよびアルコール

　脂肪酸と1価アルコールのエステルをワックス（ろう）という．ワックスは加水分解されにくいので，消化管の中ではほとんど消化されない．多量のワックスを含む油脂を摂取すると下痢を起こすのはこのためである．

　一般に魚肉に含まれているワックスの量はきわめて少ないが，マッコウクジラ，ツチクジラなどの脳油は大部分がワックスであり，その中のアルコール成分としてはセチルアルコール（cetyl alcohol），ステアリルアルコール（stearyl alcohol），オレイルアルコール（oleyl alcohol）などが主なものである．クジラが漁獲されていた時代には，これらの成分は界面活性剤の原料などにおおいに利用されていた．

　魚類では，バラムツやアブラソコムツ，ハダカイワシ，シーラカンスなど海中をすばやく垂直移動する魚類の体脂肪にはワックスが多量に存在することが知られている．

(4) その他の成分

　魚油中のステロールは，コレステロールであり，その前駆体は炭化水素のスクアレン（squalene）である．このスクアレンは，アイザメ，ヘラツノザメなど深海性サメの肝油に多く，70～90％も含まれている．

　このほか，魚油中には脂溶性ビタミンのA, D, Eや各種カロテノイド色素が含まれている．その他の特殊な成分としては，スクアレン以外の炭化水素，高級アルコール，グリセリルエーテルなどの存在が知られている．ごく最近では，トコフェロール（ビタミンE）に類似している海洋性新規ビタミン（marine derived tocopherol；MDT）が海産魚類脂質のなかから発見されている．このMDTは抗酸化力があり，生体内で何らかの機能性物質として働いているものと見られている．

1.3.3　タンパク質

(1) 魚肉タンパク質の組成

　魚類筋肉のタンパク質の含量は魚種やその年齢などによって異なる．水分や脂質の含量は季節によって大きく変動するが，タンパク質は周年ほぼ一定した値を保っている．多くの場合，魚肉中の15～23％がタンパク質である．しかし，なかにはサケのように，産卵のために川を遡る際に餌をとらないので，筋肉タンパクが著し

1.3 水産物の主要栄養成分

表1.2 魚貝肉類のタンパク組成[4]

(単位：%)

種　　　類	筋形質タンパク質	筋原繊維タンパク質	残渣中の細胞内タンパク質	基質タンパク質
ブ　　　　リ	32	60	5	3
サ　　　　バ	30	67	1	2
カ　ラ　マ　ス	31	65	2	3
ハ　ド　ッ　ク	30	67		3
タ　　　　ラ	21	76		3
シ　ビ　レ　エ　イ	26	64		10
ホ　シ　ザ　メ	21	64	7	9
イ　　　　カ	12〜20	77〜85		2〜3
ハマグリ（閉殻筋）	41	57		2
〃　（足　筋）	56	33		11

く減少する例もある．食用魚貝肉類のタンパク質の組成比を表1.2に示す．

魚肉タンパク質を大別すると，筋原繊維タンパク質（myofibrillar protein），筋形質タンパク質（sarcoplasmic protein），筋基質タンパク質（stroma protein）の3種類になる．筋原繊維タンパク質は，主としてミオシン（myosin）とアクチン（actin）からなり，筋形質タンパク質は，解糖作用や酸化還元反応に関する水溶性タンパク質（酵素），パルブアルブミン（水溶性のCa^{2+}結合タンパク質，生理機能は不明な点が多い），筋肉色素のミオグロビンなどが主成分である．筋基質タンパク質は，結合組織のコラーゲン（collagen）とエラスチン（elastin）が主成分である．これらタンパク質の組成を哺乳動物の筋肉タンパク質と比較すると，魚類筋肉は筋原繊維タンパク質に富み，筋基質タンパク質が少ない．魚類筋肉が哺乳動物筋肉に比べてやわらかいのは，これらタンパク質の組成比が異なることによる．

（2）　筋原繊維タンパク質および基質タンパク質の成分

筋原繊維タンパク質の主成分であるミオシンは繊維状のタンパク質であり，筋原繊維の太いフィラメントを構成している．ミオシンにはATP-ase活性（ATPをADPに加水分解する酵素作用）があり，この分解のときに生体内で発生するエネルギーが筋肉の収縮に用いられる．Ca^{2+}イオンはこの反応を促進し，Mg^{2+}イオンはこれを阻害する．

筋原繊維タンパク質の主な成分のアクチンには，球状のものと繊維状のものがある．球状のアクチンをglobular actin（G-アクチン）と称する．G-アクチンは分子量約42 000のタンパク質で，低濃度の塩溶液中でATPが存在すると，G-アクチンが鎖状につながり二重らせんの繊維状のポリマー（高重合体）アクチン，

いわゆる fibrous actin（F-アクチン）となる．筋原繊維タンパク質の細いフィラメント部は，主としてこのアクチンからできている．中性塩溶液中でミオシンとアクチンが重合すると，繊維状の巨大分子であるアクトミオシン（actomyosin）になる．アクトミオシンの溶液は高い粘性と流動複屈折を示し，濃厚溶液はゲル化しやすい．ミオシン，アクチン，アクトミオシンの模式図を図1.4に示す．アクトミオシンに ATP を加えるとミオシンとアクチンに解離して，粘度は急に減少する．アクトミオシンにも ATP-ase 活性があり，そこに Mg^{2+} イオン，Ca^{2+} イオンが存在すると，活性が増大する．

このほか，筋原繊維タンパク質にはトロポミオシン（tropomyosin）が知られている．トロポミオシンは，分子量が約 68 000 のタンパク質で，安定なヘリックス構造を保ち，トロポニンとともに F-アクチンと結びついて筋原繊維の細いフィラメントを形づくっている．

基質タンパク質のコラーゲンは，真皮の主成分であるとともに，筋肉では結合組織に含まれている．コラーゲンは繊維性のタンパク質であり，水，中性塩類溶液に不溶である．そのため，コラーゲンはエラスチンとともに，硬タンパク質（hard protein, albuminoid）と呼ばれている．コラーゲンは，エラスチンに比べてトリプシンによる消化を受けにくい．

コラーゲン繊維は熱によって収縮し，酸もしくはアルカリ溶液中で膨潤する性質がある．この性質は動物の種類によって異なる．魚皮コラーゲンは牛皮コラー

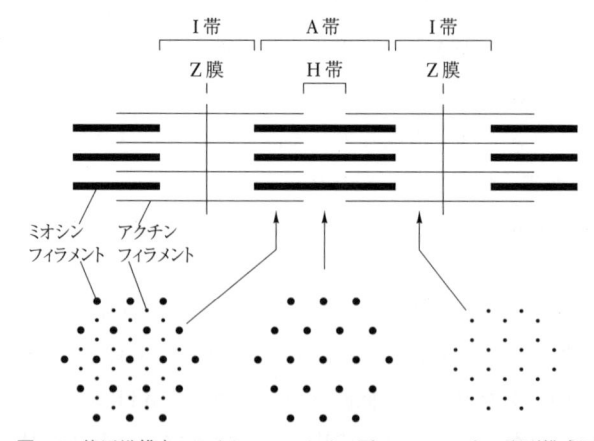

図1.4　筋原繊維内のミオシン，アクチン両フィラメントの配列模式図[3]

ゲンに比べ，希酸（pH2～4）により膨潤しやすく，未変性のコラーゲン分子として溶解しやすい．コラーゲン繊維に水を加えて加熱すると，ある温度で繊維の長さが元の長さの約 1/3 に収縮する．この収縮温度は魚皮コラーゲンのほうが牛皮コラーゲンより低い．さらに温度を高めると，一部は分解して水に可溶性のゼラチンに変化するが，魚皮コラーゲンのほうが牛皮コラーゲンより容易にゼラチンになる．コラーゲンの収縮温度はコラーゲン中のアミノ酸組成，特にヒドロキシプロリン（hydroxyproline）含量と密接な関係にあり，収縮温度が高いコラーゲンほどこのヒドロキシプロリンの含量が多い．

エラスチンは結合組織の弾性繊維を構成しており，コラーゲンよりも酸，アルカリおよび熱に安定であるが，トリプシンやペプシンなどのタンパク質分解酵素に対しては抵抗力が弱い．

(3) 魚貝肉タンパク質のアミノ酸組成

魚類普通肉のタンパク質のアミノ酸組成では，セリン，スレオニン，メチオニン，チロシン，フェニルアラニン，トリプトファン，アルギニンなどが主な成分で，その含量は魚種間に差がほとんど見られない．また，普通肉と血合肉とを比較しても，各タンパク質のアミノ酸組成はきわめて類似している．

甲殻類では種によって，トリプトファンとアルギニンの含量にやや差異がある．軟体動物では貝類とスルメイカの間にはグリシン，チロシン，プロリン，リシン（リジンともいう）含量などに差がある．一方，甲殻類や貝類の筋肉タンパク質のアミノ酸組成を魚類のそれと比較すると，バリン，リシン，トリプトファンなどの含量にやや相違が見られる．

魚肉のタンパク質は，陸上の動物肉のそれに比べ栄養面で劣ることはない．魚肉タンパク質はヒトの成長に必要なリシンの含量がきわめて高いので，その含量の低い穀類のような食品と組み合わせて摂取すると栄養上の効果があり，有意義である．すなわち，日本が伝統的に培ってきた魚と米の食事は，栄養学的にも大変に有効な組合せということになる．

1.4 エキス分

1.4.1 エキス分の量とその主要成分――遊離アミノ酸

魚類筋肉に水を加えてホモジナイズすると,各種の成分が溶出する.この溶出液からタンパク質,脂質,色素などを除いた残りの成分,すなわち,遊離アミノ酸,各種の低分子窒素化合物,有機酸,低分子の糖質などを一括してエキス分(extractives)と呼ぶ.

魚類筋肉のエキス分の含量は2～5%で,窒素を含んだ成分と窒素を含まないものに大別することができる.魚貝肉には,普通,含窒素成分のエキス分のほうがはるかに量的に多い.

エキス分の含窒素化合物のなかで,主要成分は遊離アミノ酸と低分子ペプチドである.魚類の筋肉タンパク質を構成するアミノ酸は,その大部分がエキス分の中にも見出される.ただし,タウリン,オルニチンのようにタンパク質中に含まれないアミノ酸も遊離状態では存在する.

一般に食される魚種の遊離アミノ酸組成について,普通肉と血合肉に分けてまとめたものを表1.3に示す.マイワシ,マサバ,マアジなどではヒスチジンとタウリン含量が多い.これらの魚種では,ヒスチジンとタウリンに次いでリシン,アラニン,グルタミン酸,グリシン,ロイシン,バリンなどが主要である.サケやスケトウダラの筋肉はマイワシやマサバに比べてヒスチジンがかなり少なく,ジペプチドのアンセリンが多い.

ところで,三塩化酢酸などの除タンパク剤でタンパク質をとり除いた濾液中に存在する全窒素のことを,特に非タンパク態窒素という.この非タンパク態窒素量,すなわち含窒素エキス成分は魚肉の味に大きな影響を与える.赤身魚肉では非タンパク態窒素量はかなり多く,特にヒスチジン,カルノシン,アンセリンなどのイミダゾール化合物の含量が多い.これに対して,白身魚肉では非タンパク態窒素量が少なく,遊離アミノ酸量も少ない.しかし,タウリン量がやや多く,また非タンパク態窒素に対するクレアチン窒素の占める割合も大きい.このような含窒素エキス成分の分布の相違によって赤身魚肉の味が濃厚となり,白身魚肉

表1.3 マサバ,マアジ,マイワシ,カタクチイワシ,サケおよびスケトウダラ筋肉の遊離アミノ酸組 (mg/100g 新鮮物)[2]

(単位:%)

アミノ酸	マサバ		マアジ		マイワシ		カタクチイワシ	サケ		スケトウダラ
	普通肉	血合肉	普通肉	血合肉	普通肉	血合肉	普通肉+血合肉	普通肉	血合肉	普通肉
Tau	57.6	455.0	138.9	482.3	114.4	413.6	149.8	37.3	356.8	121.7
Asp	1.4	1.3	0.9	0.5	1.9	1.4	1.4	2.5	4.1	1.4
Thr	6.5	8.3	10.8	9.9	8.7	7.5	8.9	10.6	9.3	5.5
Ser	6.4	7.4	5.0	5.7	7.2	7.1	9.7	9.7	8.2	5.8
Glu	17.2	21.1	18.4	22.6	13.3	10.4	13.6	37.2	33.7	17.2
Pro	5.9	4.8	7.1	6.5	7.8	7.0	8.4	3.8	3.2	3.3
Gly	10.0	13.0	11.8	11.5	9.7	10.4	11.3	17.9	12.7	38.5
Ala	21.7	33.8	18.2	25.9	27.4	36.7	41.5	35.8	32.3	25.2
Val	8.6	7.6	7.8	6.8	6.4	5.8	10.7	8.3	7.1	4.3
Met	3.4	2.3	3.0	2.8	2.6	2.2	2.7	4.1	2.3	2.0
Ile	5.2	4.2	4.7	4.0	4.1	3.6	7.8	5.1	4.1	2.9
Leu	9.6	7.9	7.1	7.4	5.9	7.4	14.0	8.8	7.2	4.6
Tyr	7.1	4.6	2.5	3.2	3.2	2.7	8.5	5.8	3.6	3.1
Phe	5.2	4.2	2.9	3.6	3.3	3.7	7.7	5.1	3.9	2.3
Lys	38.9	31.2	31.0	22.4	26.7	19.1	23.2	15.6	10.2	6.5
His	617.2	248.9	279.5	122.2	477.0	197.1	341.5	24.5	13.7	22.3
Arg	7.7	3.5	5.4	2.9	4.6	2.5	11.6	4.6	0.9	3.5
Ans*	+	+	+	2.1	+	0.9	+	782.2	305.6	108.6

(注) * β-Alanyl-1-methy-L-histidine, +:痕跡

の味が淡白になることが推察されている.

　一方,軟体動物はエキス含量が5〜6%と多く,なかでも全般的に遊離アミノ酸が多くを占めている.個々のアミノ酸ではグリシン,アラニン,プロリン,アルギニンが多い.特にクロアワビでは,遊離アミノ酸含量が著しく多い.甲殻類のクルマエビおよびオキアミにおいても遊離アミノ酸含量が多く,なかでもグリシン含量が目立って多い.血合肉では,普通肉に比べてその遊離アミノ酸の組成はよく似ているが,タウリン含量が多く,ヒスチジン含量が少ない.

　ところで,遊離アミノ酸のアルギニンは,生体内において窒素の最終代謝生産物であるアンモニアを尿素に変える役割を果たしている.このアルギニンは脊椎動物に少ないが,無脊椎動物に多く,無脊椎動物では高エネルギー性のリン酸化合物であるアルギニンリン酸として存在している.脊椎動物でこのような役目をする物質はクレアチン (creatine) であり,筋肉中に0.3〜0.7%程度存在する.クレアチンは,クレアチンリン酸 (phosphocreatine) として存在し,高エネルギー性リン酸の転位に関係している.

1.4.2 エキス分の低分子窒素化合物──トリメチルアミンオキサイド(TMAO), 尿素

トリメチルアミンオキサイド (TMAO) は海産動物組織に広く分布している (表1.4). 海産魚を漁獲すると, そこには多くの細菌が付着している. その細菌のもつ TMAO 還元酵素によって, TMAO は還元されてトリメチルアミン (trimethylamine；TMA) を生成する. TMAO は淡い甘味をもつ物質であるが, 生成してくる TMA は魚に特有な生臭いにおいをかもし出す原因物質の一つとされている.

一方, 淡水産動物組織にはほとんど, あるいはまったくといっていいほど TMAO は存在しない. 海産動物組織に多いのは, 主として餌料動物中に TMAO が含まれていることによるが, サメ, エイなどのように生体内で合成されるものもある. サメ, エイなどの板鰓類の筋肉および諸器官には TMAO が特に多量に存在し, 尿素とともに浸透圧の調節に使われている. サメ漁獲後には魚臭い TMA 臭やアンモニア臭が強烈にかもし出されるのはこのためである. 同一魚種において海域が異なると TMAO 量は異なるが, 魚体が大きいほど, 増加傾向にあることが知られている.

食餌として摂取された窒素化合物の最終代謝生産物の一つはアンモニアである. 陸に住む哺乳動物はこれを尿素 (urea) に変えて排泄している. 魚類における窒素化合物の排泄の最終物質は, 淡水産硬骨魚ではアンモニア, 海産硬骨魚ではアンモニアまたは TMAO, 海産軟骨魚では尿素および TMAO であり, 特に軟骨魚類ではこれらの排泄のみならず, 腎臓にある器官によって再吸収し, 体内に蓄積

表1.4 魚肉の TMAO 含量(mg/100 g)[2]

白 身 魚	TMAO	赤 身 魚	TMAO
ス ズ キ	264〜328, 223〜323	マ サ バ	107, 28〜121
マ ダ イ	246, 111〜259	ビ ン ナ ガ	1〜91
ク ロ ダ イ	171, 249	メ バ チ	18〜86, 23
マ フ グ	156, 31, 57	キ ハ ダ	6, 11〜79
キ チ ジ	540〜702, 237	カ ツ オ	10, 16
メ バ ル	102, 344〜365	マルソウダ	20, 4〜21
ヒ ラ メ	313, 420, 88	ブ リ	20〜114, 122〜128
アカガレイ	25〜199, 52	マ イ ワ シ	10〜24, 30
アンコウ	196, 192, 186	カタクチイワシ	103, 28
マ ダ ラ	136, 568〜1050	サ ン マ	46〜72, 40

(注) 同一魚種において種々の値があるのは, 分析機関, 試料の相違により分析値が異なるためである.

することで浸透圧の調節のための機能物質として役立たせている．

硬骨魚類の筋肉中にはごく少量の尿素が見出されるにすぎないが，軟骨魚類筋肉では 1 700〜2 030 mg/100 g もの尿素が存在する．軟骨魚類の鮮度低下では硬骨魚類より強いアンモニア様の臭気が生成する．これは筋肉組織に多量に含まれている尿素および TMAO が，細菌の酵素によりそれぞれアンモニアおよび TMA になると同時に，筋肉の緩衝能が低下して pH が急速にアルカリ側に移行することで，これらの物質が揮散しやすくなるためと考えられている．

1.4.3　エキス分の成分——糖質，有機酸

水産動物筋肉中の糖質としては，多糖類であるグリコーゲン（glycogen）が主要なものである．生体内では，グリコーゲンは解糖経路を経て乳酸（lactic acid）となり，そのとき発生するエネルギーによって筋肉が動く．

カツオ，マグロなどの回遊魚は一般にグリコーゲンが多く，筋肉中に 1％前後含まれている．漁獲時から水揚時にかけて激しい嫌気的代謝（グリコリシス，glycolysis）が進むと，その際にグリコーゲンはほとんど乳酸に変化し，乳酸の一部はさらに低分子化合物に分解される．普通，市販生鮮魚肉の乳酸量は 600〜1 200 mg/100 g 程度である．したがって，これらの回遊魚類では，生成した乳酸のために筋肉の pH はかなり低下し，最低到達 pH（ultimate pH）は 5.6〜5.8 になる．これに対して底棲性の白身の魚では，グリコーゲン量が 1％よりかなり少ないので，乳酸生成量も多くなく，最低到達 pH は普通 6.0〜6.2 である．一方，軟体動物，特に貝類はグリコーゲンを体内に多量（1〜8％）に蓄積している．

魚類筋肉中に存在する糖としては，グルコース（glucose）とリボース（ribose）が最も一般的で，タラおよびニシンの筋肉中には 8〜32 mg/100 g のグルコースが存在する．このほか，カツオ肉にはフルクトース（fructose），イカ肉にはガラクトース（galactose）やアラビノース（arabinose）が見出されている．

1.4.4　エキス分の成分——ベタイン類，ヌクレオチド類

軟体動物や甲殻類の組織には，ベタイン類が含まれている．そのなかにはグリシンベタイン（glycine betaine），β-アラニンベタイン（β-alanine betaine），ホマリン（homarine），トリゴネリン（trigoneline），カルニチン（carnitine）など

第 1 章　水産物の特性と主な一般成分組成

が知られている．グリシンベタインは塩基性化合物で爽快な甘味をもつ物質であるが，魚類筋肉中には 0.1 % 以下含まれるにすぎない．一方，無脊椎動物では，グリシンベタインは特にイカ類，タコ類，エビ類の筋肉中には多く，エビ類ではエキス分の 5 ～ 11 % を占めている．グリシンベタインは，グリシンとともに筋肉の甘味の主原因となっている．

ヌクレオチド類（nucleotides）には，動物組織に含まれる低分子ヌクレオチドとしてアデニンヌクレオチド，シトシンヌクレオチド，グアニンヌクレオチド，ウラシルヌクレオチド，ピリジンヌクレオチドなどがある．

魚類筋肉では，総ヌクレオチドの 90 % 以上がアデニンヌクレオチドであり，その主体は ATP（アデノシン三リン酸）である．魚類の死後，ATP は酵素（ATP アーゼ）により，ADP（アデノシン二リン酸），AMP（アデノシン一リン酸），イノシン酸（inosinic acid；IMP），イノシン（inosine；H_xR），ヒポキサンチン（hypoxanthine；H_x）の順に分解する（図 1.5）．このヌクレオチドの生化学的変化を量的に測定して，魚の生きの良さ（鮮度指標，K 値）が定義されている．すなわち K 値は次式で表される．

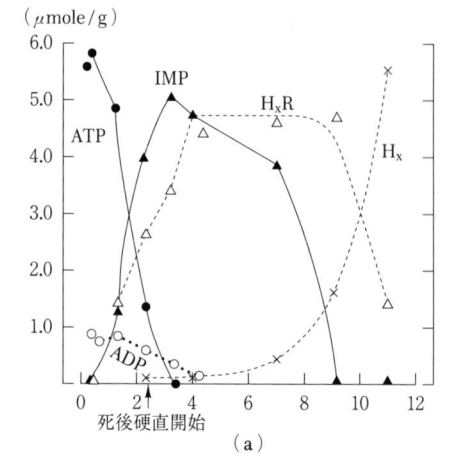

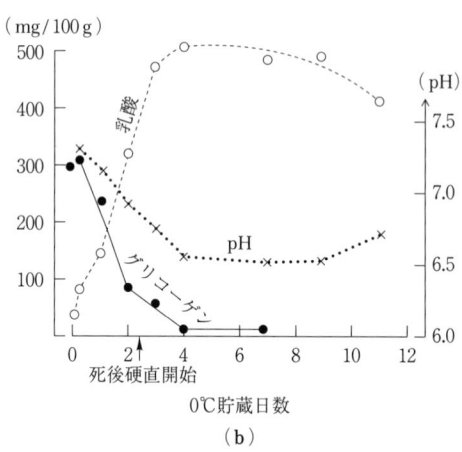

図 1.5　安楽死させたタラ筋肉の ATP および解糖関連化合物の変化[2]

$$K 値 = \frac{H_xR + H_x}{ATP 関連化合物} \times 100 \quad (\%)$$

ヌクレオチドの構成成分であるアデニン（adenine）およびグアニン（guanine）と，その脱アミノされたヒポキサンチンおよびキサンチン（xanthine）は，わずかではあるが，水産動物筋肉中に遊離状態で存在する．ただし，グアニンは難溶性で特定の組織中に沈着しやすい．うろこや眼球の銀白色は，このグアニンによるものである．

1.5 水産物の色

水産物を食資源として有効に利用するためには，食の栄養価や安全性の一次機能，味，におい，フレーバーなどの食の嗜好に関する二次機能，生理，免疫など生体調節とのかかわりに関する三次機能を，それぞれ認識しておかなければならない．ここでは，栄養学において重要な水産物の二次機能として，色の特徴をまとめることとする．

1.5.1 筋肉の色

魚類筋肉には，マグロやカツオのようにその肉が赤身のものと，タラやカレイのように白身のものがある．筋肉の赤い色は，色素タンパク質であるミオグロビン（myoglobin；Mb）とヘモグロビン（hemoglobin；Hb）であるが，魚類筋肉色素の大部分はミオグロビンである．ミオグロビンとヘモグロビンはともに鉄を含む赤色のポルフィリン系色素といわれるもので，ヘム（heme）という色素部分とこれにタンパク質のグロビンが結合した複合タンパク質である．ヘモグロビンの分子量はおよそ67 000，ミオグロビンのそれは17 000で，両者の色素部分はまったく同一である．両者は分子量や酸素結合能などで明らかな差異を示すが，化学的性質は多くの点で類似している．魚肉中のミオグロビンおよびヘモグロビン含量を表1.5に示す．キハダマグロの普通肉では，全ヘム色素中ミオグロビンは普通肉で69〜85％，血合肉で81〜95％を占めている．ホンマグロでは最高590 mg（普通肉）が含まれ，牛肉に匹敵する．筋肉色素含量中に占めるミオグロビンの割合は，マグロ類では80％以上のものが多い（表1.5）．

ミオグロビンには，ポルフィリン環に取り込まれている鉄が第一鉄（Fe^{2+}）の還元型ミオグロビン（赤紫色）と，これが酸素と結合したオキシミオグロビン

第1章　水産物の特性と主な一般成分組成

表1.5　魚肉のMbおよびHb含量 (mg/肉100 g)[3]

魚　　　種	普　通　肉		血　合　肉	
	Mb + Hb	%Mb	Mb + Hb	%Mb
マ　　ダ　　イ	6	90	520	95
サ　　　　　バ	10~14	67	890~980	84
サ　ン　マ	14~35	—	480~510	81
ブ　　　　　リ	12~30	100	400~800	96~99
クロカワカジキ	14	—	1 020	—
マ　カ　ジ　キ	25~50	80	1 150~1 560	89
カ　ツ　オ	139~173	62~97	1 700~2 060	95
キ　ハ　ダ	49~168	69~85	660~2 260	81~95
	82~135	47~81	1 730~2 820	84~98
メ　バ　チ	164~234	99	3 910	—
ホンマグロ	490~590	100	3 580~5 090	82~93
コ　　　　　イ	53	78	360	80

(oxymyoglobin；OxyMb)（鮮紅色）が存在する．新鮮な赤身魚肉の内部が多少黒ずんだ赤紫色を示すのは，動物の死後，筋肉内部の酸素が不足していて還元型ミオグロビンを生成しているためである．また，新鮮な肉を切断してそれが空気に触れると鮮紅色になるのは，還元型ミオグロビンが酸素と接触してオキシミオグロビンになるためである．しかし，還元型（Fe^{2+}）のミオグロビンを長時間空気中に放置したり，加熱したりすると，鉄は第二鉄（Fe^{3+}）に酸化され，暗褐色のメトミオグロビン（metmyoglobin；MetMb）といわれるメト型になる．ミオグロビン（Mb）とオキシミオグロビン（OxyMb）は酸素の分圧に応じて可逆的に変化するが，メト型になったMet Mbは可逆性を示さない（図1.6）．このようにメト型になることをミオグロビンのメト化という．メト化のメカニズムについては不明な点もあるが，一般に，ミオグロビンのタンパク質部分が変性するような条件下（加熱，凍結，酸，光線の照射など）で，酸素に接触すると，メト化が起こりやすいことが知られている．

　ところで，カツオやマグロの示す赤身の色と異なり，サケ，マスの肉の色は脂溶性のカロテノイド系色素の示す赤色であり，そのもとは大部分がアスタキサンチン（astaxanthin）である．アスタキサンチンは水産物に広く分布し，魚皮，甲殻類には特に多く，酸化してアスタシン（astacene）になる．アスタキサンチンは通常，脂肪酸と結合したり，タンパク質と結合したりして複合アスタキサンチンという形態で存在する．生のエビ，カニの殻の色はこれら複合アスタキサンチ

1.5 水産物の色

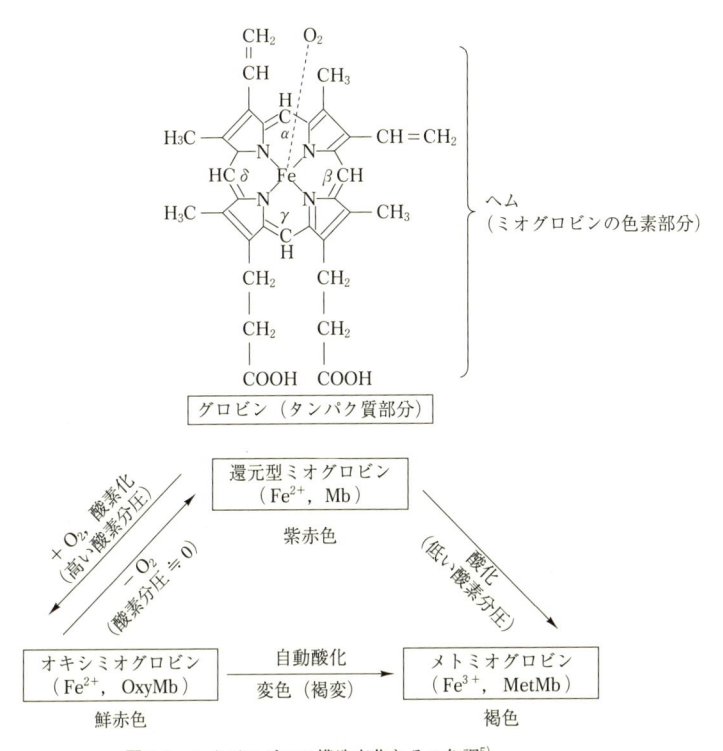

図1.6 ミオグロビンの構造変化とその色調[5]

ンによるものである．アスタキサンチンの色は赤色であるが，複合アスタキサンチンは赤色を示さない．エビ，カニを加熱すると赤くなるのは，結合部分のタンパク質が変性して，アスタキサンチンの色が出てくることによる．

一方，魚類の血液色素は哺乳動物と同様にヘモグロビンである．魚種によってヘモグロビンの等電点，末端アミノ酸などが相違し，また同一魚種でもヘモグロビンの物理化学的性状は異なることが知られている．

魚類の筋肉や血液色素のヘモグロビンは鉄を保持しているのに対し，軟体動物や節足動物では銅を含んだヘモシアニン（hemocyanin），バナジウムを含んだヘモバナジン（hemovanadin），マンガンを含んだピンナグロビン（pinnaglobin）などが知られている．甲殻類のエビとカニ，軟体動物のイカとタコなどの血液色素はヘモシアニンであり，その色は無色あるいは青色である．ヘモシアニンは，血液リンパ（hemolymph）中に含まれており，分子量が数百万で，還元型が無色，

酸化型が青色である．

1.5.2 魚皮の色

　魚類の皮には黄色，赤色，白色，および黒色の色素胞がある．これらの色素胞の配列と収縮，拡張によって，魚類の皮の微妙な色彩が表れている．主要な色素はメラニン，各種カロテノイド，プテリン，胆汁色素である．

　メラニン（melanin）は魚の表皮，イカの墨囊などに広く分布している色素で，チロシンから酸化や重合などの過程を経て生成した複雑な化合物である．生体内ではタンパク質と結合して存在する．メラニンの色は酸化と重合の程度によって黒色ないし褐色を呈し，他の色素と混ざると藍青色などになることもある．

　イカやタコの表皮の色は，かつてメラニンと推察されていたが，最近では，オモクローム（ommochrome）という物質が有力視されている．メラニンの母体はチロシンであるが，オモクロームの母体はトリプトファンを出発物質とする 3-ヒドロキシキヌレニンである．このオモクローム色素はアルカリで抽出すると，ぶどう酒色を呈する．イカは生存時には表皮に褐色の色素胞が多数存在するが，死後色素胞が収縮するために漂白されたように色が白くなる．さらに鮮度が低下するにつれて紅色を帯びてくる．これは，オモクロームが微アルカリ性になった体液に溶解するためであると考えられている．ゆでたタコが赤くなるのも，このオモクローム色素が溶出して皮膚に染着するためであることが知られている．

　魚の表皮が銀光りするのは，主としてグアニンに尿酸が混ざり，その沈着物が光線を屈折反射することによる．このグアニンは，模造真珠の塗装原料などに用いられている．

　魚皮の赤や黄色系統の色は，主にカロテノイド系色素による．カロテノイド系色素の主要な物質は，赤色のアスタキサンチン，黄色のルテイン（lutein），タラキサンチン（taraxanthin），ゼアキサンチン（zeaxanthin）などである．

　時として，サンマのうろこの緑色，マグロの骨の青色などがある．これらは胆汁色素のビリベルジン（biliverdin）といわれている．このビリベルジンは，組織中ではタンパク質と結合して存在する．

1.6 水産物の味

食品の味には甘味，酸味，苦味，塩味の四つの基本味と，グルタミン酸やイノシン酸（IMP）がベースとなっているうま味（umami）がある．グルタミン酸はコンブだし汁（池田，1909）から，IMP はかつお節（1913，小玉）から，日本で発見された物質である．また，コハク酸は貝類のうま味成分から見出された．このようにうま味は，日本において水産物から発見された重要な成分である．

1.6.1 水産物の味成分としてのアミノ酸

水産物のうま味成分は前述したエキス分に豊富に存在する．そのため，うま味成分の解明には水産物のエキス分について知ることが肝要となる．最近では，各種の機器分析やエキス分の合成などにより，合成エキスから各成分を適当に抜き差しして行う呈味試験（オミッションテスト，omission test）による研究などが行われている．

水産物のうま味の中核は，グルタミン酸とヌクレオチドの相乗作用であるといわれている．このときのヌクレオチドの種類は，動物の種類，死後の経過時間などから，ATP，AMP，IMP などのいずれかであり，グルタミン酸とヌクレオチドの量と質によってうま味の広がりが異なる．このうま味を増強する物質として，グリシン，アラニン，プロリンなどの遊離アミノ酸が考えられている（表 1.6）．すなわち，味の主役がグルタミン酸とヌクレオチドであり，脇役が各種アミノ酸類，これにグリコーゲンや脂肪などの引立て役としての物質が加わり，水産物の独特の味が形成されている．うま味に最も重要なアミノ酸であるグルタミン酸は，これまでそのナトリウム塩（monosodium glutamate；MSG）が化学調味料として広く用いられてきた．

一方，グリシンとアラニンはかなり強い甘味とうま味をもつ．これらの含量が多いのはアワビ，ウニ，エビ，カニ，貝類である．また，甘味をもつプロリンはイカやタコに著しく多く，これがイカ・タコ類のうま味に関係していると考えられている．

ウニの味はかなり限定された物質，つまりグリシン，アラニン，バリン，グルタミン酸，メチオニン，IMP およびグアニル酸でよく再現できるという．バリン

第1章 水産物の特性と主な一般成分組成

表1.6 白身および赤身魚肉の遊離アミノ酸組成（mg/100 g）[3]

	マダイ	マフグ	メバル	ヒラメ	イシガレイ	アンコウ	コイ
Gly	12	20	6.5	5	10.2～57.0	63	62.9
Ala	13	22	6.4	13	29.2～60.1	18	21.5
VAl	3	2	+	1	2.7～3.9	6	2.6
Leu	4	3	4.1	1	1.2～2.6	5	3.7
Ile	3	2	1.0	1	2.5～4.1	2	2.0
Pro	2	13	+	1	3.4～7.2	22	22.0
Phe	2	1	3.9	1	0.4～1.5	3	0.3
Tyr	2	2	3.5	1	0.2～2.0	3	13.1
Ser	3	4	0.5	3	4.7～16.7	12	6.4
Thr	3	10	3.1	4	12.0～17.6	23	16.3
Met	+	+	0.6	1	0.5～1.0	2	2.2
Arg	2	20	7.6	3	2.6～7.7	9	17.3
His	4	1	2.8	1	1.9～3.7	5	127
Lys	11	128	7.5	17	4.6～24.5	65	75.7
Orn	+	27	4.8	3		5	
Asp	+	1	2.4	+	2.3～2.9	2	1.7
Glu	5	4	29.8	6	4.0～9.6	17	4.5
Tau	138	123		171		75	
Cre	718	561		464		347	
Crn	17	21		11		10	
	マサバ	メバチ	キハダ	カツオ	マカジキ	ブリ	カタクチイワシ
Gly	15.8	11.0	3.1	8.9	10.1	3.7～6.1	7.9
Ala	22.2	21.5	6.6	22.6	17.4	13.9～27.5	30.6
VAl	1.4	14.3	6.7	4.1	5.4	2.6～10.2	9.2
Leu	4.7	10.8	7.1	3.4	7.0	3.1～12.4	9.8
Ile	0.9	5.8	3.1	2.0	3.8	1.8～6.7	5.7
Pro	—	2.0	1.6	+	10.3	0.9～48.2	17.5
Phe	3.0	4.6	1.5	2.5	2.5	1.9～4.7	2.7
Tyr	5.5	5.5	2.0	2.5	4.3	1.7～6.1	3.5
Ser	+	5.2	2.0	3.1	5.1	4.3～6.8	7.6
Thr	8.1	7.7	3.0	3.8	7.0	2.9～10.9	7.2
Met	2.5	9.0	3.1	1.4	3.7	0～+	3.6
Arg	+	0.4	0.6	0	0.8		2.9
His	781	745	1 220	1 110	831	1 010～1 220	481
Lys	17.1	3.8	35.2	11.2	30.2	61.7～90.1	26.5
Orn				1.0			0.7
Asp	2.3	1.0	1.1	2.9	1.0		0.4
Glu	17.8	19.9	3.3	7.0	5.6	5.1～27.9	15.6
Tau	+	21.1	26.4	16.1	77.4	25.1～89.7	106
Cre	230	435*	372*	525	369*	466～514*	527*
Crn	25			20			

は苦味に，メチオニンはウニらしい濃厚な味を出現させるのに必要であることが知られている．また，ウニの合成エキスからメチオニンを除くと，エビやカニの味を思わせる甘い味のエキスとなる．これは，ウニ，エビ，カニの呈味成分のかなりの部分が重複することを示している．メチオニンは，濃厚になると不快味を示すが，きわめて微量ではその後味を強くすることが知られている．

一方，これまでうま味成分としてはそれほど重要な役割を果たしていないとされているものに，ヒスチジン，アルギニン，タウリンがある．しかし，赤身の魚肉のエキスにはヒスチジンがきわめて多く，味の濃厚さに関係するといわれている．タウリンは，味とは別の意味で，コレステロール低下作用のある水産物の生理機能性の物質として注目されている．表1.7にマサバ，マアジ，カタクチイワシ，サケおよびスケトウダラにおけるタウリンの魚体内分布を示す．

表1.7 マサバ，マアジ，マイワシ，カタクチイワシ，サケおよびスケトウダラにおけるタウリンの魚体内分布（mg/100 g 新鮮物）[2]

組織	マサバ	マアジ	マイワシ	カタクチイワシ	サケ	スケトウダラ
全魚体	159.8	202.8	180.2	207.1	95.1	158.2
普通肉	57.6	138.9	114.4	149.8	37.3	121.7
血合肉	455.0	482.3	413.6		356.8	
肝臓	284.3				176.0	132.1
その他内臓	289.2	356.6	256.5	262.9	262.0	287.8
皮	139.6	162.3	147.3		141.4	117.8
骨・頭・鰭	134.4	168.0	167.3	153.9	130.0	202.2
卵巣	382.2				78.7	188.7
精巣	496.6				222.3	195.3

1.6.2 水産物の味に関与するヌクレオチドとグリコーゲン

ヌクレオチドの味については，その構造の関与が指摘されている．つまり，ヌクレオチドは6の位置にOH基を有するプリン核であることと，リボースの5′の位置にリン酸エステルがあることの二つの要件が呈味発現に必要で，この要件を満たす5′-グアニル酸（GMP），5′-IMPの呈味力が顕著となる．一方，他のヌクレオチドの呈味性はきわめて弱く，5′-AMPはほとんど味を感じない．

5′-IMPあるいはGMPとグルタミン酸との間の相乗作用については，次のような検討がなされている．アワビエキスを合成した場合，グルタミン酸あるいはAMPのいずれを除いてもうま味が著しく減退することや，また0.1％のMSGと

0.004％のAMPを含む液は，MSGの0.2～0.3％溶液のうま味に相当し，0.1％のMSGと0.01％のAMPを含む液は，MSG単独の0.4～0.5％溶液に相当することなどから，ATPやAMPが単独ではうま味を示さないが，グルタミン酸とは相乗作用のあることが証明されている．例えば，タコ，イカ，ホタテガイなどではIMPでなくて，もっぱらAMPが蓄積するが，これがうま味の濃厚な触感を形成していると考えられている．

その他，水産物の味に関与するエキス分としてTMAOやグリシンベタイン（図1.7）が知られている．TMAOは甘味を有することから，するめやアサリの味の主要成分であるとする考えと，TMAOを多く含むサメ肉にはうま味がないことから，このTMAOの呈味性はそれほどないとする両方の考えがある．グリシンベタインは，水産物に広くかつ多量に含まれる清涼な甘味を示す物質である．アワビエキスでは，グリシンと同様に，このグリシンベタインが甘味とうま味に関与することが示されている．IMPの分解物質であるヒポキサンチンは，比較的水産物に多く含まれる塩基である．冷蔵中に品質低下したタラ肉は，時として苦味を呈する．この苦味が，ヒポキサンチンであるとする考えと，ヒポキサンチンではないという両方の考えがある．

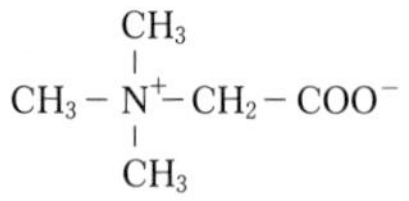

$$CH_3-N^+(CH_3)-CH_2-COO^-$$
(ここで窒素に CH_3 が3つ結合)

図1.7　グリシンベタイン（トリメチルグリシン）の構造

貝類の有力なうま味成分といわれているコハク酸は，そのナトリウム塩が食品添加物として利用されている．しかし，過剰の食品添加物の使用は貝らしい味を強すぎるものにしてしまうことから，MSGに比べてその利用度ははるかに低い．

一方，水産物のうま味に及ぼすグリコーゲンと油脂の役割も重要である．グリコーゲンは貝類，ナマコ，ウニなどの下等動物に多く，弱い甘味をもつといわれていたが，実際にはグリコーゲンそのものはまったく無味である．しかし，グリコーゲンを合成エキスに加えると，味に「こく」と持続性が出てくる．つまり，味がまとまり，天然エキスに一段と近づき，いわゆる"body effect"のある味になることが知られている．このような作用は骨や肉のスープにおけるゼラチンや，ポタージュスープなどにおけるデンプンなどにも同様の作用が認められている．これは，親水性コロイドの呈味効果として知られ，食品加工における重要なポイントとなっている．

魚貝類の「旬」は，脂質の項ですでに述べたように，同じ種でもある特定の季節に一段と油が乗り美味になる時期であり，産卵期前に相当しているものが多い．

大部分の魚貝類は産卵後には著しく不味になる．カキの場合，その「旬」は油ではなくて上述のグリコーゲン含量が最大になる時期と一致する．

脂質とうま味の関係については，最近多くの検討が化学分析および実験動物を用いてなされている．グリセロールそのものは弱い甘味をもつが，同時に食品組織の物理的性質，さらには食品を口に入れたときの舌の触感や味蕾との応答にグリセロールは大きく影響し，食品の持ち味やうま味の持続性をかもし出していると考えられている．

1.7 水産物のにおい

水産物の不快な臭気の発生を防止し，特有な香気をもたせることは水産物の利用上きわめて重要である．しかし，香臭については不明な点が多い．

1.7.1 魚のにおい

水産物で最も代表的なにおいはいわゆる魚臭（fishy odor）である．しかし，この言葉の定義はあいまいで，時と場合によってまったく異なったにおいに使われている．例えば，イワシとサケのにおいは明らかに異なるのに一様に魚臭といわれ，また腐敗の段階においても各種異なった臭気がしても，これらを一様に腐敗臭といったり，魚臭と呼んだりしている．また，魚油が油焼けしたときのにおいも魚臭に含めたりするので混乱が多い．

水産物には，生鮮時からきわめて特徴的な香臭をもつ種類と，そうでないものとがある．一般に海産魚の香臭は希薄で，淡水魚は濃厚である．また同じ海産魚でもサケは濃く，タラは比較的薄い．アユはヘキサナールを主体とする青草臭をもつ．これは，生息場所の藻などの餌料から由来していることが知られている．

川魚臭については，その主体がピペリジン系化合物であるといわれている．つまり，魚体表面の粘液に存在するδ-アミノバレリアン酸は生くさみが強く，魚類の血液臭を思わせるδ-アミノバレラールも強い生くさ臭を示す．また，アセトアルデヒドとピペリジンを縮合させると新鮮な川魚臭を発することが知られている．

キュウリのような香気を放つ 2,6-ノナジエナールは，ナマコのにおいの主な物質と考えられている．また，ホヤ類の特徴的な臭気はn-オクタノール，7-デセン

-1-オールおよび 2,7-デカジエン-1-オールが主要なもので，特に 2,7-デカジエン-1-オールはシンチアオール（cynthiaol）と命名されている．これらのアルコールは，ごく微量なら，人によって相違はあるが好感のもてる香気とされている．

一方，魚貝類の鮮度低下臭としては，アンモニア，TMA，硫化水素，メチルメルカプタン，インドール，スカトール，脂肪酸の酸化生成物などがある．サメ類の強い腐敗臭は，先に述べたように多量に含まれる TMAO から生じた TMA と，鮮肉中に 2％ も含まれる尿素の分解で生じたアンモニアによるものである．これらの物質は，いずれも塩基性物質であるので，酢酸などを添加して酸性にすれば，その臭気を弱めることができる．

海産魚の腐敗臭の代表的な物質である TMA を用いて，これまでに次のような検討がなされている．空気と TMA の混合物は TMA の濃度が高すぎるとアンモニア臭が強いが，1/6 000 程度になると典型的な魚臭を感じさせる．これに対してアンモニアでは，魚臭を感じさせるのは 1/2 000 程度であるという．また魚油に TMA を添加し，2〜3日戸外において酸化させると著しく魚臭が感じられるようになる．この現象は TMAO やコリンのような四級アミンでも起こり，油脂の酸化といわゆる魚臭発生の間には密接な関係があると考えられている．

するめ製造の際，乾燥が順調でないと悪臭を発することがある．この悪臭成分としてはイソバレリアン酸を主成分として，酢酸，プロピオン酸，イソ酪酸，カプロン酸などが関与しているという．水産物の多くは脂質が容易に自動酸化して，そこから二次的に分解物が生成して酸化臭を発することが多い．特に水産物には

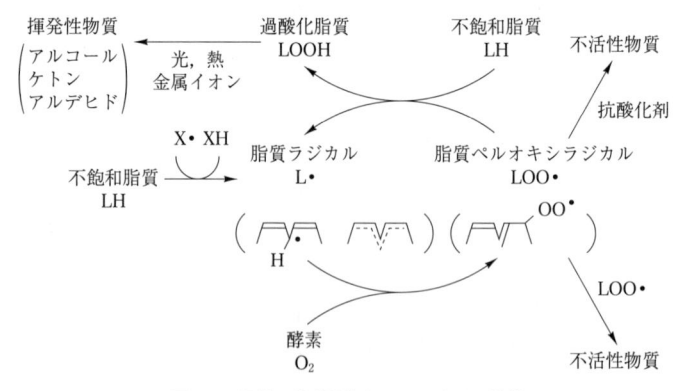

図 1.8　脂質の自動酸化とにおい成分の機構

高度不飽和脂肪酸が豊富にあることから，脂質の酸化劣化臭は容易に生成し，品質の評価に大きく影響する．脂質の酸化劣化による，におい生成の機構を図1.8に示す．脂質からの主な分解生成物質としては，アルデヒド，ケトン，アルコール，酸，炭化水素類がよく知られている．

1.7.2 海藻のにおい

水産物のなかでも海藻のにおいは魚のそれとは明らかに異なる．褐藻と紅藻は藻体が傷つき腐敗すると，ヨウ素を遊離して一種の刺激臭を出す．これがいわゆる磯の香の主体をなしているが，そのなかでも重要な物質はジメチルスルフィド（dimethylsulfide）である．この物質の前駆体は，ジメチル-β-プロピオテチン（dimethyl-β-propiothetin）であり，これがアデノシン三リン酸（ATP），メチオニンあるいはグルタチオンの存在下で酵素的な分解を受けて生成すると考えられている．このほか，褐藻類ではテルペン系物質のにおいが強く，種類によってはTMA臭のあることがある．

1.7.3 水産物加工品のにおい

水産物の調理・加工の際に生成してくる食品のにおいは，多くの場合，好ましい香気として食欲をそそる．水産物の調理加工において香気を発するのは，一般に調味料とともに煮沸した場合や焙焼した場合に多い．イカ，タコなどの調理の際に発生する香りはタウリンに由来し，イカ肉を煮熟したときの特臭成分は，ピペリジン核をもつ含硫アミンであるという．タウリンと含窒素化合物を混合して焼きいかの類似の香気を合成した例もある．

　魚の照焼き，かば焼きなどは，コーヒー，落花生と同様に，加熱処理によって初めて好ましい香気を出すが，その主体は糖-アミノ反応で生成するカルボニル化合物などの揮発性物質であり，これに食品の種類に応じて油脂や含硫化合物の熱分解生成物が酸化したにおいが加わったことによると考えられている．

　日本の伝統食品であるかつお節は，日本料理や繊細な料理になくてはならないうま味とまろやかな独特の香気を付与することができる．かつお節の特有な香気はかび付け操作によって発生するといわれている．製造工程を追って抽出した油脂を調べると，焙乾によって魚のくさみがなくなり，かび付け後には魚油臭がな

第1章 水産物の特性と主な一般成分組成

くなり，芳香が認められるようになる．焙乾終了後の荒節とかび付け終了後の枯節を比較した研究によると，両者のフェノール類の定量値の増減から，焙乾による燻煙由来のフェノール類はかび付けしたことにより，フェノール類のメトキシル基が o（オルト）-メチル化される（図1.9）ことによって，枯節の味やにおいにまろやかさが生成することが明らかにされている．

一方，脱脂サバ肉に各種の油脂を加えて焙乾し，かび付けを行うと，植物油ではエステル臭を発生するが，魚油ではかつお節の芳香を生ずることが認められている．このことから，油脂が香気形成には重要な働きをしていることが推察されている．

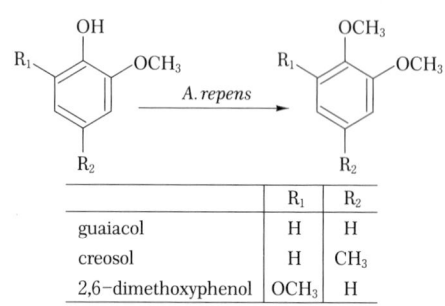

	R_1	R_2
guaiacol	H	H
creosol	H	CH_3
2,6-dimethoxyphenol	OCH_3	H

図1.9 かつお節のかび付け工程におけるフェノール類の o-メチル化[8]

文献

1) 農林水産省ホームページ，日本の食糧自給率．
2) 日本水産学会監修，竹内昌昭編：魚肉の栄養成分とその利用，水産学シリーズ81, pp.38-46, 恒星社厚生閣(1990).
3) 日本水産学会編：白身の魚と赤身の魚-肉の特性，水産学シリーズ13, pp.21-82, 恒星社厚生閣(1976).
4) 野中順三九，他：新版水産食品学，恒星社厚生閣(1976).
5) 津志田藤二郎編著：食品と劣化，p.151, 光琳(2003).
6) 五明紀春，田島眞編著：食品機能論，同文書院(2002).
7) 和田 俊監修，日本水産油脂協会編：新しいNMR分析技術を応用して-食品中の n-3系・n-6系脂肪酸，p.6, 日本学会事務センター大阪事務所(2003).
8) 土居幹治：化学と生物，34(9), 570(1996).

第2章 基礎としての栄養生理学

2.1 生きるために食べる

　フランスの裁判官ブリヤ・サバラン（1755-1826）の「食物で人間がわかる」という言葉はいささか極端であるが，とりも直さず私たちの体が食物からつくられていることを表している．日頃なにげなく食べている食物は，実は「生きる」ために食べているのである．人生を80年とすると，生涯に食べる量は重量にしておよそ50トン．これは引越し用4トントラックで12.5台という実に膨大な量である．

　食物の成分は体に入って血や肉になったり，手や足を動かすエネルギーに変換する．食物から得たエネルギーを一生涯使い続けることを思うと，食物が限りなく神聖なものに見えてくる．

2.1.1 五大栄養素，三大栄養素，微量栄養素

　食物に含まれる成分のうち，成長や健康の維持・増進などの生理機能を営むために摂取する栄養成分を栄養素という．それらは，炭水化物，脂肪（脂質），タンパク質，ミネラル（無機質），ビタミンの五つに大きく分類でき，これを一般に「五大栄養素」と呼ぶ．五大栄養素の欠乏または過剰は健康を損なう．

　ところで，水も生命にとって大切なものであるが，普通の生活で不足することはないので，研究者によっては水を栄養素に含めないこともある．

　栄養素のなかで炭水化物，脂肪，タンパク質を三大栄養素と呼ぶ．これらはエネルギー源でもあるので，三大熱量素とも呼び，毎日の食物成分として量的に大きなウエイトを占めている．一方，ミネラルおよびビタミンは微量栄養素といい，

第2章 基礎としての栄養生理学

三大栄養素に比べると量的には微量であるが，生命を維持するために非常に重要な栄養素である．

栄養素の機能をまとめると，①体をつくり健康を維持する，②エネルギーを補給する，③体の調子を整える，となる．

三大栄養素のなかで炭水化物と脂肪はエネルギー源（②の働き）である．タンパク質は主に体の構成成分（①の働き）であるが，エネルギー源でもある．微量栄養素のなかでミネラルは体の構成成分でもあり，体の調子を整える作用もする．ビタミンの主な働きは，体の調子を整える作用（③の働き）である．ミネラルとビタミンはエネルギー源にはならない．

2.1.2 三大栄養素と微量栄養素の給源

三大栄養素の給源としては，まず炭水化物では穀類やいも類など，脂肪では植物油や動物脂や肉類など，タンパク質では乳・乳製品，卵，魚介・肉，大豆・大豆製品など，割合広い範囲の食品があげられる．一方，微量栄養素の給源としては，ビタミンでは野菜や果物など，ミネラルでは野菜，果物，いも類，乳・乳製品，卵，魚などがあげられる．三大栄養素に比べれば，比較的狭い範囲の食品に限られている．このように，食品により含まれる栄養素に偏りがあるので，いろいろな食品を組み合わせて食べないと，必要な栄養素を過不足なく摂取できない．

摂取した栄養素が体内で役立つためには，栄養素同士のチームワークが必要である．例えば，ごはんやパンやいもに含まれるデンプンは消化されてエネルギーになるが，この過程において，ビタミンB_1を必要とする．三大栄養素が効率よく利用されるためには，微量栄養素の助けが不可欠である．

2.1.3 栄養とは体の生理的現象，栄養素とは食物の成分

私たち生物は，その名のとおり生きている．「生きている」とは，呼吸をし，体温を保ち，体を動かしていることである．心臓，脳，肺などを動かし，歩く，走る，飛ぶなどの行動をする．また子供であれば日々，発育・成長する．このような生命活動には，体の中で起こる複雑な化学反応が関与している．

例えば，食物からとったデンプンは，空気中でものが燃えるように体の中で酸

素を使いながら燃焼反応を起こし，炭酸ガスと水を生成する．燃焼の過程でエネルギーが発生し，このエネルギーを生命活動に利用する．このような体の営みを栄養といい，体の生理的現象を指す．これに対し，栄養素とは体の営みである栄養に必要な物質，つまり食物の成分を指す．

食品は多かれ少なかれいろいろな栄養素を含んでいる．どの食品にどの栄養素がどのくらい含まれているかは「五訂日本食品標準成分表」で知ることができる．また，私たちが健康を維持増進させるために1日に必要な栄養素量は「栄養所要量」で知ることができる．

2.2　食品の成分

私たちが日常摂取する食べ物の多くは，動物や植物の生体を起源としている．したがって，食品の成分は生体成分で，その種類はさまざまである．食品成分を大別すると図2.1のようになる．

食品標準成分表では，水分，タンパク質，脂質，炭水化物，灰分を一般成分と呼ぶ．これらは食品中での含有量が多い．その他，ビタミン，色素，香気成分などを微量成分と呼ぶ．食品を100℃前後で加熱すると水分が蒸発する．食品では，一般に最も多く含まれるのが水分である．残りは固形物で，有機化合物と無機質に分類される．有機化合物は炭素を含む．栄養素として主なものは炭水化物，タンパク質，脂質などである．一方，有機化合物以外の化合物を無機質（灰分）という．

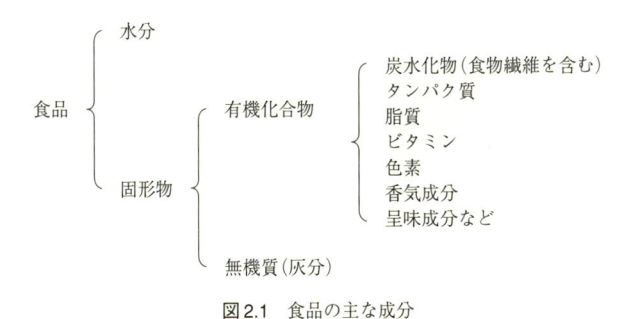

```
食品 ┬ 水分
     │
     └ 固形物 ┬ 有機化合物 ┬ 炭水化物（食物繊維を含む）
             │           ├ タンパク質
             │           ├ 脂質
             │           ├ ビタミン
             │           ├ 色素
             │           ├ 香気成分
             │           └ 呈味成分など
             │
             └ 無機質(灰分)
```

図2.1　食品の主な成分

第2章 基礎としての栄養生理学

2.2.1 炭水化物

　天然に最も多く存在している有機化合物で，炭素，水素，酸素を主成分としている．炭水化物は生体内ではエネルギー源として利用される成分である．「五訂日本食品標準成分表」の炭水化物はいわゆる「差し引き法」，すなわち，水分，タンパク質，脂質および灰分の合計（g）を100 gから差し引いた値で示している．したがって，炭水化物の成分値には食物繊維も含まれている．なお，食物繊維の成分値は別項目として示されている．

　炭水化物は表2.1のように分類される．分子の長さにより，単糖，少糖（オリゴ糖），多糖と分けられる．少糖（オリゴ糖）はさらに単糖の数により，二糖，三糖，四糖に分類される．単糖や二糖など分子が短いものは水に溶け，甘味があり，化学変化しやすいが，多糖のように分子が長くなると水に溶けず，甘味もなく，化学変化しにくくなる．

表2.1　主な炭水化物の種類

類	名　称	化学式	炭水化物名	加水分解物（構成糖）
単糖類	三炭糖	$C_3H_6O_3$	グリセルアルデヒド	
	〃	〃	ジヒドロオキシアセトン	
	四炭糖	$C_4H_8O_4$	トレオース	
	五炭糖	$C_5H_{10}O_5$	リボース	
	〃	〃	キシロース	
	〃	〃	アラビノース	
	六炭糖	$C_6H_{12}O_6$	グルコース	
	〃	〃	ガラクトース	
	〃	〃	マンノース	
	〃	〃	フルクトース	
少糖類（オリゴ糖）	二糖類	$C_{12}H_{22}O_{11}$	マルトース	グルコース＋グルコース
	〃	〃	ラクトース	グルコース＋ガラクトース
	〃	〃	スクロース	グルコース＋フルクトース
	三糖類		ラフィノース	グルコース＋フルクトース＋ガラクトース
	四糖類		スタキオース	グルコース＋フルクトース＋2分子ガラクトース
多糖類		$(C_6H_{10}O_5)_n$	スターチ	グルコース
		〃	デキストリン	〃
		〃	グリコーゲン	〃
	食物繊維	〃	セルロース	〃
		〃	イヌリン	フルクトース
		$(C_5H_8O_4)_n$	ペントザン	ペントース
		〃	ガラクタン	ガラクトース
		〃	マンナン	マンノース

2.2 食品の成分

(1) 単糖

炭水化物の基本単位であり，炭素の数により三炭糖，四炭糖，五炭糖，六炭糖に分類される．食品中には五炭糖，六炭糖が多く，なかでも六炭糖が特に多い．

a. 五炭糖（ペントース）

食品中には遊離型ではほとんど存在せず，多糖の構成糖として存在する．ほとんどエネルギー源にはならない．

- D-キシロース――多糖キシランとしてイネワラ，トウモロコシの穂軸などに含まれる．家畜の飼料にはなるが，人間では消化，吸収されない．
- L-アラビノース――多糖アラバンとしてアラビアゴムや大豆に含まれる．
- D-リボース――動植物の細胞中にあるリボ核酸の構成成分である．

b. 六炭糖（ヘキソース）

食品中に遊離型または結合型で最も多く存在している糖である．エネルギー源となり，4 kcal/g である．

- D-グルコース（ブドウ糖）――果実，血液などに遊離型で含まれる．エネルギー源として最も重要な糖であり，食品中に最も多く存在する．また，炭水化物のデンプン，セルロースなどの多糖またはショ糖などの構成糖である．甘味があり，相対甘味度はショ糖の約 0.7 倍である．
- D-フルクトース（果糖）――果物や蜂蜜に多く含まれる．ショ糖の構成糖である．甘味は糖類のうち最も強く，相対甘味度はショ糖の約 1.5 倍である．
- D-ガラクトース――遊離型ではほとんど存在しない．牛乳や母乳の乳糖の構成糖である．寒天の多糖ガラクタンの構成糖でもある．
- D-マンノース――こんにゃくの多糖グルコマンナン（コンニャクマンナン）の構成糖である．人体では消化されない．

(2) 単糖の誘導体

五炭糖や六炭糖を酸化，還元した誘導糖の代表的なものには，以下のものがある．

糖アルコールは，カルボニル基を還元してアルコール基に変えたもの．単糖としての性質は失われ，多価アルコールである．糖アルコールは甘味があるが，抗う蝕性であるので加工食品の甘味料として広く利用されている．エリスリトール，キシリトール，ソルビトールなどがある．

- エリスリトール――四炭糖の糖アルコールであり，非う蝕性でノンカロリーの甘味料である．甘味はショ糖の約0.75倍である（図2.2）．
- キシリトール――五炭糖の糖アルコールであり，非う蝕性で爽快な甘味をもつ．甘味はショ糖とほぼ同じ．エネルギーは3.8 kcal/gである．天然では野菜や果物にも多少含まれている（図2.2）．

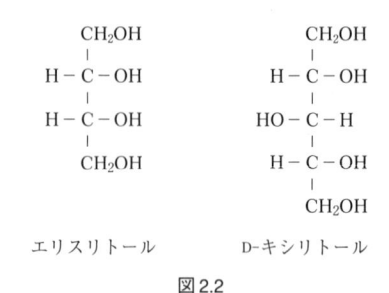

$$\begin{array}{cc} CH_2OH & CH_2OH \\ H-C-OH & H-C-OH \\ H-C-OH & HO-C-H \\ CH_2OH & H-C-OH \\ & CH_2OH \\ \text{エリスリトール} & \text{D-キシリトール} \end{array}$$

図2.2

- ソルビトール―― D-グルコースの糖アルコールである．甘味はショ糖の約0.6倍である．非う蝕性であるが，エネルギーはショ糖と同程度である．また，代謝にインスリンを必要としないので，糖尿病の人の甘味料として使われる．天然では未熟な果物や海藻などに含まれる．

(3) 少糖（オリゴ糖）

単糖が2～10個結合したもの．単糖の数により二糖，三糖，四糖などがある．

a. 二糖

2個の単糖が結合したもの．ショ糖，乳糖，麦芽糖などがある．

- ショ糖（シュークロース）――調味料として使われる砂糖の主成分である．ブドウ糖と果糖が結合したもの．グリコシド性水酸基同士の結合で，非還元糖である．ショ糖を分解すると，ブドウ糖と果糖が得られ，この混合物を転化糖という．
- 乳糖（ラクトース）――牛乳（4～5％）や母乳（5～7％）に含まれる．ブドウ糖とガラクトースが結合したものであり，還元糖である．相対甘味度はショ糖の約15％である．
- 麦芽糖（マルトース）――デンプンを加水分解すると生成する．ブドウ糖2分子が結合したもので，還元糖である．水あめや甘酒に含まれる．デンプンの消化中間体であるので，消化管のなかには多量に生成している．

b. 三糖

- ラフィノース――ガラクトース，グルコース，フルクトースが結合したもの．綿実，サトウキビ，大豆などに存在する．人体では消化されない．

2.2 食品の成分

c. 四糖
- スタキオース——ガラクトース 2 分子, グルコース, フルクトースが結合したもの. 大豆やビート中に存在. 人体では消化されない.

(4) 多糖

多数の単糖が結合したもの. その数は 100～1 000 個ともいわれ, 多様である. 天然の炭水化物の多くは多糖として存在している. 1 種類の単糖からなるものを単純多糖, 複数の単糖からなるものを複合多糖という.

a. デンプン

穀類やいも類に多く含まれる多糖で, エネルギー源として重要. ブドウ糖を構成糖とする多糖. ブドウ糖の結合の仕方によりアミロースとアミロペクチンがある. アミロースはブドウ糖が α-1,4 結合で直鎖状に結合したもの (図 2.3) で, アミロペクチンは α-1,4 結合の直鎖状のところどころに分岐点があり, そこでは α-1,6 結合である. うるち米のデンプンはアミロース約 20 %, アミロペクチンが約 80 % を占めているが, もち米はほとんどがアミロペクチンである. アミロペクチンの多いデンプンほど粘るという性質がある. したがって, 焼くとふくれ

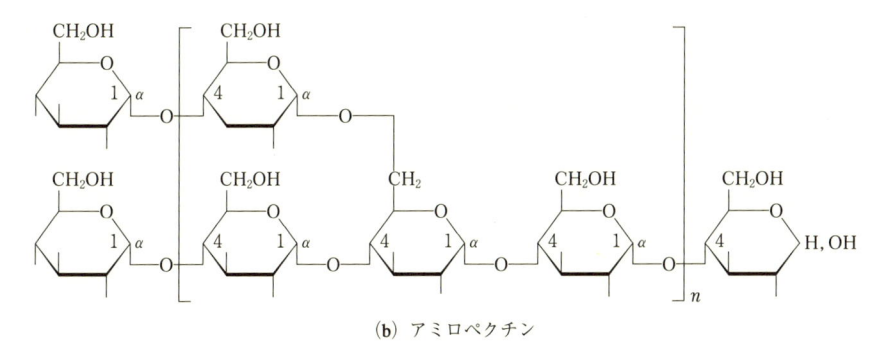

(a) アミロース

(b) アミロペクチン

図 2.3 アミロースおよびアミロペクチンの化学構造

る餅はもち米からつくられる．

b. セルロース

植物の細胞壁を構成している主な成分．ブドウ糖が β-1,4 でアミロースと同様に直鎖状に結合している．セルロース分子は密な束をつくり，繊維となる．人体では消化酵素をもたないので消化されず，エネルギー源にならないが，食物繊維として腸の蠕動運動を促し，整腸作用があるなど，特有の生理機能をもつ．

c. グリコーゲン

動物の肝臓や筋肉および貝類などに多く含まれる．ブドウ糖が多数結合したもので，枝分かれが多く，アミロペクチンを小型化したものに近い．

d. ペクチン

植物に広く含まれる．D-ガラクチュロン酸が α-1,4 結合で，直鎖状に結合したもの．カルボキシル基の一部がメチルエステル化している．リンゴ，イチジク，イチゴ，柑橘類には多く含まれ，ペクチンは pH 2.5〜3.5 で果物中の有機酸と糖によりゲル化するので，ジャム，ゼリー，マーマレードなどの製造に利用される．

e. キチン

エビ，カニ，昆虫などの殻に含まれる．N-アセチルグルコサミンが β-1,4 で直鎖状に結合したもの．人体では消化されないが，食物繊維として特有の生理機能を示す．

f. 寒天

テングサなどの紅藻類に含まれる．多糖であるアガロースとアガロペクチンの混合物であり，人体では消化されないが，熱水に溶解し，冷却するとゲルを形成するので，羊羹やゼリーに利用される．

g. アルギン酸

コンブやワカメなどの褐藻類に含まれる．D-マンヌロン酸と L-グルロン酸が β-1,4 結合で直鎖状に結合したもので，ぬめりの本体である．人体では消化されないが，食物繊維として特有の生理機能をもつ．また，加工食品の増粘多糖や安定剤として利用される．

2.2 食品の成分

2.2.2 脂質

脂質とは生体成分のうち,水に不溶で,エーテル,ベンゼン,クロロホルムなどの有機溶媒に溶けるものの総称である.大部分は炭素,酸素,水素などの元素が構成成分となっている.脂質は加水分解すると脂肪酸を遊離する.

脂質は脂肪酸とアルコールのエステルであるが,分類すると表2.2のように単純脂質,複合脂質および誘導脂質に分けられる.

表2.2 脂質の分類[1]

1. 単純脂質:脂肪酸とアルコールのエステル 　トリアシルグリセロール(中性脂肪):脂肪酸とグリセロールのエステル[*1] 　ろう(ワックス):脂肪酸と高級アルコールとのエステル 　ステロールエステル:脂肪酸とステロールのエステル
2. 複合脂質:脂肪酸とアルコールとその他の物質との化合物 　リン脂質:脂肪酸,グリセロール,リン酸および窒素化合物またはその他の化合物からなる[*1,*2] 　糖脂質:脂肪酸,グリセロール,糖および窒素化合物からなる[*1,*2] 　リポタンパク質:リン脂質とタンパク質およびその他の化合物からなる
3. 誘導脂質:以上の物質が加水分解して生じる化合物およびその他の化合物 　脂肪酸 　高級(脂肪族)アルコール(例:ヘキサデカノール) 　ステロール類(例:コレステロール)[*1,*3] 　色素類(例:β-カロテンなどのカロテノイド)[*3] 　脂溶性ビタミン(例:ビタミンA)[*3] 　炭化水素(例:カドセン,スクアレン)[*3] 　高級アルデヒド(例:パルミチンアルデヒド) 　その他

(注)　[*1] トリアシルグリセロール,リン脂質,糖脂質などはアルカリで分解(=けん化)すれば水に溶けるのでけん化物,ステロイド類はこの処理後でも水に溶けないため不けん化物とする分類もある.
　　　[*2] リン脂質と糖脂質の一部は4-スフィンゲニンを構成要素とするので,あわせてスフィンゴリピドとする分類もある.
　　　[*3] ステロイド,カロテノイド,ビタミンA,ゴム,テルペン類はイソプレノイドの重合物としてテルペノイドとする分類もある.

(1) 単純脂質

脂肪酸とアルコールのエステルで,中性脂肪とろうがあるが,目に見えるあぶらである.あぶらは,常温で液体のものを油(oil),固体のものを脂(fat)といい,両方を合わせて油脂という.

a. アシルグリセロール

グリセロールと脂肪酸がエステル結合したものを,アシルグリセロール(グリ

セリドともいう）と呼ぶ．グリセロールに1分子の脂肪酸がエステル結合したものをモノアシルグリセロール，2分子結合したものをジアシルグリセロール，3分子結合したものをトリアシルグリセロールあるいは中性脂肪と呼ぶ（図2.4）．一般に食用油脂であるサラダオイル，天ぷら油，ラード，ヘッド，ヒトの皮下脂肪などは，トリアシルグリセロールが大部分を占める．モノアシルグリセロールやジアシルグリセロールは，生体内でトリアシルグリセロールの消化中間体として生成する．天然には多く存在しないが，ジアシルグリセロールはその特有な生理機能を利用して加工油脂として利用される．

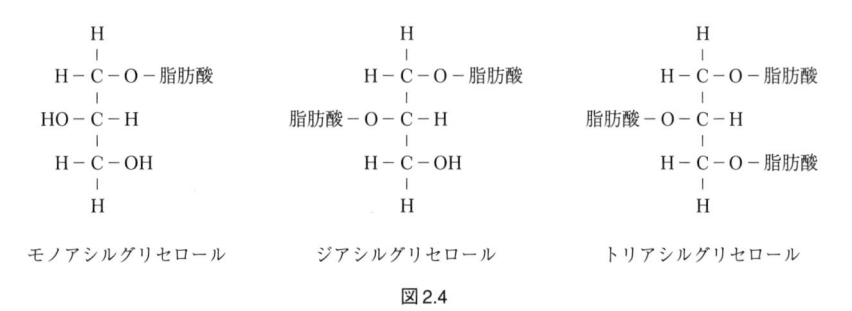

```
      H                          H                          H
      |                          |                          |
  H - C - O - 脂肪酸         H - C - O - 脂肪酸         H - C - O - 脂肪酸
      |                          |                          |
  HO - C - H               脂肪酸 - O - C - H         脂肪酸 - O - C - H
      |                          |                          |
  H - C - OH                 H - C - OH                 H - C - O - 脂肪酸
      |                          |                          |
      H                          H                          H

 モノアシルグリセロール        ジアシルグリセロール         トリアシルグリセロール
```

図2.4

b. ろう（ワックス）

ろうとは，脂肪酸と長い炭化水素鎖からなる1価のアルコールのエステルをいう．植物では葉，茎，果皮などに，動物では表皮や羽毛などに多く，体表面の保護や防水性を促す．

（2） 複合脂質

脂肪酸とアルコールのエステルを基本とし，その他にリン酸，含窒素化合物，糖などが結合したもので，極性原子団としてリン酸を含むものをリン脂質，糖を含むものを糖脂質という．生体内ではリポタンパク質のように，多くはタンパク質と結合している．目で見ることはできない．

（3） 誘導脂質

単純脂質と複合脂質が加水分解して生じる化合物およびその他の化合物をいう．

a. 脂肪酸

脂質を構成する主な成分であり，炭化水素鎖の末端がカルボキシル基

(-COOH) に置き換わったもので，一般式は R-COOH と表される．脂肪酸は油脂のけん化により生じる．食品に含まれる主な脂肪酸は表 2.3 のとおりである．炭素数，偶数個の炭素鎖をもつカルボン酸である．

C 数 2，4，6 を短鎖脂肪酸，8，10，12 を中鎖脂肪酸，14，16，18，20，22 を長鎖脂肪酸という．

表 2.3　代表的な脂肪酸[1)]

	炭素数と二重結合数		二重結合の場所（メチル基側から）	慣用名	系統名
飽和脂肪酸	2:0	短鎖		酢酸	エタン酸
	4:0			酪酸	ブタン酸
	6:0			カプロン酸	ヘキサン酸
	8:0	中鎖		カプリル酸	オクタン酸
	10:0			カプリン酸	デカン酸
	12:0			ラウリン酸	ドデカン酸
	14:0	長鎖		ミリスチン酸	テトラデカン酸
	16:0			パルミチン酸	ヘキサデカン酸
	18:0			ステアリン酸	オクタデカン酸
	20:0			アラキジン酸	イコサン酸
	22:0			ベヘニン酸	ドコサン酸
不飽和脂肪酸	16:1	n-7系	7	パルミトレイン酸	9 ヘキサデセン酸
	18:1	n-9系	9	オレイン酸	9 オクタデセン酸
	18:2	n-6系	6, 9	リノール酸	9,12 オクタデカジエン酸
	18:3	n-3系	3, 6, 9	α-リノレン酸	9,12,15 オクタデカトリエン酸
	20:4	n-6系	6, 9, 12, 15	アラキドン酸	5,8,11,14 イコサテトラエン酸
	20:5	n-3系	3, 6, 9, 12, 15	イコサペンタエン酸	5,8,11,14,17 イコサペンタエン酸
	22:6	n-3系	3, 6, 9, 12, 15, 18	ドコサヘキサエン酸	4,7,10,13,16,19 ドコサヘキサエン酸

（注）　ω側　n-1 n-2 n-3 n-4 n-5 n-6　n-7　（リノール酸）　δ γ β α O
　　　　　CH$_3$CH$_2$CH$_2$CH$_2$CH$_2$CH = CH CH$_2$CH = CH CH$_2$CH$_2$CH$_2$CH$_2$CH$_2$CH$_2$C
　　　メチル側　⑱ ⑰ ⑯ ⑮ ⑭ ⑬　⑫ ⑪ ⑩　⑨ ⑧ ⑦ ⑥ ⑤ ④ ③ ② ①　OH

炭素鎖の番号はメチル基の炭素を n-1 とする．したがって上表の二重結合の場所（6, 9）とは，炭素 n-6 と n-7 の間と n-9 と n-10 の間に二重結合があることを示す．そして，オレイン酸などを n-9 系列，リノール酸などを n-6 系列，α-リノレン酸などを n-3 系列と呼ぶ．動物では相互変換ができない．しかし，有機化学の系統名では官能基から数えるので，リノール酸は 9,12-オクタデカジエン酸（⑨と⑩の間，⑫と⑬の間）とカルボン酸基側から逆に①②と数えて二重結合の位置を示すので注意すること．また慣用的にカルボン酸基の隣りの炭素から α, β, γ …と呼び，鎖長を問わず反対側を ω（オメガ）と呼ぶ（β 酸化，ω 酸化の名称の由来）．

第2章　基礎としての栄養生理学

i) 脂肪酸の構造と性質

炭素鎖中に二重結合がない脂肪酸を飽和脂肪酸，二重結合を含むものを不飽和脂肪酸という．二重結合が1個のものは一価不飽和脂肪酸，2個以上のものを多価不飽和脂肪酸という．また，4個以上のものを高度不飽和脂肪酸という．二重結合にはシス型とトランス型の二つの異性体があるが，自然界の脂肪酸はほとんどがシス型である．

食品中に多い飽和脂肪酸はパルミチン酸とステアリン酸である．ともに融点は高く，常温で固体である．一方，食品中に多い不飽和脂肪酸はオレイン酸，リノール酸，α-リノレン酸，エイコサペンタエン酸（イコサペンタエン酸ともいう），ドコサヘキサエン酸である．これらはいずれも融点は低く，常温で液体である．炭素数が同じ場合は，二重結合の数が増えるにつれ融点は低くなる．

また，脂肪酸はメチル基の炭素をn-1とし，最初に出てくる二重結合の位置により，n-9系列，n-6系列，n-3系列と分類する．n-9系列にはオレイン酸，n-6系列にはリノール酸，アラキドン酸，γ-リノレン酸などが，n-3系列にはα-リノレン酸，エイコサペンタエン酸，ドコサヘキサエン酸などが含まれる．各系列により脂肪酸の生理作用が異なる．

ii) 必須脂肪酸

体内で合成することができず，食物から摂取しなければならない脂肪酸を必須脂肪酸といい，リノール酸，α-リノレン酸，アラキドン酸がある．学者によっては，必須脂肪酸にエイコサペンタエン酸とドコサヘキサエン酸を加える場合もある．必須脂肪酸は生体膜の構成成分となり，欠乏は成長不良，生殖能減退などが起こる．しかし，通常の食生活をしている限り欠乏症は起こりにくく，むしろ，これらの脂肪酸の多少が体調の変化や慢性疾患に関係していることが明らかにされつつある．

b. ステロール

図2.5のように，三つの六員環と一つの五員環のステロイド核をもつ．動植物組織中では，遊離型またはエステル型のステロールとして存在する．動物ではコレステロール，植物ではシトステロール，スチグマステロール，カンペステロールなどがある．

(Ⅰ) ステロイド核　　(Ⅱ) ステロール骨格　　コレステロール

シトステロール　　スチグマステロール　　カンペステロール

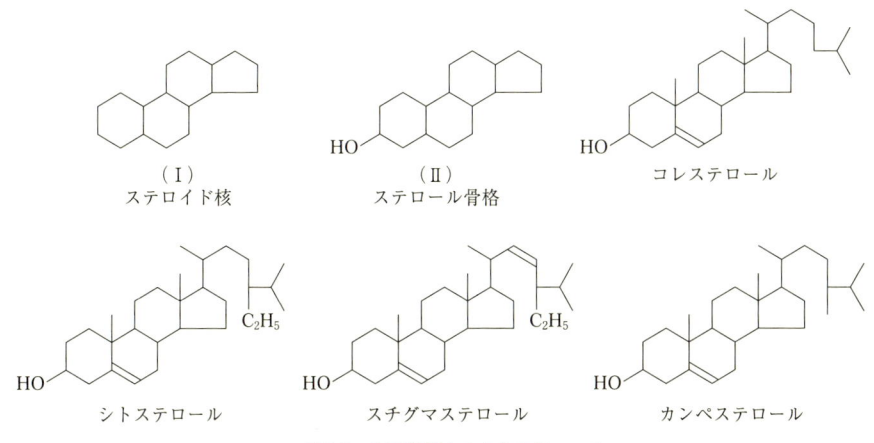

図2.5　食用油脂中の主なステロール

2.2.3　タンパク質

　タンパク質は，筋肉や臓器などの生体を構成する主要成分であるほかに，酵素やホルモンなどの構成成分でもある．タンパク質の種類はきわめて多い．タンパク質は炭水化物，脂質と並ぶ三大栄養素の一つである．主要な構成元素は炭素，水素，酸素，窒素の4種であるが，その他硫黄やリンを含むものもある．タンパク質に含まれる窒素量はタンパク質の種類によっても異なるが，平均16％含まれる．したがって，食品中のタンパク質含量は食品中の全窒素量を測定することにより求めることができる．

(1)　アミノ酸

　タンパク質はアミノ酸が多数連なってできた高分子化合物である．タンパク質を加水分解すると約20種類のアミノ酸が生成する．アミノ酸の基本構造を図2.6に示した．分子中にアミノ基とカルボキシル基をもつ．カルボキシル基に隣接し

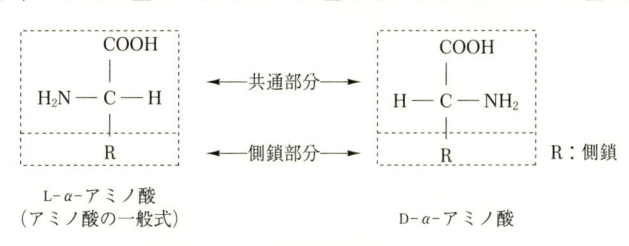

L-α-アミノ酸
（アミノ酸の一般式）　　　　D-α-アミノ酸　　R：側鎖

←共通部分→
←側鎖部分→

図2.6　アミノ酸の基本構造

第2章　基礎としての栄養生理学

表2.4　主なアミノ酸[2]

分類		名称	略号 3文字	略号 1文字	化学構造 側鎖R	化学構造 共通部分	等電点* (pI)
中性アミノ酸		グリシン	Gly	G	H–	–C–	6.0
		アラニン	Ala	A	CH$_3$–	–C–	6.0
	分枝鎖アミノ酸	◎バリン	Val	V	CH$_3$\ CH$_3$/CH–	–C–	6.0
		◎ロイシン	Leu	L	CH$_3$\ CH$_3$/CH–CH$_2$–	–C–	6.0
		◎イソロイシン	Ile	I	CH$_3$–CH$_2$\ CH$_3$/CH–	–C–	6.0
	ヒドロキシアミノ酸	セリン	Ser	S	HO–CH$_2$–	–C–	5.7
		◎スレオニン	Thr	T	CH$_3$–CH– OH	–C–	6.2
	含硫アミノ酸	システイン	Cys	C	HS–CH$_2$–	–C–	5.1
		シスチン	Cys-Cys		S–CH$_2$– | S–CH$_2$–	–C– –C–	4.6
		◎メチオニン	Met	M	CH$_3$–S–CH$_2$–CH$_2$–	–C–	5.7
	酸アミドアミノ酸	アスパラギン	Asn	N	H$_2$N–C(=O)–CH$_2$–	–C–	5.4
		グルタミン	Gln	Q	H$_2$N–C(=O)–CH$_2$–CH$_2$–	–C–	5.7

2.2 食品の成分

分類		名称	略号 3文字	略号 1文字	化学構造 側鎖R-共通部分	等電点* (pI)
中性アミノ酸	芳香族アミノ酸	◎フェニルアラニン	Phe	F	⟨C₆H₅⟩-CH₂-C-	5.5
		チロシン	Tyr	Y	HO-⟨C₆H₄⟩-CH₂-C-	5.7
	環状イミノ酸	◎トリプトファン	Trp	W	(インドール)-CH₂-C-	5.9
		プロリン	Pro	P	CH₂-CH₂ / CH₂-CH-COOH / N-H	6.3
酸性アミノ酸		アスパラギン酸	Asp	D	HOOC-CH₂-C-	2.8
		グルタミン酸	Glu	E	HOOC-CH₂-CH₂-C-	3.2
塩基性アミノ酸		◎リシン	Lys	K	H₂N-CH₂-CH₂-CH₂-CH₂-C-	9.7
		アルギニン	Arg	R	H₂N-C(=NH)-NH-CH₂-CH₂-CH₂-C-	10.8
		◎ヒスチジン	His	H	(イミダゾール)-CH₂-C-	7.6

(注)　◎　ヒトの必須アミノ酸.
　　　＊　正荷電と負荷電が等しくなる pH のこと．酸性アミノ酸は低い pH に等電点をもち，塩基性アミノ酸は高い pH に等電点をもつ．

化学構造の共通部分

$$\text{R}-\underset{\underset{\text{H}}{|}}{\overset{\overset{\text{NH}_2}{|}}{\text{C}}}-\text{COOH}$$

第2章　基礎としての栄養生理学

た炭素，すなわち α-炭素にアミノ基が結合したものを α-アミノ酸という．タンパク質を構成するアミノ酸はすべて α-アミノ酸である．アミノ酸にはL型とD型の二つの立体異性体があるが，タンパク質を構成するアミノ酸はほとんどがL-α-アミノ酸である．D型アミノ酸は，天然にごくわずか存在する．

a. アミノ酸の種類

タンパク質を構成するアミノ酸を表2.4に示した．分子内のアミノ基とカルボキシル基の数より，酸性アミノ酸，中性アミノ酸，塩基性アミノ酸に分類される．酸性アミノ酸にはアスパラギン酸とグルタミン酸があり，塩基性アミノ酸はリシン（リジンともいう），アルギニン，ヒスチジンがある．中性アミノ酸の代表はグリシン，アラニン，バリン，ロイシンなどである．バリン，ロイシン，イソロイシンは枝分かれした構造をもつので分岐鎖アミノ酸と呼び，スポーツ栄養の分野では注目されている．

システイン，シスチン，メチオニンは硫黄原子を含むので含硫アミノ酸と呼ぶ．

私たちは毎日20種類のアミノ酸をタンパク質として食べている．このうち体内で合成できないアミノ酸を必須アミノ酸という．成人ではバリン，ロイシン，イソロイシン，スレオニン，メチオニン，フェニルアラニン，トリプトファン，リシン，ヒスチジンの九つであり，食事から必ず摂取しなければならない．

b. アミノ酸の性質

アミノ酸は，水溶液中では水素イオン濃度（pH）により，図2.7に示したようにカルボキシル基とアミノ基の電離の仕方が違ってくる．中性では，正（＋）と負（－）に荷電した両性イオンとして存在する．酸を加え，水素イオン濃度を増やすと陽イオンとなる．一方，アルカリを加えると陰イオンになる．アミノ酸の解離で正（＋）と負（－）の両方の釣合いがとれ，正味荷電はゼロになるときの溶液のpHをアミノ酸の等電点という．等電点は，アミノ酸の側鎖の解離状態によって

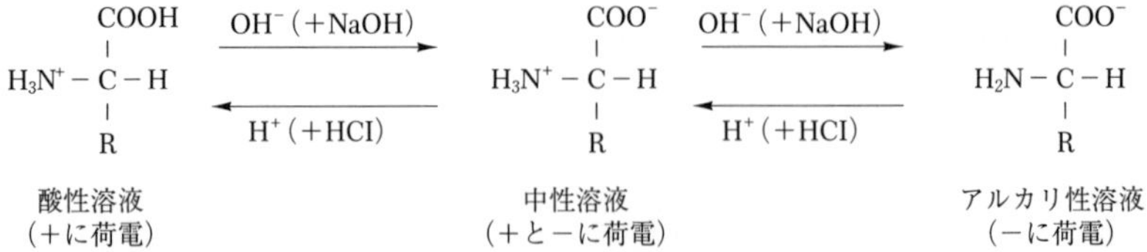

$$\underset{\substack{\text{酸性溶液}\\(+\text{に荷電})}}{H_3N^+ - \underset{\underset{R}{|}}{\overset{\overset{COOH}{|}}{C}} - H} \underset{H^+ (+HCl)}{\overset{OH^- (+NaOH)}{\rightleftarrows}} \underset{\substack{\text{中性溶液}\\(+\text{と}-\text{に荷電})}}{H_3N^+ - \underset{\underset{R}{|}}{\overset{\overset{COO^-}{|}}{C}} - H} \underset{H^+ (+HCl)}{\overset{OH^- (+NaOH)}{\rightleftarrows}} \underset{\substack{\text{アルカリ性溶液}\\(-\text{に荷電})}}{H_2N - \underset{\underset{R}{|}}{\overset{\overset{COO^-}{|}}{C}} - H}$$

図2.7　アミノ酸の解離

異なる．酸性アミノ酸の等電点は3前後，塩基性アミノ酸の等電点は10前後，中性アミノ酸の等電点は6付近にある．また等電点では，アミノ酸の溶解度は最小となる．

(2) タンパク質
a. ペプチド

タンパク質は，図2.8に示すようにアミノ酸同士がペプチド結合したものである．アミノ酸のカルボキシル基と別なアミノ酸のアミノ基との間で脱水縮合したものである．アミノ酸が2個結合したものをジペプチド，3個結合したものをトリペプチド，通常アミノ酸がおよそ2～10個結合したものをまとめオリゴペプチドという．それ以上のものをポリペプチドといい，なかでも分子量が4 000以上のものはタンパク質という．いくつかのオリゴペプチドには特有の生理機能が見られている．

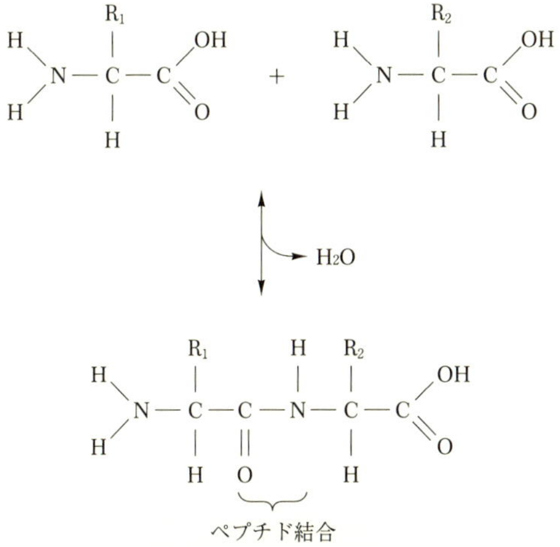

図2.8 ペプチド結合

b. タンパク質の構造

タンパク質はアミノ酸が多数ペプチド結合したものであり，そのペプチド鎖は折りたたまれ，球状，楕円状，繊維状などの形をとっている．この立体構造をコンフォーメーションという．コンフォーメーションはタンパク質の種類ごとに決められている．

第2章 基礎としての栄養生理学

一般に，タンパク質の構造は一次構造から四次構造に分けて説明される．
- 一次構造——タンパク質を構成する20種類のアミノ酸のペプチド結合の順序が示されている．ＤＮＡに記された暗号によりアミノ酸配列が決まる．
- 二次構造——アミノ酸のポリペプチド鎖はらせんや折れ曲げなどの立体構造をとる．らせん構造を α-ヘリックス，ひだ折り構造を β-シート構造，不規則構造をランダムコイルと呼ぶ（図2.9）．
- 三次構造——二次構造をもつ α-ヘリックス，β 構造，ランダムコイルなどのポリペプチド鎖はさらに折り畳まれ，屈曲し立体構造をとる．これを三次構造と呼ぶ．三次構造は，ポリペプチド鎖を構成しているアミノ酸残基の側鎖間での多くの結合が関与している．ジスルフィド結合（S-S結合），イオン結合，水素結合，疎水結合などがある．
- 四次構造——三次構造をつくった１本のポリペプチド鎖はサブユニットと呼ばれるが，２本，３本と集まった二量体，三量体をつくり，複数のポリペプチド鎖が会合して空間的な形，四次構造をとる（図2.9）．

二次，三次，四次構造をまとめて，高次構造と呼ぶ．

c. タンパク質の分類

タンパク質は，構成成分，分子形，溶解性，機能などによって分類される．

アミノ酸だけから成る単純タンパク質，アミノ酸に糖類，脂質などが結合した複合タンパク質，天然のタンパク質に熱，酸，アルカリなどが作用してできた誘導タンパク質に分類される．単純タンパク質は，水，塩類，酸，アルカリ，アルコールなどへの溶解性などにより表2.5のように分類される．

d. タンパク質の性質

i) 両性電解質

タンパク質のポリペプチド鎖はアミノ酸残基数50～1800以上もある．分子量は約１万から100万以上のものまである．タンパク質分子は多くの解離性基をもつ．ポリペプチド鎖の末端にはアミノ基とカルボキシル基がある．タンパク質は＋荷電と－荷電をもつ両性電解質である．

ii) 等電点

タンパク質分子の表面の解離性基は，溶液の水素イオン濃度により荷電が変わる．あるpHでは＋，－がゼロになるところ，すなわち等電点がある．等電点で

2.2 食品の成分

カルボキシル末端

アミノ末端

〈α-ヘリックス構造〉

カルボキシル末端

アミノ末端

カルボキシル末端　アミノ末端

〈β-シート構造〉

(a) 二次構造

C-末端

N-末端

(b) 三次構造
（ミオグロビン）

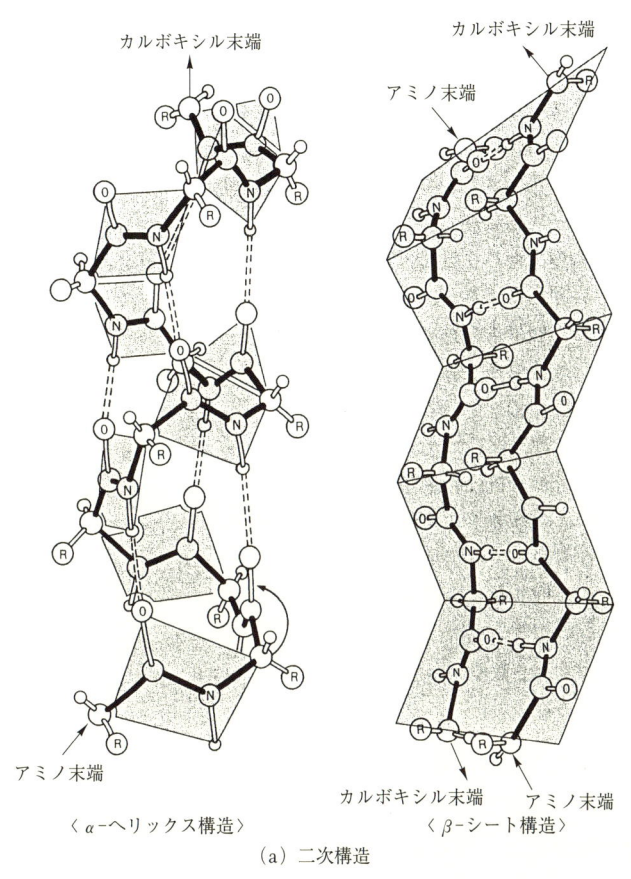

β-鎖　　　　　　β-鎖

α-鎖　　　　　α-鎖

(α-，β-，2本ずつの四量体)

(c) 四次構造
（ヘモグロビン）

図2.9　タンパク質の高次構造（Arnstein, H.R.V., et al., 1992）[1]

55

第2章 基礎としての栄養生理学

表 2.5 単純タンパク質[2]

種類(属)	溶解性					その他の性質	例
	水	塩類溶液	希酸	希アルカリ	70〜80％アルコール		
アルブミン	可溶	可溶	可溶	可溶	不溶	熱凝固する 硫安飽和で沈殿する	オボアルブミン（卵白） ラクトアルブミン（乳）
グロブリン	不溶	可溶	可溶	可溶	不溶	熱凝固する 硫安半飽和で沈殿する 熱凝固する	オボグロブリン（卵黄） ラクトグロブリン（乳） グリシニン（大豆） ミオシン（筋肉） リゾチーム（卵白）
グルテリン	不溶	不溶	可溶	可溶	不溶		グルテニン（小麦） グルテリン（米）
プロラミン	不溶	不溶	可溶	可溶	可溶	熱凝固しない	グリアジン（小麦） ツェイン（トウモロコシ）
アルブミノイド（硬タンパク質）	不溶	不溶	不溶	不溶	不溶	熱凝固しない	ケラチン（爪，毛髪） コラーゲン（皮，軟骨）
ヒストン	可溶	可溶	可溶	不溶	不溶	熱凝固しない アンモニアに不溶	細胞の核に存在する特殊なタンパク質
プロタミン	可溶	可溶	可溶	可溶	不溶	熱凝固しない アンモニアに可溶	サルミン（サケの白子） クルペイン（ニシンの白子）

はその溶解度は最低となり沈殿する．牛乳タンパク質のカゼインは乳酸によりカードを生成するが，まさにヨーグルトはこの現象を利用したものである．等電点はタンパク質の種類によっても異なる．

iii) 変性

タンパク質の立体構造は共有結合よりも弱い結合で保持されているので，加熱，凍結，乾燥，酸，アルカリ，攪拌などにより高次構造が崩れてしまう．これを変性という．しかし，変性はタンパク質の分解ではない．変性によりタンパク質は立体構造が維持できなくなるので，性質や働きが変わる．凝固沈殿や消化酵素の作用を受けやすくなる．タンパク質が酵素の場合，生理活性は失われる．

日常の調理の多くはタンパク質の変性をうまく利用したものである．例としては，生卵がゆで卵に，生肉が焼き肉に，生魚が焼き魚になる等である．

2.2.4　無機質（ミネラル）

　人体の構成元素は約60種といわれる．このうち酸素，炭素，水素，窒素の四つで，全体の96％を占めている．この四つは，水，炭水化物，タンパク質，脂質などの構成成分である．これ以外の元素を無機質（ミネラル）という．生体組織を燃やしたときに灰として残るものである．食品成分表の灰分値はほぼ無機質の総量に相当する．無機質は人体内では生合成できないので，食物からとらなければならない必須の栄養素である．体の機能の調節には欠かせない．人体の構成元素の平均組成を図2.10に示した．カルシウム，リン，カリウム，硫黄，ナトリウム，塩素，マグネシウムなどは体内での存在量も多く，主要元素と呼ばれる．鉄，マンガン，銅，ヨウ素，コバルト，亜鉛，フッ素などは体内での存在量も少なく，微量元素と呼ばれる．

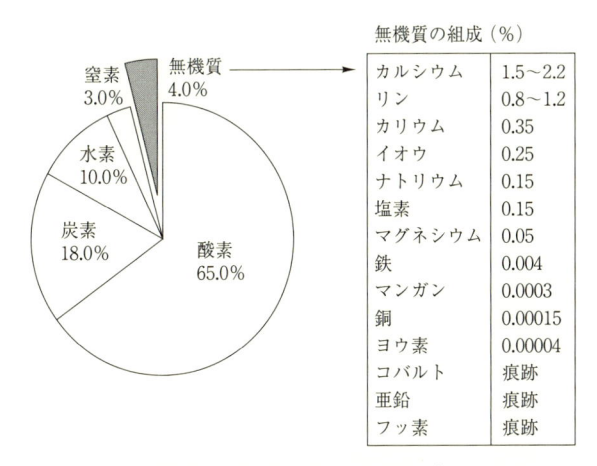

無機質の組成（％）	
カルシウム	1.5～2.2
リン	0.8～1.2
カリウム	0.35
イオウ	0.25
ナトリウム	0.15
塩素	0.15
マグネシウム	0.05
鉄	0.004
マンガン	0.0003
銅	0.00015
ヨウ素	0.00004
コバルト	痕跡
亜鉛	痕跡
フッ素	痕跡

図2.10　人体構成元素の平均組成[1]

（1）　無機質（ミネラル）の機能

a.　骨や歯の構成成分
カルシウム，マグネシウム，リンなどは骨および歯の硬組織の構成成分となる．

b.　体液の浸透圧や緩衝作用
体液に溶けて細胞の内外で浸透圧を調節する（ナトリウム，カリウム，カルシウム，マグネシウム，リン，塩素，硫黄など）．

c. 生体調節作用

各種酵素の賦活剤として，カルシウム，カリウム，ナトリウム，マグネシウムなどが作用する．また，ホルモンやビタミンの成分として，ヨウ素，亜鉛，コバルトなどがある．

(2) 主な無機質(ミネラル)

a. カルシウム

人体に最も多く存在する無機質で，成人で体重の約2％，体重50 kgの人では約1 kgもある．このうち約99％は，リン酸カルシウムや炭酸カルシウムの形で骨や歯などの硬組織の成分となっている．リン酸カルシウムはヒドロキシアパタイトの形になっている．残りの1％のカルシウムは血液や細胞などの軟組織中にあり，血液凝固や神経鎮静，筋肉の収縮など生命の維持機能を司る．

軟組織では主にCa^{2+}の形に，植物中では有機酸のカルシウム塩になっている．

カルシウムは日本人の食生活において不足しやすい栄養素である．カルシウムを多く含む食品は牛乳・乳製品で，乳糖やカゼインの消化過程で生成するCPP(カゼインホスホペプチド)によりカルシウムの吸収率も高い．カルシウムは骨ごと食べられる小魚，緑黄色野菜にも含まれるが，牛乳・乳製品に比べるとその吸収率は若干低い．

b. 鉄

成人の体内に含まれる鉄は5～6 gとわずかな量である．その約70％はヘモグロビンのヘム鉄として存在している．約5％はミオグロビンとして筋肉中に存在する．また，フェリチンとして肝臓，骨髄，脾臓などに貯蔵されている．カルシウム同様不足しがちの栄養素である．食品に含まれる鉄にはヘム鉄と非ヘム鉄とがある．ヘム鉄は吸収がよく，赤身の肉，魚などに含まれる．非ヘム鉄は緑黄色野菜に含まれる．非ヘム鉄は主に3価であるが，ビタミンCにより2価に還元され，吸収がよくなる．穀類の鉄はフィチン酸と，野菜の鉄はシュウ酸と結合し不溶性になるため，鉄の吸収率は低い．茶のタンニンも同様，鉄の吸収を妨げる．

c. マグネシウム

成人の体内には約25 g存在し，60％はリン酸塩，炭酸塩などの形で骨や歯の形成に使われている．約20％は筋肉中に，20％は軟部組織(内臓，脳，神経組織など)に，1％は血液中に存在している．マグネシウムは酵素の活性化に必要

で，さまざまな代謝に関与している．

食品中のマグネシウムは穀類，いも類，緑黄色野菜などに多い．

d． ナトリウムと塩素

両者とも細胞外液に分布し，浸透圧，酸塩基平衡，水分平衡などの維持に関与している．塩素は胃酸の塩酸の成分としても存在する．

ナトリウムは血圧上昇作用があるので，できるだけ減塩が勧められている．ナトリウムや塩素は，食品中では調味料としての食塩，動物性食品ではリン酸塩，炭酸塩として含まれる．加工食品では麺，漬物などに含まれる．

e． カリウム

成人の体内には約 100 ～ 120 g 存在するが，多くは細胞内にある．細胞外にあるナトリウムとバランスをとりながら細胞の浸透圧を維持している．カリウムは植物性食品のいも，野菜，果実などに多く含まれる．

f． リン

成人の体内には約 500 g 存在し，カルシウムに次いで多い．リンの 85 % はリン酸カルシウムやリン酸マグネシウムとして，骨や歯などの硬組織成分となっている．約 10 % はタンパク質や脂質，糖などと結合し，有機リン化合物として細胞の構成成分となり，ATP，核酸など生理的に重要な働きをしている．また，上記以外に血液や体液のリン酸イオンとして存在し，浸透圧や pH の調節をしている．

リンは食品中に広く存在する．穀類，豆類，肉類，魚などに多い．加工食品のソーセージ，魚肉の練り製品などにはポリリン酸塩として多く使用されている．

リンは不足よりも摂りすぎにより，カルシウムとのバランスが崩れるとカルシウムの吸収が阻害されるといわれている．

g． 銅

成人の体内には約 100 ～ 150 mg 存在する．肝臓，腎臓，脳などに多く存在する．ヘモグロビンの形成に不可欠な成分で，チトクロームオキシダーゼや SOD（スーパーオキサイドジスムターゼ）などの酵素に含まれる．銅はカキ，ナッツ類，豆類などに多く含まれる．

h． 亜鉛

成人では約 2 g 存在する．肝臓，脾臓，筋肉に多く存在する．アルカリフォスファターゼ，炭酸脱水素酵素など，さまざまな酵素の構成成分として重要である．

食品ではナッツ類，魚介類，豆類などに多く含まれる．

i.　マンガン

ピルビン酸カルボキシラーゼを構成している金属元素である．土壌中にあるので，植物性食品には多い．

以上，9種類に加えて，栄養所要量ではヨウ素，セレン，クロム，モリブデンの合計13種類の無機質の所要量が決められている．

2.2.5　ビタミン

微量で体内の代謝や生理現象を円滑にする有機化合物である．体内では合成されないので，食物から摂取しなければならない必須の栄養素である．ナイアシンとビタミンDは体内でも合成される．また，B_{12}やKは腸内細菌でも合成される．体内でビタミンに変換するプロビタミンもある．

現在，ビタミンは13種類で，その溶解性により，油に溶ける脂溶性ビタミンと水に溶ける水溶性ビタミンに大別される．

(1)　脂溶性ビタミン

脂溶性ビタミンにはビタミンA，D，E，Kの4種類がある．体内では生理活性物質として作用するものが多い．

a.　ビタミンA(レチノール)

ビタミンAにはA_1とA_2がある（図2.11）．淡黄色の結晶で，光，熱，酸素に

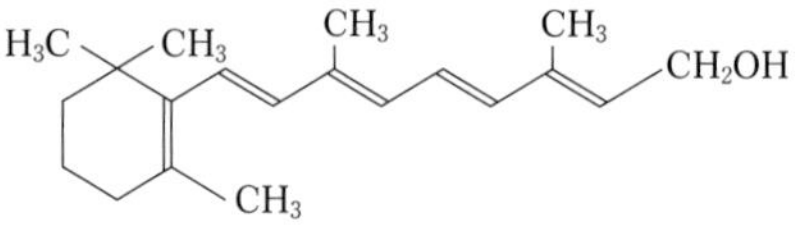

ビタミンA_1(レチノール)

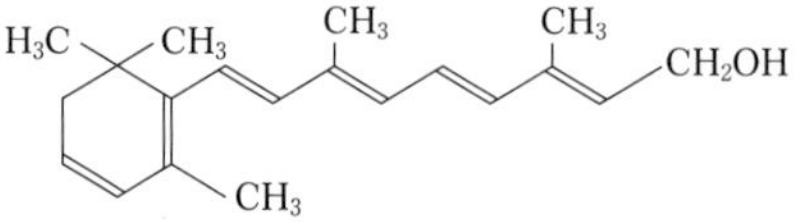

ビタミンA_2(デヒドロレチノール)

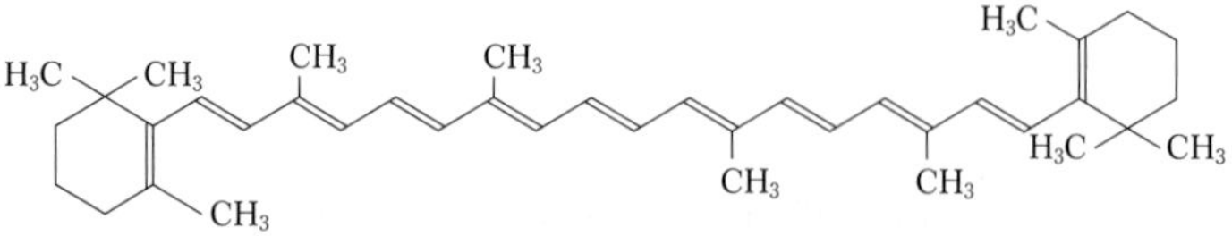

β-カロテン

図2.11　ビタミンAとカロテン

より破壊されやすく,動物の肝臓,なかでも肝油に多く含まれる.魚類ではウナギに多い.ニンジン,ホウレンソウ,カボチャなどの緑黄色野菜には黄色の色素であるカロテノイドが存在し,動物の体内でビタミンAに変換し,ビタミンAとしての効力を示すのでプロビタミンAと呼ばれる.プロビタミンAにはα-,β-,γ-カロテン,クリプトキサンチンがあるが,β-カロテンのA効力が最も高く,そのほかはβ-カロテンの1/2の効力である.

b. ビタミンD(カルシフェロール)

ビタミンDにはD_2(エルゴカルシフェロール)とD_3(コレカルシフェロール)とがある.ともに白色結晶で,熱や酸素に不安定である.エルゴカルシフェロールは,植物性食品のプロビタミンDであるエルゴステロールに紫外線があたり生成する.コレカルシフェロールは,動物の皮膚に含まれるプロビタミンDの7-デヒドロコレステロールから紫外線により生成される.D_2とD_3とも抗くる病効果は同じである.

c. ビタミンE(トコフェロール)

小麦胚芽から発見されたビタミンである.淡黄色の粘性油状物質で,酸化されやすい.植物油,大豆,ナッツ類などに多く含まれる.天然のトコフェロールにはα,β,γ,δなどの種類(型)がある.α-トコフェロールが最も抗酸化作用が強く,αを100とするとβは40,γは10,δは1である.

d. ビタミンK(フィロキノン)

黄色油状で,光,アルカリに不安定である.天然には,植物に存在するK_1(フィロキノン)と微生物により生産されるK_2(メナミノン)とがある.K_1は緑葉,植物油に多い.K_2は腸内細菌により合成される.

(2) 水溶性ビタミン

水溶性ビタミンにはB_1,B_2,B_6,B_{12},ナイアシン,パントテン酸,葉酸,ビオチン,Cの9種類がある.体内ではほとんどが補酵素として作用する.

a. ビタミンB_1(チアミン)

チアゾール核をもつ化合物で,糖質の代謝酵素の補酵素として働く.白色の結晶で,酸や光には強いが,アルカリに弱い.穀類の胚芽やぬか層,豚肉などに多い.フナ,アサリ,ハマグリ,ワラビ,ゼンマイなどにはビタミンB_1を破壊するアノイリナーゼが存在するが,加熱によりアノイリナーゼは失活する.

b. ビタミン B_2 (リボフラビン)

橙黄色の結晶で，水に溶解し蛍光を発する．生体内では，リン酸1分子と結合したフラビン・モノ・ヌクレオチド（FMN）や，アデニンヌクレオチドと結合したフラビン・アデニン・ジヌクレオチド（FAD）として存在する．体内では酸化還元に関する酵素の補酵素として働く．熱や酸には安定であるが，アルカリや紫外線には不安定である．肝臓，牛乳，卵黄，魚類などに多い．

c. ビタミン B_6 (ピリドキシン)

白色結晶で，光に不安定である．ビタミン B_6 作用物質にはピリドキシン，ピリドキサール，ピリドキサミンの三つの型がある．三者は B_6 として生理作用は等しい．体内ではリン酸エステルとして存在し，アミノ酸の代謝に関与している．

肉類，肝臓，卵黄，魚類など動物性食品に多い．腸内細菌によっても合成される．

d. ナイアシン（ニコチン酸，ニコチン酸アミド）

ナイアシンはニコチン酸とニコチン酸アミドの総称である．白色の結晶で，熱，酸，光，アルカリには安定で，調理による損失は少ない．体内では必須アミノ酸のトリプトファンからつくられる．リボース，リン酸，アデノシンと結合し，ニコチンアミド・アデニン・ジヌクレオチド（NAD）あるいはニコチンアミド・ジヌクレオチド・フォスフェート（NADP）として存在し，補酵素として働く．肉類，肝臓，魚介類などに多い．

e. ビタミン B_{12} (メチルコバラミン)

コバルトを含む赤い結晶で，水に溶けやすい．弱酸では安定，強酸やアルカリ，光には不安定である．肝臓，貝類，肉類などに多い．腸内細菌によっても合成される．体内では，水素やメチル基転移反応に関与する酵素の補酵素として働く．

f. 葉酸

黄色の結晶，ホウレンソウから抽出されたビタミンである．強酸や熱，光に不安定である．肝臓，緑葉野菜，大豆，小麦に多い．腸内細菌によっても合成される．核酸やアミノ酸の代謝に関与する酵素の補酵素として働く．

g. パントテン酸

カルシウム塩は結晶となっている．酸，アルカリ，熱に不安定である．肝臓や

豆類に多い．腸内細菌によっても合成される．コエンザイム A (CoA) の構成成分となり，脂肪酸の合成・分解に働く．

h. ビオチン

ビタミン H ともいう．熱，酸，アルカリ，光に安定である．肝臓，豆類，ナッツ類，鶏卵に多い．腸内細菌によっても合成される．ピリビン酸カルボキシラーゼやアセチル CoA カルボキシラーゼなどの補酵素として働く．

i. ビタミン C(L-アスコルビン酸)

白色の結晶で水に溶けやすい．強い酸味がある．酸素により酸化される．鉄や銅などの金属イオンにより酸化は促進される．熱，アルカリにも不安定である．加熱・調理で分解されやすい．

野菜，果物，いも類などに多い．強い還元力があり，体内でのさまざまな酸化還元反応に関与している．

2.2.6 食物繊維

食物繊維 (dietary fiber) は，一般には「ヒトの消化酵素で消化されない食品中の難消化性成分の総体」と定義されている．

生体成分やエネルギー源にならないため，これまで栄養学では役立たないとされてきたが，近年の研究により，栄養素の吸収遅延，吸収阻害，有害物質の排泄などさまざまな生理作用が認められ，生活習慣病を予防する生理機能成分として注目されている．

食物繊維の分類を表 2.6 に示した．

食物繊維は，水に溶ける水溶性食物繊維と水に溶けない不溶性食物繊維に分類でき，生理作用はそれぞれ大きく異なる．

起源は植物性，動物性，化学修飾多糖などがある．具体的には，穀類の外皮，ふすま，野菜，海藻，果物，豆類やエビ・カニの外殻などに含まれる．

食物繊維には，セルロース，ヘミセルロース，リグニン，ペクチン，キチン，アルギン酸などがある．

また化学修飾多糖では，カルボキシメチルセルロース，メチルセルロースなどがある．

表 2.6 食物繊維の分類[2]

性 質	分子の大きさ	起 源	含まれる部位	名 称	多く含む食品など
不溶性食物繊維（水に溶けない）	高分子不溶性食物繊維	植物性のもの	植物細胞壁の構成成分 植物貯蔵多糖類	セルロース	穀類，野菜，豆類，ふすまなど
				ヘミセルロース	ふすま，野菜など
				ペクチン質	未熟果実
				リグニン[*1]	ココア，小麦ふすま，豆類
				イヌリン	ゴボウ，キクイモ，ユリ根
				β-グルカン	キノコ，酵母
		動物性のもの	外殻構成成分 結合組織	キチン，キトサン[*2]	エビ，カニ，オキアミなどの殻
				コラーゲン[*3]	動物の腱，皮膚，結合組織
水溶性食物繊維（水に溶ける）	高分子水溶性食物繊維	植物性のもの	植物細胞壁の構成成分 植物ガム 微生物多糖 粘質物 海藻多糖	ペクチン	熟した果物（特に果皮），野菜
				グアガム	ある種のまめ科植物
				キサンタンガム	微生物生産物
				グルコマンナン	こんにゃく
				アガロース，アガロペクチン	寒天
				アルギン酸	コンブ，ワカメ，アラメなど褐藻類
				ラミナリン，フコイダン	褐藻類
		動物性のもの	結合組織	コンドロイチン硫酸	動物食品の軟骨，腱など サメのひれ
		化学修飾多糖類	食品添加物	カルボキシメチルセルロースナトリウム	
				メチルセルロース	
				アルギン酸ナトリウム	
				アルギン酸プロピレングリコールエステル	
	低分子水溶性食物繊維	化学加工品 主に発酵工業製品	食品添加物	難消化性デキストリン[*4]	低カロリー甘味料
				難消化性オリゴ糖（フルクトオリゴ糖，ガラクトオリゴ糖など）	低カロリー甘味料
		主に化学加工品		糖アルコール（ソルビトール，マルチトールなど）	還元糖から接触還元して製造（ソルビトールは果実，海藻にも存在）
		化学合成多糖		ポリデキストロース[*5]	飲料，スナック菓子

(注) *1 芳香族炭化水素が重合したもの　　*2 キトサンはキチンの化学加工品
　　*3 繊維状タンパク質　　*4 穀類デンプンを処理したもの
　　*5 D-グルコースとソルビトールの9:1の混合液に少量のクエン酸を加え，加熱して重合させたもの．D-グルコースが8～9個ランダムに結合している．

2.3 栄養素の行方

　動物の生命は，食物を摂取し栄養を補給することによって維持されている．食物に含まれる栄養素のうち，デンプン，タンパク質，中性脂肪などの高分子化合物は生体内で消化作用を受ける．すなわち，デンプンはブドウ糖に，タンパク質

はアミノ酸に，中性脂肪はモノアシルグリセロールと脂肪酸に分解され小腸で吸収される．門脈あるいはリンパ管を通り，肝臓や各組織に取り込まれ代謝されてエネルギーを産生する．一方，ブドウ糖からグリコーゲンを，アミノ酸からタンパク質を，グリセロールと脂肪酸からは脂質を再合成し，身体組織の構成成分に組み換える．ビタミン，ミネラル類は身体組織の構成成分，および身体機能の調節に関係している（図2.12）．

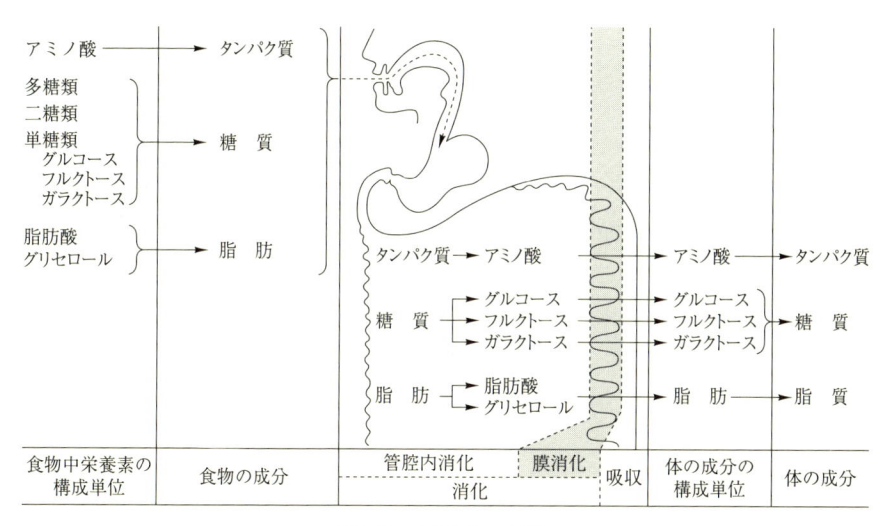

図2.12 食物と体の成分[3]

2.4 食物の摂取行動

食物摂取の調節は，間脳視床下部と大脳皮質で行われている．

2.4.1 間脳視床下部における調節

間脳視床下部には，摂食を促す摂食中枢（空腹中枢，食欲中枢）と摂食を抑える満腹中枢が存在し，摂食中枢と満腹中枢のバランスによって食物摂取は調節されている．動物実験において摂食中枢が存在する間脳視床下部の外側野を壊すと食欲不振，食物摂取の低下を招き，体重減少ややせをきたす．一方，満腹中枢が存在する間脳視床下部の腹内側核を壊すと高インスリン血症を呈し，食欲亢進，

過食を招き肥満をきたす．間脳視床下部への刺激には体液性と神経性がある．

　体液性の調節因子には血糖，血中遊離脂肪酸，レプチンなどのサイトカイン，グルカゴン，エストロゲン，インスリンなどのホルモン，ヒスタミン，ノルエピネフリン，ドーパミン，GABA（γ-アミノ酪酸）などの活性型アミンなどがある．血糖に対しては外側野と腹内側核で相反する作用を有する．食物を摂取し，血糖が上昇すると，腹内側核の糖利用細胞の働きが高まり，外側野の糖利用細胞の働きを抑制させることで満腹感を感じる．また，空腹時，脂肪組織では脂肪が分解され，遊離脂肪酸を血中に放出し，遊離脂肪酸が満腹中枢に対して抑制的に作用し，摂食を促す．レプチンは脂肪細胞で合成，分泌される抗肥満作用を有するタンパク質である．視床下部のレプチン受容体に作用し，摂食を抑えるとともに代謝効率を高め，エネルギー消費を亢進させる．

　グルカゴン，エストロゲン，ヒスタミンは摂食を抑え，インスリン，ノルエピネフリン，ドーパミン，GABA（γ-アミノ酪酸）は摂食を促す．

　神経性の調節では，食物の咀嚼刺激，胃内の進展刺激など機械的（物理的）な刺激が迷走神経を介して延髄に達し，さらに神経伝達物質を介して間脳視床下部の満腹中枢，摂食中枢に到達し食欲を調節している．

2.4.2　大脳における調節

　視覚，嗅覚，味覚，温覚，触覚，聴覚などの感覚や，ストレス，経験による嗜好，気温の変化，身体活動などの刺激は，感覚器系を介して大脳皮質が認知し食欲に影響を及ぼす．大脳の辺縁系を破壊すると食欲の亢進をきたす．

2.5　消化

　消化とは，摂取した食物に含まれている栄養素をその最小構成単位にまで分解し，体内に取り込みやすい状態，吸収しうる状態にまで変化させることである．また，タンパク質は種特異性をもち，異種のタンパク質がそのまま体内に入るとアレルギー反応を起こす．しかし，消化によって高分子化合物であるタンパク質を低分子物質のアミノ酸にまで分解することにより，タンパク質のもつ種特異性が失われ，生体内でアレルギー反応を起こすこともなく利用される．これも消化

の目的である．

2.5.1 消化の場所

消化は，消化器系で行われる．消化器系は消化管と付属消化器官とから構成される．消化管は，上部消化管の口腔，食道，胃，小腸（十二指腸，空腸，回腸）と，下部消化管の大腸（上行結腸，横行結腸，下行結腸，S状結腸），直腸，肛門とに区分される．各消化管には消化腺が存在し，消化酵素を含んだ消化液を分泌する．付属消化管には膵臓，肝臓がある．膵臓からも消化酵素を含んだ消化液が分泌される．また，肝臓では胆汁が合成され，胆嚢に蓄えられ分泌される．小腸粘膜上皮細胞の微絨毛表面にも消化酵素が存在する．これらの消化酵素や胆汁は消化の担い手である．消化に要する時間は，胃での滞留時間に依存し，摂取した食品の形状，含まれる脂肪の量によっても異なるが，食物を摂取してから排便までは24～72時間である．

2.5.2 消化の機構

消化器系では，三つの消化作用が巧みに組み合わされて消化が行われている．
① 機械的消化——口腔内での咀嚼による食物の粉砕や胃・腸での蠕動運動により食物と消化液を混合し，粥状，液状にして消化しやすい状態にしたり，食物を次の消化部位へ送り込む．
② 化学的消化——消化酵素による食物中の栄養素の分解，および酸，アルカリ，胆汁酸塩による中和，溶解，乳化．管腔内消化と膜消化がある．
　・管腔内消化——消化管内で行われる消化で，食物に含まれる栄養素を最小構成単位の一段階前の状態にまで分解する．
　・膜消化——小腸粘膜上皮細胞微絨毛で行われる消化の最終段階で，小腸粘膜上皮細胞微絨毛表面に存在する膜消化酵素によって行われ，消化の終了と同時に吸収が開始する．
③ 生物学的消化——大腸腸内細菌が未消化物，未吸収成分を発酵，腐敗によって分解する．

第2章 基礎としての栄養生理学

2.5.3 各消化器官における消化

(1) 口腔内における消化
① 咀嚼——摂取した食物を咀嚼により粉砕し，唾液と混合して飲み込める状態にする．
② 糖質の消化——デンプンは，耳下腺から分泌するプチアリン（唾液アミラーゼ）によってデキストリン，麦芽糖に分解される．しかし，口腔内での滞留時間が短いためわずかしか行われず，主にデンプンの消化は十二指腸で行われる．

a. 唾液の生理作用
① デンプンの消化
② 食物を嚥下しうる状態に軟化
③ 食物をスムーズに食道へ送りこむために口腔粘膜を潤滑化
④ 食物の表面を覆って細菌の繁殖防止
⑤ 唾液中の水分を蒸発させることによる体温調節

b. 唾液分泌の調節
　唾液は，耳下腺，顎下腺，舌下腺の唾液腺，および粘液腺から自律神経系による神経性調節によって分泌される．食物の口腔，咽頭粘膜への物理化学的刺激や食物を見る，香りをかぐ，聞くなど，過去に経験した刺激によって分泌される．副交感神経を刺激すると大量の，交感神経を刺激すると少量の唾液が分泌される．

(2) 胃における消化
① 蠕動運動——食物と胃液を混合して均質な粥状にする．
② 食物を胃内に滞留させ，少量ずつ十二指腸に送る．
③ タンパク質の消化——胃底腺主細胞から分泌するペプシノーゲンが，壁細胞から分泌する塩酸で活性化されることによってペプシンとなり，タンパク質はプロテオース，ペプトンなどの長鎖のペプチドに分解される．

a. 胃液の生理作用
① タンパク質の消化
② 塩酸の分泌

（塩酸の生理作用）
- ペプシノーゲンの活性化によるペプシンの生成
- 胃内の酸性化（ペプシンが作用しやすくなる）
- タンパク質の膨化
- 胃内の殺菌作用
- 胆汁や膵液の分泌促進作用

③　粘膜の保護作用

b.　**胃液分泌の調節**

胃液は，壁細胞から分泌する塩酸，胃底腺から分泌するペプシノーゲン，副細胞から分泌する粘液の混合物である．胃液の分泌は，自律神経系による神経性調節と消化管ホルモンによる体液性調節によって行われる．

- 神経性調節——食物の口腔，咽頭粘膜への物理化学的刺激や，食物を見る，香りをかぐ，聞くなど過去に経験した刺激により，消化酵素に富む胃液を分泌する．
- 体液性調節——胃では，タンパク質消化産物が幽門部粘膜に接触することによってガストリンが生成され，血流を介し塩酸に富む胃液を分泌する．また，脂肪が十二指腸粘膜に接触することによってエンテロガストロンが生成され，血流を介し胃液の分泌を抑制する．

(3)　**小腸における消化**

十二指腸に膵臓からは膵液が，胆嚢からは胆汁が分泌され管腔内消化が行われる．また，小腸粘膜上皮細胞の微絨毛にて膜消化が行われる．

a.　**管腔内消化**

①　糖質の消化——デンプンは，膵液に含まれるアミロプシン（膵アミラーゼ）によって麦芽糖に分解される．

②　タンパク質の消化——長鎖のペプチドは，膵液に含まれるトリプシノーゲン，キモトリプシノーゲンが十二指腸内でおのおのエンテロキナーゼ，トリプシンによって活性化され，おのおのトリプシン，キモトリプシンになり，オリゴペプチド，ジペプチドなどの短鎖のペプチドに分解される．

③　脂質の消化——脂肪は，消化酵素の作用を受けやすくするために胆汁に含まれる胆汁酸の表面張力低下作用により小さい脂肪球に変化し（乳化），膵

液に含まれるステアプシン（膵リパーゼ）によって脂肪酸とモノアシルグリセロールに分解される．

b. 膵液の生理作用
① 糖質，脂質，タンパク質の消化
② 胃から移送された酸性内容物をアルカリ性の膵液により弱アルカリにする

膵液分泌の調節

膵臓には，外分泌腺と内分泌腺とが存在している．外分泌腺からは消化液である膵液が分泌される．内分泌腺にはランゲルハンス島があり，インスリンやグルカゴンなどのホルモンが分泌される．膵液の分泌は，自律神経系による神経性調節と消化管ホルモンによる体液性調節によって行われる．

- 神経性調節――食物の口腔，咽頭粘膜への物理化学的刺激や，食物を見る，香りをかぐ，聞くなど過去に経験した刺激により，消化酵素に富んだ膵液が分泌される．
- 体液性調節――腸では酸性消化物が十二指腸粘膜に接触することによってセクレチンが生成され，血流を介してアルカリに富んだ膵液の分泌を促し，十二指腸内を消化酵素が働きやすい最適なpHに整える．また，糖質，脂質，タンパク質の消化産物が十二指腸粘膜に接触することによってコレシストキニン，パンクレオザイミンが生成され，血流を介して消化酵素に富んだ膵液と胆汁の分泌を促す．

c. 胆汁の生理作用
① 脂肪の消化促進
② 脂肪酸とミセルを形成し脂肪の吸収促進
③ 脂溶性ビタミン，鉄，カルシウムの吸収促進
④ 胆汁色素，ホルモン，コレステロール，薬物，毒物の排泄作用

胆汁分泌の調節

胆汁は，胆汁酸，胆汁酸塩（胆汁酸にタウリン，グリシンなどのアミノ酸が結合），胆汁色素（ビリルビン），コレステロールからなり，肝臓で生成され胆嚢に蓄えられる．脂肪を含んだ消化物が十二指腸に移送されてくると，総胆管を通って十二指腸に分泌される．胆汁の分泌は，自律神経系による神経性調節と消化管ホルモンによる体液性調節によって行われる．

- 神経性調節——食物の味や物理化学的刺激，食物を見る，香りをかぐ，聞くなど，過去に経験した刺激によって分泌される．
- 体液性調節——脂肪の消化産物が十二指腸粘膜に接触することによってコレシストキニンが生成され，血流を介して胆嚢を収縮させ胆汁を十二指腸に分泌する．

d. 膜消化

小腸粘膜上皮細胞の微絨毛に存在する膜消化酵素によって行われる．

① 糖質の消化——乳糖は，ラクターゼ（乳糖分解酵素）によってガラクトースとブドウ糖に分解される．麦芽糖は，マルターゼ（麦芽糖分解酵素）によってブドウ糖に分解される．ショ糖は，シュークラーゼ（ショ糖分解酵素）によって果糖とブドウ糖に分解される．

② タンパク質の消化——短鎖ペプチドは，アミノペプチダーゼ（アミノ末端のペプチド結合を切ってアミノ酸を1個離す），カルボキシペプチダーゼ（カルボキシル末端のペプチド結合を切ってアミノ酸を1個離す）によってアミノ酸に分解される．ジペプチドは，ジペプチダーゼ（2個のアミノ酸に分解する）によってアミノ酸に分解される．

(4) 大腸における消化

大腸に存在する腸内細菌は，発酵，腐敗によって未消化物の処理を行う．

① 発酵——セルロースなどの難消化性多糖類は，乳酸菌によって分解され乳酸，酪酸，酢酸などになり，一部エネルギー源となる．

② 腐敗——未消化のタンパク質は大腸菌，ブドウ球菌によって分解され，アンモニア，硫化水素，ヒスタミンを生じる．また，トリプトファンなどのアミノ酸からはインドール，スカトールを，糖質からはメタンを生成する．いずれも体内で有害な物質である．

腸内細菌の生理作用

① 未消化物の発酵，腐敗
② ビタミンB群，ビタミンKの合成
③ 免疫機能の増強

2.6 吸収

吸収とは，消化作用を受けた栄養素が消化管粘膜を通して細胞内に取り込まれ，血液またはリンパ液へ移送されることをいう．

2.6.1 吸収の場所

栄養素のほとんどは小腸で吸収されるが，小腸の部位によって吸収される栄養素は異なる．糖，鉄，カルシウム，マグネシウム，水溶性ビタミンは十二指腸から空腸において，タンパク質，脂肪，脂溶性ビタミンは小腸中部において，胆汁酸，ビタミン B_{12} は小腸下部において行われる．小腸は粘膜，筋層，漿膜の3層から構成されていて，栄養素の吸収効率をよくするために粘膜に特徴がある．小腸粘膜は円柱上皮細胞からなり，無数の輪状ひだがある．表面には絨毛が存在し，さらに絨毛の表面には微絨毛が存在することにより，小腸の内腔面積は，平滑な表面積 $3300\,cm^2$，輪状ひだの表面積 $10\,000\,cm^2$，絨毛の表面積 $100\,000\,cm^2$，微絨毛の表面積 $2\,000\,000\,cm^2$ であり，割合は 1：3：30：600 となる．輪状ひだ，絨毛，微絨毛の構造をとることにより小腸の内腔表面積が増大し，さらに微絨毛がかすかに揺れ動くことによって栄養素を攪拌し吸収効率を高めている（図 2.13）．

2.6.2 吸収の機構

栄養素の吸収過程において，小腸管腔内から毛細血管，リンパ管などの脈管腔内に到着するまでには，小腸管腔内の微絨毛膜，上皮細胞膜，基底膜，さらに脈管腔内の内皮細胞，基底膜などの膜を通過しなければならない．吸収される栄養素の種類，性状によって，吸収機構は異なる．単純拡散，促進拡散，能動輸送，飲作用が一般的な機構であるが，一つの栄養素が一つの吸収経路と決まっているのではなく，一つの栄養素が複数の吸収経路をもち移送されている．膜消化酵素の局在，物質の濃度勾配も吸収機構に影響を与える．

（1）単純拡散

受動輸送ともいう．物質が細胞膜内外の濃度勾配に従って受動的に輸送される方法で，拡散，浸透などがある．エネルギーを必要としない．細胞膜内外の物質

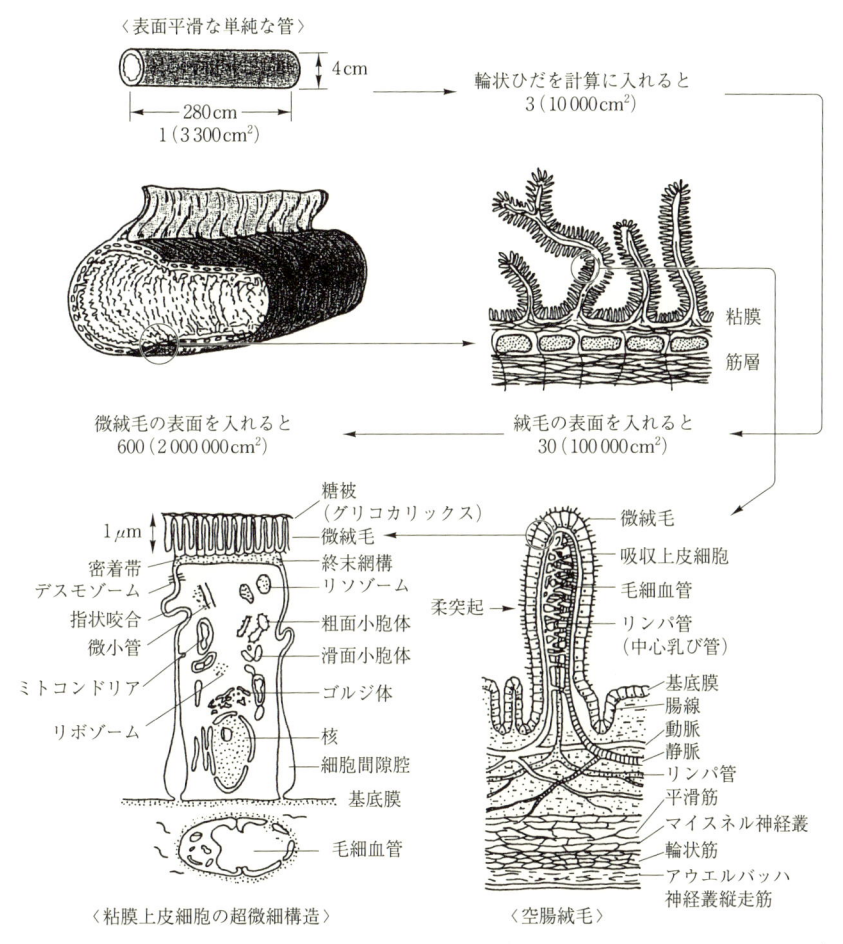

図2.13 小腸粘膜の構造（「栄養学総論」改訂第3版, 糸川嘉則, 柴田克己編, p.98, 南江堂, 2003)[4]

の濃度差が大きいほど輸送速度は速い．水溶性ビタミン，無機質，脂溶性物質などがこの方法で吸収される．

- 拡散──細胞外（消化管内腔）の濃度が細胞内に比べ高い場合．細胞外から細胞内に物質が移送される．
- 浸透──細胞外の濃度が細胞内に比べ低い場合，浸透圧が生じ浸透圧を等しくするために水が細胞外より細胞内に流れ込み，その際物質は水に溶け細胞内に移送される．

(2) 促進拡散

物質が細胞膜内外の濃度勾配に従って担体（タンパク質）と結合して受動的に移送される方法で，単純拡散より速やかである．担体は細胞内に入ると物質から離れ細胞膜を通過し，細胞外へ出て再び次の物質と結合する．担体の数に限りがあるので，飽和現象や類似物質との競合が見られる．果糖がこの方法で吸収される．

(3) 能動輸送

細胞外の濃度が細胞内に比べ低い場合，物質が細胞膜内外の電気的化学的濃度勾配に逆らって担体（タンパク質）と結合して移送される方法．エネルギーを必要とする．細胞膜内においてエネルギーが担体を不活性型から活性型にして物質と結合し細胞膜を移送する．担体は細胞内に入ると物質から離れ不活性型になり，細胞膜内で再びエネルギーによって活性型になって次の物質と結合する．促進拡散と同様に飽和現象や競合が見られる．ブドウ糖，ガラクトース，アミノ酸，ビタミン B_{12}，Na^+ がこの方法で吸収される．

(4) 飲作用

細胞膜が細胞外液とともに物質を徐々に包み込んで細胞膜から遊離し細胞内に移送する方法．新生児は母乳（初乳）の免疫物質をこの方法で吸収する．

2.6.3 吸収後の行方

吸収後の栄養素が各組織に運搬される経路は，水溶性か脂溶性かにより異なる．

(1) 水溶性栄養素

単糖類，アミノ酸，無機質，水溶性ビタミン，短鎖脂肪酸，中鎖脂肪酸などの水溶性の栄養素は，小腸粘膜上皮細胞の微絨毛より吸収されると，絨毛の毛細血管に入り腸間膜静脈，門脈を経て肝臓に運ばれ代謝される．

(2) 脂溶性栄養素

脂肪，長鎖脂肪酸，脂溶性ビタミンなどの脂溶性の栄養素は，胆汁酸塩とミセルを形成し，小腸粘膜上皮細胞の微絨毛より吸収される．小腸粘膜上皮細胞で中性脂肪が再合成され，カイロミクロンを形成し，絨毛の乳び管からリンパ管に入り，胸管を経て鎖骨下大静脈で血流中に移行し，全身を循環した後，肝臓や他の組織に取り込まれる（図2.14）．

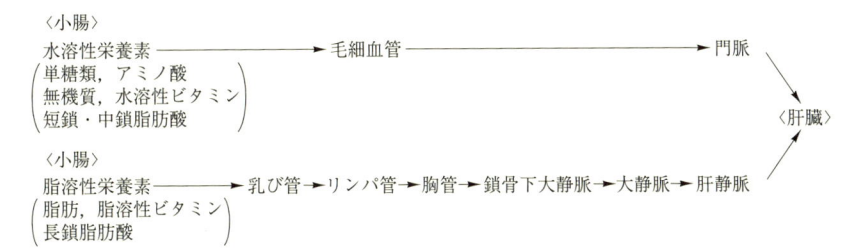

〈小腸〉
水溶性栄養素 ─────→ 毛細血管 ───────────→ 門脈
(単糖類, アミノ酸, 　　　　　　　　　　　　　　　　　　↘
無機質, 水溶性ビタミン, 　　　　　　　　　　　　　　　　〈肝臓〉
短鎖・中鎖脂肪酸)　　　　　　　　　　　　　　　　　　　↗
〈小腸〉
脂溶性栄養素 ──→ 乳び管 → リンパ管 → 胸管 → 鎖骨下大静脈 → 大静脈 → 肝静脈
(脂肪, 脂溶性ビタミン,
長鎖脂肪酸)

図2.14　水溶性栄養素と脂溶性栄養素の吸収経路の違い

2.7　代謝

　生命維持に必要なエネルギーを供給するために, 体内に取り込まれた栄養素が, 種々の化学反応を受け合成, 分解されていく過程を代謝という. 代謝は主に肝臓で行われているので, 肝臓の機能について述べる.

（1）　代謝

a.　糖代謝

　ブドウ糖の酸化分解によるエネルギーの産生やブドウ糖をグリコーゲンに合成し貯蔵する. また, グリコーゲンをブドウ糖に分解して血中に放出し, 血糖を調節する. 乳酸, α-ケト酸, グリセロールからブドウ糖を生成する（糖新生）.

b.　タンパク質代謝

　アミノ酸をアミノ基とα-ケト酸に分解し, アミノ基の処理として尿素を生成する. また, タンパク質合成, 血漿アルブミンやフィブリノーゲンの生成も行っている.

c.　脂質代謝

　脂肪酸の酸化分解によるエネルギーの産生や, 脂肪酸の合成, ケトン体の産生, コレステロールの合成を行っている.

（2）　胆汁の生成

　胆汁酸, 胆汁色素を合成し, 胆汁の生成を行う.

a.　胆汁酸

　コール酸, デオキシコール酸があり, コレステロールから合成される. 食事中の脂肪を小さい脂肪球（乳化）にして膵リパーゼの作用を助ける.

b. 胆汁酸塩

胆汁酸にタウリン，グリシンが結合したタウロコール酸，グリココール酸がある．脂肪は脂肪酸とモノアシルグリセロールに分解された後，脂肪酸は胆汁酸塩とミセルを形成して小腸粘膜上皮細胞に吸収される．

c. 胆汁色素

ビリルビンともいう．水に不溶性の間接型ビリルビンと水溶性の直接型ビリルビンがある．脾臓で老化した赤血球を処理する際にヘモグロビンが分解して生成するのが間接型ビリルビンである．肝臓で直接型ビリルビンに変換し，胆嚢に蓄えられ，脂肪消化物が十二指腸に移送されてくると，総胆管を経て排出される．一部は腸内細菌によって還元されウロビリノーゲンとなり，さらにウロビリンに変化して糞便中に排泄される．また，一部のウロビリノーゲンは小腸において再吸収され，門脈を経て肝臓に戻り，血流を介し腎糸球体を通り尿中に排泄される．

(3) 解毒作用

腸管から吸収された薬物や有害な化学物質（主に脂溶性物質）を酸化，還元，加水分解，抱合などの化学反応により無毒化し，かつ排泄しやすい水溶性物質に変え胆汁中に排泄させる．アミノ酸代謝の中間代謝産物として生じるアンモニアは微量でも中枢神経に対して有毒なため，肝臓の尿素サイクルにおいてアンモニアを尿素やグルタミンに解毒化し尿中に排泄させる．

(4) 生体防御作用

肝臓の類洞にあるクッパー細胞は，門脈から肝臓内に入った毒素や異物を貪食することで解毒化する．

(5) 血液凝固作用

血液凝固因子であるプロトロンビン，フィブリノーゲンを産生する．

(6) 体液の恒常性維持

血液を肝臓に貯蔵し，必要に応じて血中に放出し血液量の調節を行い，体液の恒常性を維持する．

(7) ビタミン，金属の貯蔵

各種ビタミンや鉄・銅などの金属を貯蔵し，必要に応じてビタミンを活性化したり，金属を血液中に放出する．

2.8 各栄養素の消化・吸収・代謝

2.8.1 糖質

(1) **糖質の消化**(図2.15)

摂取されたデンプンは，口腔内では咀嚼により唾液と混合され，唾液中のプチアリン（デンプン分解酵素アミラーゼ）によって（十二指腸では膵液中のアミロプシン〈デンプン分解酵素アミラーゼ〉によって），デキストリン，麦芽糖に分解される．小腸粘膜上皮細胞の微絨毛に存在するマルターゼによって膜消化を受け，最小構成単位であるブドウ糖に分解され吸収される．

ショ糖は，小腸粘膜上皮細胞の微絨毛に存在するシュークラーゼによって膜消化を受け，ブドウ糖と果糖に分解され吸収される．

乳糖は，小腸粘膜上皮細胞の微絨毛に存在するラクターゼによって膜消化を受け，ブドウ糖とガラクトースに分解され吸収される．

(2) **糖質の吸収**

ブドウ糖とガラクトースは能動輸送によって吸収される．ブドウ糖やガラクトースは微絨毛に存在

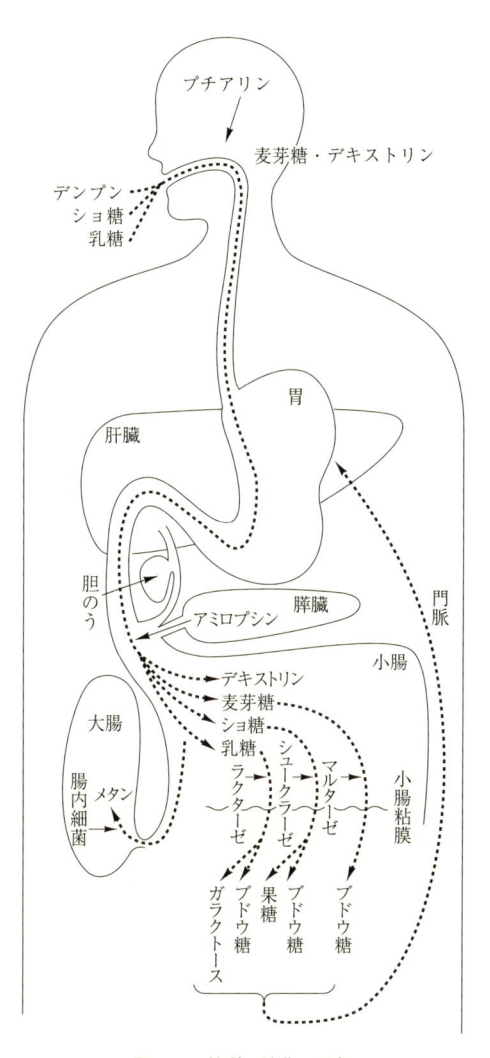

図2.15 糖質の消化・吸収

する担体と結合し吸収されるが，Na^+ も同一担体に結合し共役(共)輸送により小腸粘膜上皮細胞に取り込まれる．共役輸送された Na^+ は Na^+ ポンプによって細胞内から漿膜側に能動的にくみ出されるため，細胞内の Na^+ 濃度は増加することがない．果糖は促進拡散によって吸収される．

(3) 糖質の吸収後の行方

吸収されたブドウ糖，ガラクトース，果糖は，絨毛中の毛細血管網に入り腸間膜静脈，門脈を経て肝臓に運ばれ，グリコーゲンの合成，エネルギーの生成，脂肪，非必須アミノ酸の合成に用いられる．また，一部のブドウ糖は血中に血糖として放出され，筋肉，脂肪組織，脳等の組織に取り込まれる．筋肉ではエネルギーの生成や，グリコーゲンの合成・貯蔵，脂肪組織では中性脂肪の合成，脳ではエネルギー源として利用される．血糖が上昇すると，膵臓のランゲルハンス島 β 細胞よりインスリンが分泌され，ブドウ糖の筋肉，肝臓への取り込みやグリコーゲン合成の促進，また脂肪組織への取り込みや中性脂肪の合成を促進する．このことにより血糖を低下させる．一方，血糖が低下すると膵臓のランゲルハンス島 β 細胞よりグルカゴンや副腎髄質ホルモンのアドレナリンが分泌され，肝臓ではグリコーゲンをブドウ糖に分解し血中に放出したり，乳酸，グリセロール，α-ケト酸からブドウ糖を生成（糖新生）する．このことにより血糖を上昇させる．組織によって血糖に対する依存性が異なる．筋肉などの組織ではブドウ糖以外の脂肪酸，ケトン体もエネルギー源になり得るが，脳・神経組織はグリコーゲンを蓄

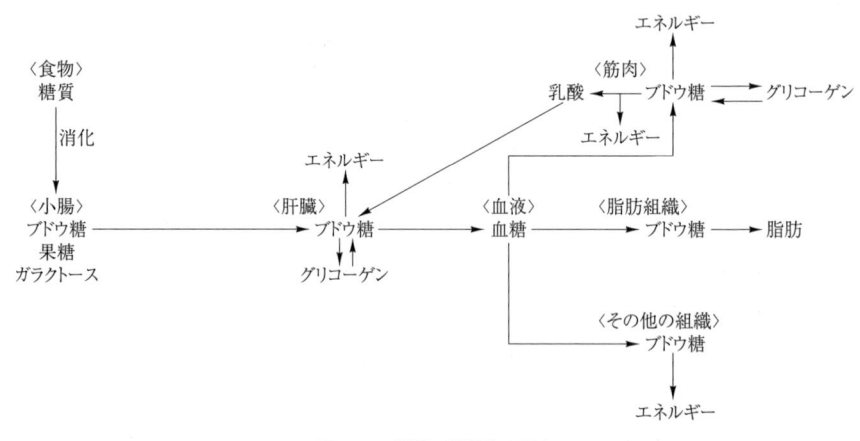

図2.16 糖質の吸収後の行方

積することができず,ブドウ糖のみをエネルギー源としている.そのため,多くのホルモンによって血糖はコントロールされており,正常空腹時血糖は 70〜110 mg/dL に維持されている.血糖が極度に低下すると意識障害を起こす(図 2.16).

(4) 糖質の代謝
a. ブドウ糖の代謝
i) 解糖系

酸素を必要としない嫌気的条件下でのエネルギー生成過程であり,エネルギー量は少ない.細胞質にてブドウ糖はジヒドロキシアセトンリン酸とグリセルアルデヒド 3-リン酸に二分され,ジヒドロキシアセトンリン酸はグリセルアルデヒド 3-リン酸に変わり,さらにピルビン酸を経て乳酸を生じる.

ii) TCA サイクル

酸素を必要とする好気的条件下でのエネルギー生成過程であり,エネルギー量は多い.ミトコンドリアにてピルビン酸は脱炭酸,脱水素されアセチル CoA となり,オキザロ酢酸と反応してクエン酸を生ずる.クエン酸は,脱水,加水,脱炭酸,脱水素反応により α-ケトグルタル酸,サクシニル CoA,コハク酸,フマル酸,リンゴ酸を経てオキザロ酢酸となり,再びアセチル CoA と反応してクエン酸を生じ,代謝サイクルを形成する.さらに,TCA サイクルで生じた水素は,ミトコンドリア内膜に存在する電子伝達系にてコエンザイム Q,チトクロームの間で受け渡され,エネルギーを産生するとともに最終的にチトクローム酸化酵素から酸素に渡され,水を生じる.

iii) グリコーゲンの合成と分解

肝臓と筋肉で行われる.肝臓では食事や糖新生由来のブドウ糖からグリコーゲンは合成される.この反応にはインスリンが関与している.グリコーゲンの分解によって生じたブドウ糖は,肝臓自体のエネルギー源として利用されるとともに,血中に放出され血糖となり,他の組織にもエネルギーを供給する.この反応にはアドレナリン,グルカゴンが関与している.筋肉では血糖由来のブドウ糖からグリコーゲンは合成される.グリコーゲンの分解によって筋肉収縮のためのエネルギー源として利用されるとともに,解糖系で生じた乳酸は肝臓に運ばれブドウ糖に変換されグリコーゲンに合成される.筋肉のグリコーゲンは,肝グリコーゲンのように分解してブドウ糖となって血糖として血中に放出されることはない.

第2章　基礎としての栄養生理学

iv）　五炭糖リン酸回路

細胞質で行われる．核酸合成に不可欠なリボース，脂肪酸，ステロイド，アミノ酸の還元反応に不可欠な NADPH を供給する．

v）　ウロン酸回路

グルクロン酸の生成過程．

b.　果糖の代謝

肝臓と小腸粘膜で行われる．果糖はグリセルアルデヒドとジヒドロキシアセトンリン酸に二分され，ともにグリセルアルデヒド 3-リン酸となり，解糖系に入る．

c.　ガラクトースの代謝

肝臓で行われる．ガラクトースは UDP-グルコースを経てグルコース 1-リン酸となり，解糖系に入る．

d.　糖新生

肝臓と腎臓で行われる．グリセロール，乳酸，α-ケト酸など糖質以外の物質からブドウ糖を生成する過程である．脳・神経系，赤血球はブドウ糖のみをエネルギー源としている組織である．ブドウ糖を得る手段としては食事から得るのが第一であるが，飢餓，絶食，長時間の筋肉運動時には肝グリコーゲンをブドウ糖に

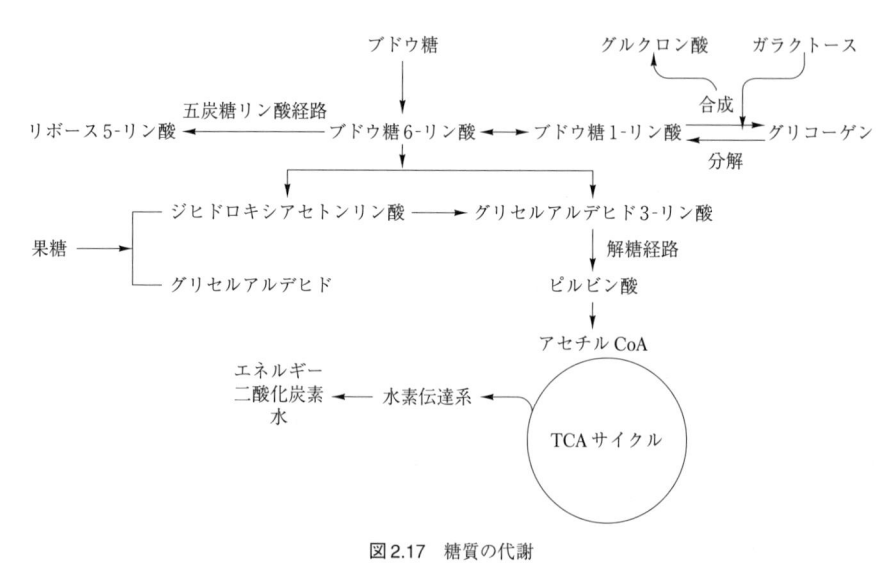

図2.17　糖質の代謝

分解し，血中に放出している．さらにブドウ糖の需要が持続する際には，脳・神経系，赤血球にエネルギーを供給するために糖新生が行われる．ほぼ解糖系を逆行してブドウ糖に変換される（図2.17）．

2.8.2 脂質

(1) 脂質の消化（図2.18）

a. 中性脂肪の消化

ヒトが通常摂取している中性脂肪は長鎖脂肪酸（炭素数14～）が結合している．摂取した中性脂肪の70％は，十二指腸にて胆汁中の胆汁酸によって小さな脂肪球に細分化され（乳化），膵液中のステアプシン（脂肪分解酵素リパーゼ）が脂肪酸とモノアシルグリセロールに分解する．残り30％の中性脂肪が，さらに小腸にて腸液リパーゼにより脂肪酸とグリセロールにまで完全分解される．

中鎖脂肪の消化

中鎖脂肪は，中鎖脂肪酸（炭素数8～12）からなる中性脂肪である．分子量が小さいことから胃内でもリパーゼの作用を受けやすく，膵液中のステアプシン（脂肪分解酵素リパーゼ）によって急速，かつ完全に加水分解される．

b. コレステロールの消化

エステル型コレステロールは，膵液中のコレステロールエステラ

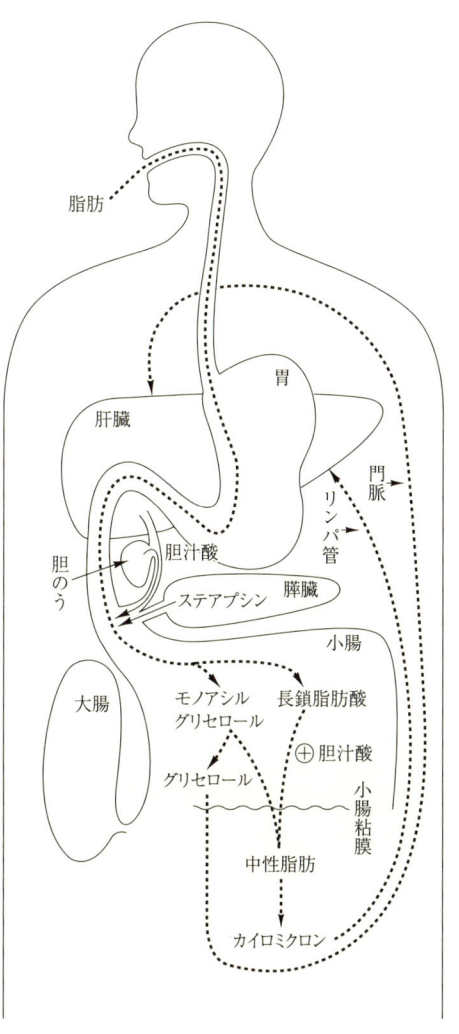

図2.18 脂肪の消化・吸収

第2章 基礎としての栄養生理学

ーゼによって分解される．遊離型コレステロールは，消化管では消化作用を受けることはない．

c. リン脂質の消化

リン脂質の一つであるレシチンは，膵液中のホスホリパーゼAによって脂肪酸とリゾホスファチジルコリンに分解される．

(2) 脂質の吸収

モノアシルグリセロールと長鎖脂肪酸は，胆汁酸塩とミセルを形成し，小腸粘膜上皮細胞の微絨毛より吸収される．小腸粘膜上皮細胞に吸収された後，胆汁酸塩は離れ，モノアシルグリセロールと長鎖脂肪酸から中性脂肪が再合成され，リン脂質，コレステロール，タンパク質とともにカイロミクロンを形成する．カイロミクロンは絨毛中の中心乳び管からリンパ管に入り，胸管を経て鎖骨下大静脈で血中に移行し，全身を循環したのち肝臓やその他の組織に取り込まれる．

グリセロール，短鎖脂肪酸（炭素数6以下），中鎖脂肪酸は，水溶性であるため容易に小腸粘膜上皮細胞で吸収され，長鎖脂肪酸のように中性脂肪を再合成することはなく，血中でアルブミンと結合した形で門脈を経て肝臓に取り込まれる．

(3) 脂質の吸収後の行方

水に不溶性の脂質は，血中ではリポタンパク質を形成して運搬されている．リポタンパク質にはカイロミクロン，高密度リポタンパク質（high density lipoprotein；HDL），超低密度リポタンパク質（very low density lipoprotein；VLDL），低密度リポタンパク質（low density lipoprotein；LDL）がある．カイロミクロンは小腸で吸収された食事由来の中性脂肪（食事性中性脂肪）を多く含む．毛細血管内皮細胞に存在するリポタンパクリパーゼ（LPL）によって中性脂肪部分が加水分解され，脂肪酸とグリセロールが遊離したカイロミクロンはカイロミクロンレムナントとなり，肝臓のレセプターを介して取り込まれる．HDLは肝臓や小腸でつくられ，タンパク質を多く含み，末梢組織からコレステロールを引き抜き，レシチンコレステロールアシルトランスフェラーゼ（LCAT）によってコレステロールがエステル化され肝臓に逆転送される．VLDLは，肝臓で合成された中性脂肪（内因性中性脂肪）を多く含み，LPLによって中性脂肪部分が加水分解され，コレステロールを多く含むLDLとなり，LDLレセプターを介して末梢組織に取り込まれる．脂肪組織にはホルモン感受性リパーゼが存在し，中性脂

肪を脂肪酸とグリセロールに分解し血中に放出する。ホルモン感受性リパーゼやLPLによって生成した脂肪酸は，アルブミンと結合して血中を移送され，各組織においてエネルギー源として利用される（図2.19）。

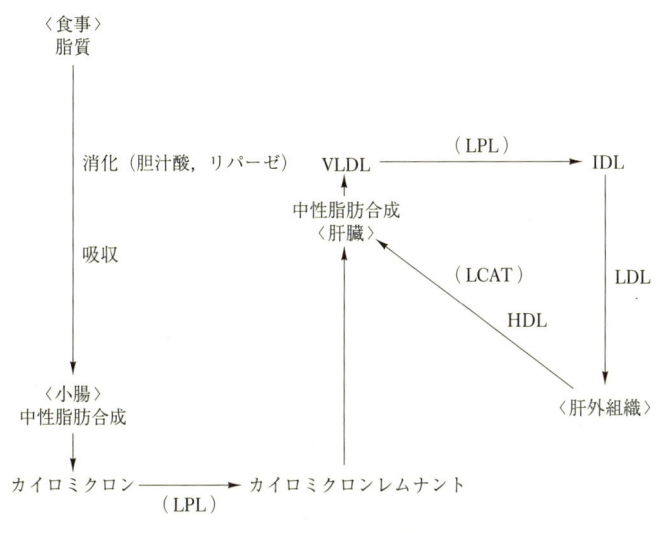

図2.19　リポタンパク質の流れ

(4) 脂質の代謝

a. β酸化

脂肪酸分解によるエネルギー生成過程．アルブミンと結合して各組織に移送された脂肪酸は，細胞質で脂肪酸アシルCoAとなる．脂肪酸アシルCoAは，アシル基をカルニチンに渡しミトコンドリア膜を通過する．ミトコンドリア内でカルニチンを離した脂肪酸アシルCoAは，β位の炭素の脱水素，加水，脱水素，CoA付加の反応を受けアセチルCoAを離脱し，炭素を2個短くする代謝サイクルを形成する．このβ酸化で生じたアセチルCoAと水素はTCAサイクルや電子伝達系で，水と二酸化炭素を生成するとともにエネルギーを産生する．

b. ケトン体の産生

β酸化で生じたアセチルCoAがTCAサイクルに入るには，オキザロ酢酸との反応が必要になる．絶食や糖質の利用が低下した糖尿病では，オキザロ酢酸が糖新生に利用されるため，アセチルCoAはTCAサイクルに入ることができない．

そのため，アセト酢酸，β-ヒドロキシ酪酸，アセトンを生じる．これら三つの物質をあわせてケトン体（アセトン体）という．ケトン体は肝臓以外の組織，特に腎臓，心臓のエネルギー源として利用される．また長期の絶食や重症の糖尿病では，アセト酢酸がアセトアセチル CoA，アセチル CoA を経て TCA サイクルに入り脳のエネルギー源となる．重症の糖尿病では大量に産生されたケトン体を末梢組織で処理しきれずに血液に溶け込み，血液が酸性に傾く．これをケトアシドーシスという．

c. 脂肪酸の合成

肝臓，脂肪組織など各組織の細胞質でアセチル CoA から合成される．ミトコンドリアに存在するアセチル CoA はミトコンドリア膜を通過することができないため，脂肪合成の場である細胞質へはオキザロ酢酸と反応してクエン酸となってミトコンドリア膜を通過し細胞質に運ばれる．クエン酸はアセチル CoA とオキザロ酢酸に分解され，オキザロ酢酸はリンゴ酸を経て脂肪酸合成に必要な NADPH を生成する．アセチル CoA は，重炭酸イオンとアセチル CoA カルボキシラーゼ（脂肪酸合成律速酵素）の作用によって縮合され，マロニル CoA となる．アセチル CoA とマロニル CoA から脂肪酸合成酵素という多機能酵素によって触媒され，脂肪酸が合成される．

細胞質で合成された脂肪酸は，マロニル CoA から二つの炭素を受け取ることにより，ミクロソームやミトコンドリアでの炭素鎖の延長が行われる．

また，脂肪酸の不飽和化はミクロソーム膜に存在する酵素系で行われる．オレイン酸からエイコサトリエン酸，リノール酸からアラキドン酸，α-リノレン酸からエイコサペンタエン酸，ドコサヘキサエン酸が生合成される．不飽和化反応には動物の種差があり，ヒトでは9位より先の n 側に不飽和化は導入できない．9位より先の n 側に二重結合をもつリノール酸，α-リノレン酸，アラキドン酸などの不飽和脂肪酸は食事から摂取しなければならないため，必須脂肪酸と呼ばれている．

d. 中性脂肪の合成

脂肪組織において脂肪酸は脂肪酸アシル CoA となり，解糖系のジヒドロキシアセトンリン酸などより供給されるグリセロール 3-リン酸とアシル CoA からホスファチジン酸，ジアシルグリセロールを経て中性脂肪が合成される．

2.8 各栄養素の消化・吸収・代謝

e. リン脂質の合成

中性脂肪合成過程の中間代謝産物であるホスファチジン酸から，ホスファチジルセリン，ホスファチジルエタノールアミン，ホスファチジルコリンなどが合成される．

f. コレステロールの合成

肝臓，小腸の細胞質においてアセチル CoA から合成される．アセチル CoA からアセトアセチル CoA を介して HMG-CoA（ヒドロキシメチルグルタリル CoA）が生成され，HMG-CoA レダクターゼによりメバロン酸，スクアレンを経てコレステロールは合成される．肝臓のコレステロール合成能は食事性コレステロールにより抑制されており，摂取するコレステロール量が多いと肝臓でのコレステロール合成量は減少する．

(5) 脂質から合成される物質

a. コレステロールから合成される物質

- 胆汁酸——肝臓において合成され胆囊に蓄えられる．
- ステロイドホルモン——副腎皮質においてグルココルチコイドやミネラルコルチコイドを，精巣において男性ホルモンを，卵巣において女性ホルモンを合成する．

b. 必須脂肪酸から合成される物質

必須脂肪酸から生成される生理活性物質には，プロスタグランジン，トロンボキサン，ロイコトリエン，プロスタサイクリンがある．リノール酸から合成されるプロスタグランジンには子宮収縮，血圧降下作用，プロスタサイクリンには血小板凝集抑制，動脈弛緩，トロンボキサンには血小板凝集，動脈収縮作用がある．α-リノレン酸の中間代謝産物であるエイコサペンタエン酸から合成されるプロスタグランジンには血小板凝集抑制作用があり，抗血栓や抗動脈硬化に有効である．

2.8.3 タンパク質

(1) タンパク質の消化（図 2.20）

胃では，胃壁の主細胞から分泌されるペプシノーゲンが壁細胞から分泌される塩酸によって活性化され，ペプシン（タンパク質分解酵素）となり，その酵素に

より，タンパク質は長鎖ペプチド（プロテオース，ペプトン）に分解される．十二指腸では膵臓から分泌されるトリプシノーゲンが腸壁のエンテロキナーゼによって活性化されトリプシンとなり，また膵臓から分泌するキモトリプシノーゲンがトリプシンによって活性化されキモトリプシンになり，これらの酵素により，長鎖ペプチドは短鎖ペプチド（ポリ-，トリ-，ジ-ペプチド）に分解される．さらに，小腸粘膜上皮細胞の微絨毛に存在するアミノペプチダーゼ，カルボキシペプチダーゼ，ジペプチダーゼによって膜消化を受けアミノ酸にまで分解される．

(2) タンパク質の吸収

アミノ酸の吸収は能動輸送である．アミノ酸は小腸上皮細胞の微絨毛に存在する担体と結合し吸収されるが，Na^+ も同一担体に結合し，共役輸送により小腸粘膜上皮細胞に取り込まれる．

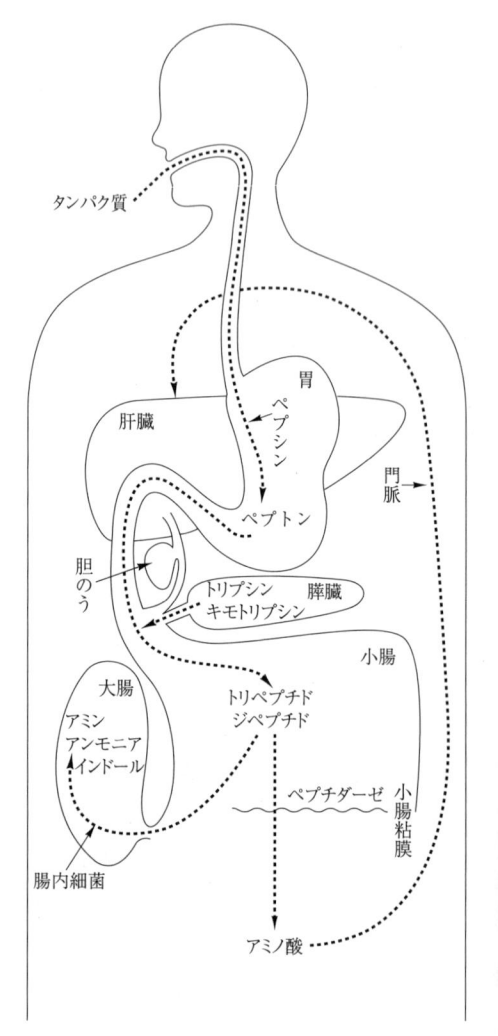

図2.20 タンパク質の消化・吸収

(3) タンパク質の吸収後の行方

吸収されたアミノ酸は門脈を経て肝臓に運ばれる．各組織に移動し，筋肉，酵素，結合組織，ホルモン，血液などの体タンパク質合成に利用される．各組織では，食事由来のアミノ酸と体タンパク質分解由来のアミノ酸とでアミノ酸プールが形成され，体タンパク質の合成，分解，アミノ酸分解が行われ，体タ

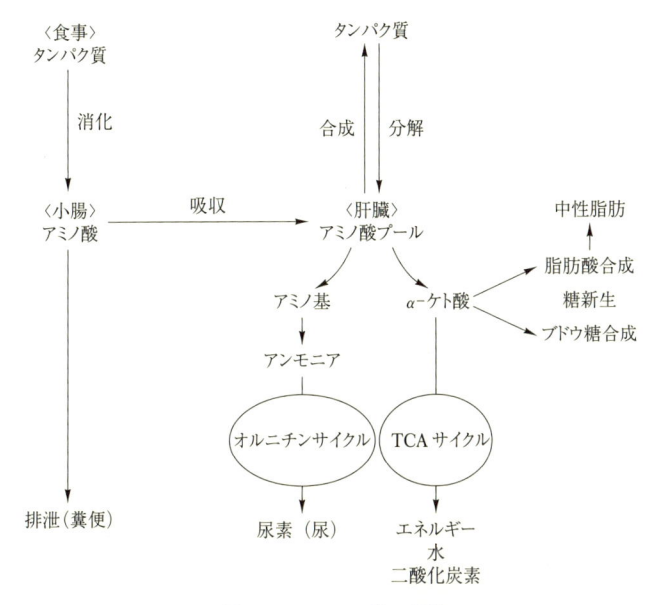

図2.21 タンパク質の代謝

ンパク質の動的平衡状態を保っている．動的平衡状態を維持するためには，タンパク質は食事から摂取しなければならない（図2.21）．

(4) タンパク質の代謝
a. アミノ酸の分解

アミノ酸の分解は絶食時，高タンパク食摂取時に亢進する．アミノ酸が糖質，脂質と異なる点は，その分子に窒素を含むことである．アミノ酸の分解はアミノ基（窒素）を取り除くことから始まり，その窒素は尿素，尿酸，クレアチニンに変換される．窒素が取り除かれたアミノ酸は炭素骨格（α-ケト酸）と呼ばれ，肝臓でブドウ糖，ケトン体，脂肪酸になって各組織においてエネルギーを供給する．

i) 脱アミノ反応

〈アミノ基転移反応〉

アミノ基転移酵素によって触媒される．α-ケトグルタル酸をアミノ基受容体としてα-ケト酸とグルタミン酸が生じる．この反応を受けるアミノ酸には，アラニン，ロイシン，イソロイシン，バリン，チロシン，フェニルアラニン，トリプトファン，システイン，アスパラギン酸，アスパラギン，アルギニン，リシンがあ

る．アミノ基転移酵素にはAST（アスパラギン酸アミノトランスフェラーゼ），ALT（アラニンアミノトランスフェラーゼ）があり，臨床においては肝機能評価にも用いられる．

$$\text{アスパラギン酸} + \alpha\text{-ケトグルタル酸} \xrightarrow{\text{AST}} \text{オキザロ酢酸} + \text{グルタミン酸}$$

〈酸化的脱アミノ反応〉

アミノ基が遊離のアンモニアとして放出される．この反応を受けるアミノ酸にはグルタミン酸がある．

$$\text{グルタミン酸} + \text{NAD(P)} + \xrightarrow{\text{グルタミン酸デヒドロゲナーゼ}} \alpha\text{-ケトグルタル酸} + \text{NAD(P)H} + \text{H} + \text{アンモニア}$$

〈非酸化的脱アミノ反応〉

酸化によらない脱アミノ反応．この反応を受けるアミノ酸にはヒスチジン，セリンがある．

$$\text{ヒスチジン} \xrightarrow{\text{ヒスチダーゼ}} \text{ウロカニン酸} + \text{アンモニア}$$

$$\text{セリン} \xrightarrow{\text{セリンヒドラターゼ}} \text{ピルビン酸} + \text{アンモニア}$$

ii) α-ケト酸の代謝

アミノ酸からアミノ基を取りはずされたα-ケト酸は，最終的には解糖系メンバー，アセチルCoA，TCAサイクルメンバーとなり，二酸化炭素と水に分解されるとともにエネルギーを生成する．アミノ酸の種類によって，TCAサイクルメンバーやピルビン酸になるものと，アセト酢酸やアセチルCoAになるものがある．前者を糖原性アミノ酸，後者をケト原性アミノ酸という．イソロイシンはアセチルCoAとサクシニルCoAを生じるので，ケト原性でもあり糖原性でもある．

b. 尿素サイクル

アミノ酸から種々の脱アミノ反応によって遊離されたアンモニアは毒性が高く，痙攣，昏睡など脳症状を呈する高アンモニア血症の原因となることから，除去，解毒しなければならない．各組織で生成したアンモニアとα-ケトグルタル酸からはグルタミン酸が生じ，さらにグルタミンに変化して血液を介し肝臓に移送され

る．グルタミンからグルタミン酸をはずして生じたアンモニアは，尿素サイクル（オルニチン回路）により毒性の低い尿素に変換され，腎臓から尿中に排泄される．尿素サイクルは肝臓のミトコンドリアと細胞質で行われる．アンモニアと二酸化炭素から生成したカルバモイルリン酸とオルニチンが反応して，シトルリン，アルギニン，オルニチンの代謝サイクルが形成され，その間に尿素を産生する．

c. 非必須アミノ酸の合成

糖質，脂質代謝の中間代謝産物のなかには，主としてグルタミン酸のアミノ基が転移した非必須アミノ酸がある．

アミノ酸からは生体成分がつくられる．

i) アミン類の合成

GABA（γ-アミノ酪酸）はグルタミン酸から，ヒスタミンはヒスチジンから，セロトニンはトリプトファンから，ノルアドレナリン，アドレナリンはチロシンから，DOPA（ジヒドロキシフェニルアラニン）はドーパミンを経て合成される．

ii) クレアチンリン酸の合成

アルギニン，グリシン，メチオニンから合成され，筋肉，その他の組織で貯蔵エネルギーとなり，クレアチニンに変化して腎臓から排泄される．

iii) ヘムの合成

ヘムを構成するピロール環は，グリシンとサクシニル CoA から合成される．

(5) タンパク質の合成

遺伝子である DNA（デオキシリボ核酸）の塩基配列（アデニン：A，チミン：T，グアニン：G，シトシン：C）は，タンパク質のアミノ酸配列，タンパク質の合成量，合成される細胞や組織の情報を有している．次の過程を経てタンパク質は合成される．

i) DNA の複製

核内において DNA の二重らせんがほぐれ，おのおのの鎖に相補的な鎖が合成されることにより，元の DNA が複製される．

ii) RNA への転写

DNA の塩基が A であれば mRNA の塩基は U（ウラシル），同様に T であれば A，G であれば C，C であれば G となる．mRNA の 3 個の塩基配列をコドンといい，アミノ酸 1 個を決定する．DNA 情報を mRNA が受け取って細胞質から送り

出され，タンパク質合成の場であるリボソームに結合する．tRNA は mRNA のコドンと相補的に結合するアンチコドンを有する．mRNA のコドンを解読して対応するアミノ酸を転移し配列することにより，ペプチド結合が形成される．この過程を繰り返すことにより，ペプチド鎖は延長する．終止コドンにくると，終結因子によってペプチド鎖が tRNA から切り離され，タンパク質は合成される．

(6) 人体構成成分とタンパク質
① 酵素──生体内における化学反応の触媒
② 筋肉──筋肉の収縮，弛緩を行うアクチンとミオシン
③ 骨──骨と骨の結合役であるコラーゲン
④ ヘモグロビン──酸素の運搬を行う血色素
⑤ ホルモン──生体機能の調節作用
⑥ 免疫物質──異質タンパク質の体内進入による防御反応のための抗体
⑦ 遺伝子の構成成分── DNA，RNA を構成するアデニン，グアニン，チミン，シトシン，ウラシルはアスパラギン酸，グリシン，グルタミンなどから合成される．
⑧ 体液の調節因子──タンパク質は分子量が大きいため細胞膜を通過することができず，細胞膜に浸透圧をかけ細胞間の水分子の流れを調節する．
⑨ 体液の酸アルカリ平衡──体液の pH の変化を防ぐために，タンパク質やミネラルが緩衝剤として作用する．
⑩ アミノ酸由来の生体成分──ドーパミン，アドレナリン，ノルアドレナリンはフェニールアラニン，チロシンから，セロトニン，メラトニンはトリプトファンから，ヒスタミンはヒスチジンから，グルタチオンはグルタミン酸，グリシン，システインから，タウリンはメチオニン，システインからつくられる．

2.8.4 糖質，脂質，タンパク質代謝の相互関係

糖質，脂質，タンパク質の代謝が相互にかかわりあって，エネルギーおよび体構成成分の産生を行っている．エネルギー産生において糖質はブドウ糖にまで消化され，解糖系にてピルビン酸，アセチル CoA を経て TCA サイクルに入る．中性脂肪はグリセロールと脂肪酸にまで消化され，脂肪酸は β 酸化を経てアセチル

2.8 各栄養素の消化・吸収・代謝

CoA に，グリセロールもアセチル CoA に変換され TCA サイクルに入る．タンパク質はアミノ酸にまで消化され，アミノ基を切り離した炭素骨格は，ピルビン酸，アセチル CoA，TCA サイクルの中間代謝産物に導入される．糖質，脂質，タンパク質代謝は，アセチル CoA を共通の中間体として TCA サイクルによりエネルギーを産生する．体構成成分の合成においてブドウ糖からグリセロールができ，アセチル CoA を経て脂肪酸が合成され，グリセロールに結合して脂肪になる．アミノ酸は TCA サイクルメンバーに変換し，糖新生によりブドウ糖を合成する．

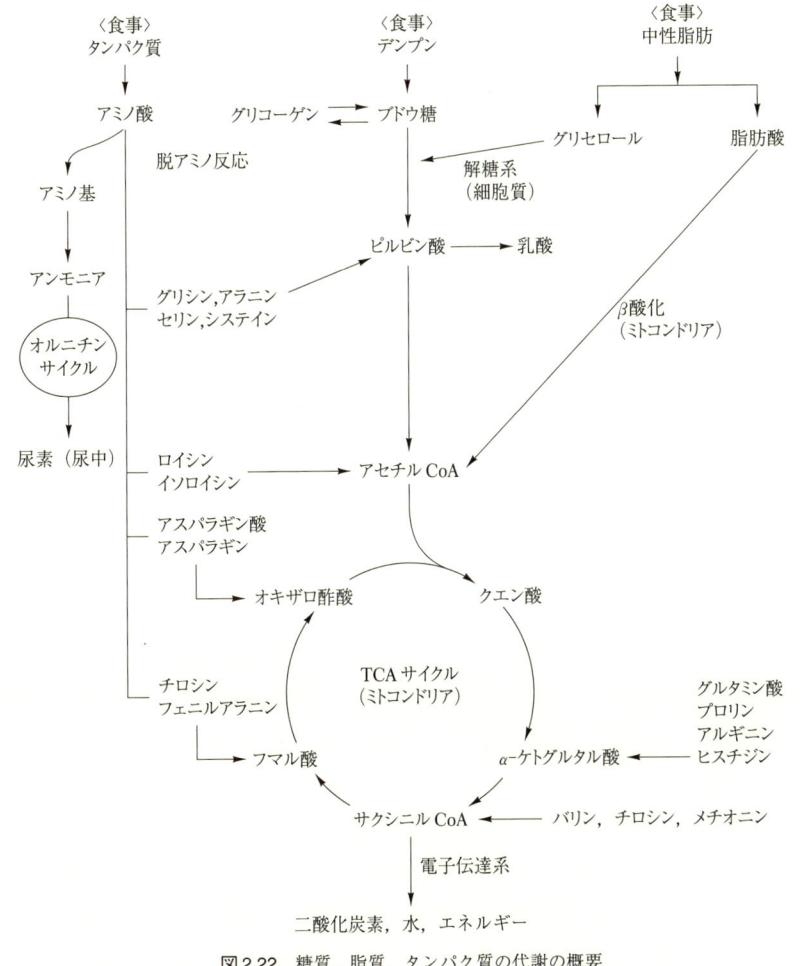

図2.22 糖質，脂質，タンパク質の代謝の概要

糖代謝の中間代謝産物から非必須アミノ酸が生成される．アセチル CoA に変換するアミノ酸は脂肪酸，ケトン体を合成する．体構成成分の合成においても TCA サイクルを中心に相互変換される（図 2.22）．

2.9 無機質

2.9.1 無機質の吸収

無機質は小腸で吸収されるが，不溶性の化合物をつくるため吸収されにくく糞便にそのまま排泄されることが多い．しかし，ナトリウム，カリウム，塩素についてはイオン化しているため，摂取した分だけ容易に吸収される．また吸収に担体を必要とする無機質は，担体量が吸収量を決定する．吸収機構のうえで銅と亜鉛，コバルトと鉄，銅とモリブデン，銅とカドミウム，カルシウムとカドミウムなどのように拮抗し合うものもある．

2.9.2 無機質の体内動態

無機質は，タンパク質と結合した形で血液を介し各臓器に移送される．無機質の排泄は，胆汁，消化液，上皮細胞剝離など，消化管や腎臓を介して糞便や尿から，または皮膚から行われる．

2.9.3 各無機質の吸収・代謝

(1) カルシウム

a. 吸収

カルシウムの吸収は十二指腸において行われ，受動輸送（拡散）とカルシウム結合タンパク質の存在下で行われる能動輸送の二つの経路がある．同時に，摂取する食物成分が吸収に影響を及ぼすが，吸収率の平均は 30〜50 % である．吸収を促進する食物成分としては，タンパク質，乳酸，クエン酸，ビタミン D があり，吸収を阻害する食物成分としては，シュウ酸，フィチン酸，脂肪酸がある．また，生体の需要に応じても調節されている．例えば，カルシウム摂取量が長期にわたり低下している場合や，成長期，妊婦期，授乳期では能動輸送系でカルシウム吸収が行われ，吸収効率は高まり，尿，糞便への排泄が低下する．一方，カルシウ

ム摂取量が十分または過剰なときは，拡散による受動輸送が行われ，吸収効率は低く，排泄量が増加する．

b. 吸収後の行方

活性型ビタミンD（1,25-ジヒドロキシビタミンD_3），副甲状腺ホルモン（パラトルモン），甲状腺ホルモン（カルシトニン）などのホルモンが小腸，腎臓の尿細管，骨に作用することにより，血清カルシウム濃度は9.2〜11.0 mg/dLに保たれている．血清カルシウム濃度が低下すると，活性型ビタミンDが関与した小腸におけるカルシウムの吸収促進，骨の破骨細胞の活性化による骨の吸収促進（骨からのカルシウム動員），腎臓の遠位尿細管におけるカルシウムの再吸収促進，およびパラトルモンが関与した破骨細胞の活性化による骨の吸収促進，および腎臓の遠位尿細管におけるカルシウムの再吸収促進，腎臓の近位尿細管における活性型ビタミンDの産生増加により，血清カルシウム濃度を上昇させる．一方，血清カルシウム濃度が上昇すると，カルシトニンが関与した破骨細胞の活性抑制による骨の吸収低下，骨芽細胞の活性化による骨の形成促進（骨へのカルシウムの沈着）によって，血清カルシウム濃度を減少させて一定に保っている（図2.23）．

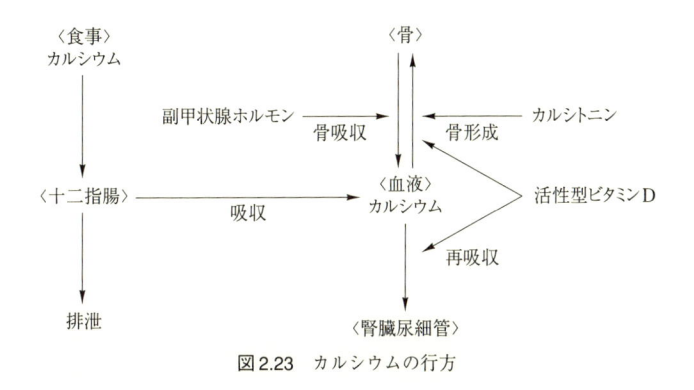

図2.23 カルシウムの行方

c. 生体内での機能

成人の体内には約1.3 kgのカルシウムが含まれている．そのうち99％が骨，歯に，1％が細胞内に，0.1％が血液中に存在し，①骨，歯など硬組織成分 ②血液凝固因子 ③神経・筋肉の機能維持 ④酵素の賦活作用 ⑤免疫機能などにおいて重要な役割を演じている．

(2) 鉄

a. 吸収

鉄の吸収は十二指腸において行われ，吸収率は約 20〜30 % である．動物性食品に多く含まれるヘム鉄は，十二指腸においてタンパク質部分が分解されヘム鉄となり，小腸粘膜細胞内にそのまま吸収される．一方，野菜，穀物，鶏卵，乳製品に多く含まれる非ヘム鉄は，3価であるため吸収することができない．そこで，胃酸による酸性条件下でビタミンCなどの還元物質により2価にすることで，小腸粘膜細胞に存在する2価の鉄に対する特異的な輸送担体とともに吸収される．このように，非ヘム鉄の吸収率は同時に摂取する食物成分の影響を受ける．吸収を促進する食物成分として動物性タンパク質，ビタミンCがあり，吸収を抑制する食物成分としてフィチン酸，タンニン，シュウ酸，食物繊維がある．また貧血時は鉄の要求度が高いため，吸収率は高くなる．女性は生理による鉄損失（出血）があるため鉄欠乏を起こしやすく，男性に比べ吸収率は高い．

b. 吸収後の行方

吸収されたヘム鉄は，ヘム開裂酵素の作用によって鉄とビリベルジンに分解される．鉄は細胞内鉄担体であるモビルフェリンにより細胞内に運ばれ，鉄の一部はフェリチンとして小腸粘膜細胞に存在するが，大部分の鉄はトランスフェリンとなって血中を移動し（血清鉄），骨髄において赤血球のヘモグロビン合成に用いられる．赤血球の寿命は120日間であり，老化した赤血球は脾臓において処理を受ける．ヘモグロビンはビリルビンと鉄に分離し，鉄は血清鉄として再利用さ

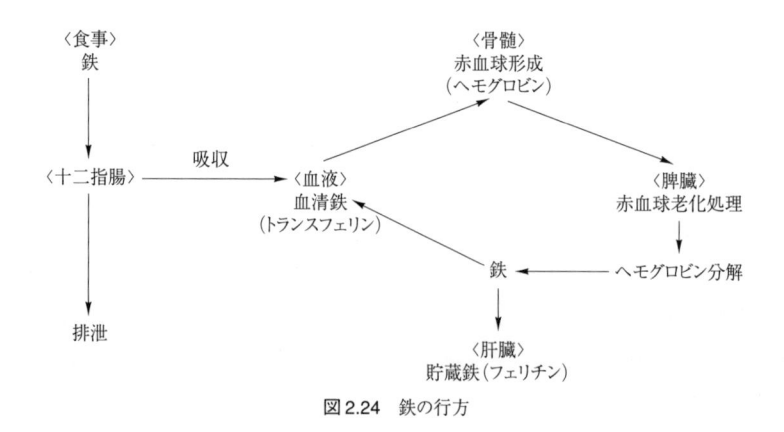

図 2.24 鉄の行方

れる．鉄に余裕がある場合は，肝臓においてフェリチンとして貯蔵される（貯蔵鉄）．また，鉄はトランスフェリンとして細胞外液中に存在しているため，皮膚，尿，糞便を介しての排泄は少なく，主として上皮細胞剥離や月経出血で鉄が失われる（図2.24）．

c. 生体内での機能

成人の体内には，成人男子で4g，成人女子で3.5gの鉄が含まれている．そのうち60〜70％がヘモグロビン，10％がミオグロビン，20％がフェリチンとして存在し，①酸素の運搬体（ヘモグロビン），②筋肉の成分（ミオグロビン），③貯蔵（フェリチン），④酵素の成分などとなっている．

(3) マグネシウム

a. 吸収

マグネシウムの吸収は空腸と回腸で行われ，能動輸送と受動輸送の二つの経路をもっている．吸収部位のマグネシウム濃度が低濃度（40 mg/L）では能動輸送，高濃度（240 mg/L）では受動輸送で吸収される．吸収率は30〜50％であるが，これはマグネシウム摂取量によって大きく異なる．また，同時に摂取する食物成分も吸収率に影響を及ぼし，タンパク質，糖質，ナトリウム，ビタミンDは吸収を促進するが，大量の脂肪酸，カルシウム，リンは抑制する．

b. 吸収後の行方

小腸で吸収されたマグネシウムのほとんどが腎臓を介して尿中に排泄される．糞便中への排泄は全排泄量の1〜2％である．腎臓の糸球体で濾過され，そのほとんどが尿細管で再吸収される．尿細管での再吸収は，副甲状腺ホルモン，カルシトニン，バゾプレッシン，グルカゴンなどで促進される．

c. 体内での機能

成人の体内には，24gのマグネシウムが含まれている．そのうち60〜65％が骨，27％が筋肉，6〜7％がその他の組織，1％が細胞外液に存在し，①酵素の賦活剤，②神経伝達，③遺伝情報伝達，④筋肉の収縮，⑤体温，血圧の調節，⑥循環器疾患の予防などの機能を有する．

(4) 銅

a. 吸収

銅の吸収は，摂取した銅と胆汁中に分泌される銅が混じり合い，十二指腸上部

にて行われ，その吸収率は 30～50％である．銅の吸収は摂取量により調節される．摂取量が多い場合には吸収率が低下するので胆汁中への分泌を増加させ，また摂取量が少ない場合には吸収率が高くなるので胆汁中への分泌を減少させ体内の銅含有量を一定に維持している．銅の吸収は，亜鉛，カドミウム，水銀，コバルト，ニッケル，モリブデンと拮抗する．

b. 吸収後の行方

吸収された銅の一部は赤血球の成分になるが，ほとんどがアルブミンと結合し肝臓に運ばれ貯蔵される．各組織へは，セルロプラスミンとして血液を介して運ばれる．摂取した銅の 1～3％が尿中に排泄され，残り 97％は糞便中に排泄される．

c. 体内での機能

成人の体内には，70～100 mg の銅が含まれている．肝臓は銅の主な貯蔵組織であり，次いで脳，心臓，肺に多く含まれ，血液中には 1.1 mg/L が存在し，①酵素の成分にもなっており，②過酸化脂質増加防止，③結合組織の形成，④貧血防止，⑤メラニンの形成などの機能を有する．

(5) ナトリウム

a. 吸収

摂取したナトリウムは，ほぼ全量が小腸で吸収される．ナトリウムイオン（Na^+）として塩化物イオン（Cl^-）との共役輸送，水素イオン（H^+）との交換輸送，ブドウ糖やアミノ酸と担体との共役輸送の機構によって吸収され，各輸送には腸管の部位特異性がある．Na^+/Cl^-共役輸送は回腸，近位結腸に存在する．Na^+/H^+ 交換輸送は十二指腸，空腸に存在する．H^+ が運び込まれることによって腸管内が酸性化され，カルシウム，鉄がイオン化し，吸収可能となる．ブドウ糖やアミノ酸との共役輸送は十二指腸に存在する．

b. 吸収後の行方

吸収された Na^+ の 98％は，腎臓の糸球体における濾過と尿細管における再吸収を経て尿中に排泄される．尿細管における再吸収は受動輸送と能動輸送の二つの機構によって行われ，能動輸送にはブドウ糖やアミノ酸の担体との共役輸送，Na^+/H^+ 交換輸送などがある．Na^+ 排泄量の調節にはレニン-アンジオテンシン-アルドステロン系，抗利尿ホルモン，副甲状腺ホルモン，心房性利尿ホルモン，

キニン-カリクレイン系，カルシトニンが関与している．

　c．体内での機能

　成人の体内には体重1kg当り1.4gのナトリウムが含まれており，そのうち43％が骨，55％が細胞外液，2％が細胞内液に存在し，①浸透圧の維持，②酸塩基平衡の調節，③神経の伝達，④筋肉の収縮，⑤糖やアミノ酸の吸収などの機能を有する．

2.10　ビタミン

2.10.1　ビタミンの吸収

　脂溶性ビタミンは，脂質の吸収とほぼ同じである．吸収の前段階として胆汁酸塩とミセルを形成し，小腸粘膜上皮細胞の微絨毛において受動輸送によって吸収される．胆汁酸塩がない場合には，脂溶性ビタミンの吸収は低下する．水溶性ビタミンは，小腸粘膜上皮細胞の微絨毛において単純拡散，促進拡散，能動輸送により吸収される．

2.10.2　ビタミンの吸収後の行方

　脂溶性ビタミンは，吸収後タンパク質と特異的に結合した後，カイロミクロンに取り込まれ，乳び管，リンパ管を経て鎖骨下大静脈に送られ，肝臓や標的組織に供給される．水溶性ビタミンは，吸収後タンパク質と特異的に結合し門脈を経て血液中に移行する．コレステロール合成の前駆体である7-デヒドロコレステロールは皮下で合成され，紫外線の照射によってビタミンDに転換される．さらに，ビタミンDは肝臓や腎臓において活性型に変換する．また，ビタミンB群は補酵素型に変換する．ナイアシンは必須アミノ酸であるトリプトファンから体内で合成される．脂溶性ビタミンは，胆汁酸塩と結合して小腸へ輸送され糞便に，水溶性ビタミンは尿中に排泄される．

第2章　基礎としての栄養生理学

2.10.3　各ビタミンの吸収・代謝

(1)　ビタミンA

a.　吸収

ビタミンA（レチノール）の供給源には，動物性食品に含まれるレチニルエステルと植物性食品に含まれるβ-カロテンがあり，これらの吸収機構は異なっている．レチニルエステルは小腸粘膜上皮細胞の微絨毛にあるビタミンA水解酵素により水解され，遊離のレチノールに変換し，受動輸送の機構で吸収される．β-カロテンは小腸粘膜上皮細胞の微絨毛から受動拡散により吸収される．

b.　吸収後の行方

β-カロテンは吸収後レチナール，レチノールと変換し，レチニルエステル由来のレチノールとともにレチノール結合タンパク質となり，さらにエステル化され，カイロミクロンに取り込まれ，リンパ管を経て血液を介し肝臓に貯蔵される．ビタミンAを必要とする標的臓器へは，肝臓から放出されたレチノールがレチノール結合タンパク質となって供給される．ビタミンAの吸収率は，脂肪を10g/日以上摂取している場合には80％以上である．また，β-カロテンの吸収率は30％であり，そのうち50％がレチノールに変換される．

c.　体内での機能

①網膜の桿状細胞のロドプシンの構成成分であり，明暗識別に関与したり，②成長，生殖，③細胞増殖，分化の制御，④免疫機能の維持に役立っている．

(2)　ビタミンD

a.　吸収

ヒトのビタミンDの供給源はビタミンD_3とビタミンD_2である．ビタミンD_3は皮下または肝臓でアセチルCoAから合成された7-デヒドロコレステロールが紫外線照射によって変換して生成したものである．一方，ビタミンD_2は植物性食品由来のものである．受動輸送にて吸収されるが，同時に脂肪の摂取が必要であり，食物繊維が多く脂肪摂取が少ない場合には，吸収率は低下する．

b.　吸収後の行方

吸収後は，ビタミンD結合タンパク質と結合してカイロミクロンに取り込まれ，リンパ管を経て血中を運搬され，標的臓器に供給される．肝臓と腎臓で水酸化さ

れ活性型に変換することによって，生理作用が発現可能となる．

　c．体内での機能

①小腸からのカルシウム，リンの吸収，②骨の石灰化の促進．

(3) ビタミンE

　a．吸収

ビタミンEには α-, β-, γ-, σ-など四つのトコフェロールの種類（型）が存在するが，食物からとるビタミンEには α-, γ-トコフェロールがあり，受動拡散により吸収され，吸収率は20～50％である．

　b．吸収後の行方

吸収後，タンパク質とともにカイロミクロンに取り込まれ，リンパ管を経て血中を移送され，標的臓器に供給される．脂質の消化，吸収障害がある場合はビタミンEの吸収も低下する．

　c．体内での機能

①腸管内や細胞内において，ビタミンA，カロテン，ビタミンC，多価不飽和脂肪酸などの栄養素の酸化，過酸化反応の防止，②生体膜の過酸化の防止．

(4) ビタミンK

　a．吸収

ビタミンKの供給源は，摂取した植物由来のものと腸内細菌によって合成されるものがある．摂取された植物由来のビタミンKは十二指腸，空腸において能動輸送により吸収される．吸収率は70～80％だが，食事中の脂質量の影響により10％にまで低下する．

　b．吸収後の行方

吸収後，カイロミクロンに取り込まれリンパ管を経て血中を介し，肝臓や標的細胞に運搬される．

　c．体内での機能

ビタミンK依存性タンパク質の合成過程における補酵素であり，血液凝固に関与している．

(5) ビタミン B_1

　a．吸収

食物中のビタミン B_1 には，肉類に含まれる遊離型のビタミン B_1 と3種類のリ

ン酸エステルが存在する．遊離型のビタミン B_1 は空腸においてそのまま吸収されるが，リン酸エステルは小腸で加水分解され，遊離型のビタミン B_1 となってから吸収される．吸収機構はビタミン B_1 の濃度によって異なり，低濃度では能動輸送により，高濃度では受動拡散により吸収される．

  b. 吸収後の行方

吸収後，リン酸化され，再度エステル型になる．ビタミン B_1 リン酸エステルはビタミン B_1 に変換され，さらに分解されて尿中または一部胆汁中に排泄される．

  c. 体内での機能

体内では3種類のリン酸エステルのうちチアミンピロリン酸が大部分を占め，糖代謝酵素（ピルビン酸脱水素酵素，α-ケトグルタル酸脱水素酵素）の補酵素として作用している．

(6) ビタミン B_2

  a. 吸収

食物中のビタミン B_2 は，フラビン酵素の補酵素誘導体として存在している．これらの誘導体は，吸収に先立ち加水分解を受け，ビタミン B_2 に変換され，小腸上部において Na^+ ポンプが関与した輸送機構により吸収される．ビタミン B_2 の摂取濃度に比例して吸収される．またアルコール摂取は，ビタミン B_2 の吸収とフラビン誘導体からビタミン B_2 への加水分解を低下させる．

  b. 吸収後の行方

吸収後，ビタミン B_2 はアルブミンやグロブリンと結合して各組織に輸送され，ビタミン B_2 からフラビン酵素の補酵素誘導体の合成は酵素的に行われる．

  c. 体内での機能

フラビン酵素の補酵素として電子伝達系の酸化還元反応を触媒する．

(7) ビタミン B_6

  a. 吸収

ビタミン B_6 は，腸内細菌によっても合成されるが，天然にはピリドキシン，ピリドキサール，ピリドキサミンと各々のリン酸エステルであるピリドキシンリン酸，ピリドキサールリン酸，ピリドキサミンリン酸として存在し，腸管で加水分解され，空腸において受動拡散により吸収される．

b. 吸収後の行方

吸収後,ビタミン B_6 は小腸で再度リン酸化され,赤血球やアルブミンと結合して血漿に取り込まれ,各組織へ移送される.

c. 体内での機能

ピリドキサールリン酸の型で,アミノ酸代謝に関係する酵素の補酵素として作用する.

(8) 葉酸

a. 吸収

葉酸は,サプリメントに含まれるプテロイルグルタミン酸型と,食物に含まれる複数のグルタミン酸に結合したポリグルタミン酸型として存在する.ポリグルタミン酸型の吸収は,小腸粘膜細胞の微絨毛に存在する酵素により加水分解された後,モノグルタミン酸型として能動輸送により吸収される.この過程は,pHや葉酸の濃度の影響を受け,腸管 pH が高い場合(最適 pH 5.0〜6.0)やサプリメントなどで葉酸を多量に摂取し高濃度になっている場合は,能動輸送での吸収が減少し,単純拡散により吸収される.吸収率は,ポリグルタミン酸型は 50 %だが,プテロイルグルタミン酸型は 90 %である.また,アルコールの多飲は吸収を阻害する.

b. 吸収後の行方

吸収後は,門脈を経て葉酸の最大貯蔵器官である肝臓に蓄積される.

c. 体内での機能

①グリシンからセリンの合成,②ヒスチジン代謝,③コリンの合成,④核酸成分の合成に関与している.

(9) ビタミン B_{12}

a. 吸収

摂取されたビタミン B_{12} は,唾液から分泌される R タンパク質と結合して十二指腸に移送され,膵臓由来のタンパク質分解酵素により R タンパク質とビタミン B_{12} に分解される.ビタミン B_{12} は腸管のアルカリ性環境下で,胃の幽門壁細胞より分泌する内因子と結合し,回腸に移送され,微絨毛において飲作用により吸収される.

b. 吸収後の行方

吸収後，ビタミン B_{12} は血漿中のコバラミンタンパク質と結合して各組織に移送される．

c. 体内での機能

アミノ酸代謝に関係する酵素の補酵素としての機能を有する．

(10) ビタミンC

a. 吸収

多くの動物はビタミンCの生合成が可能であるが，ヒト，サル，モルモットでは生合成できない．ビタミンCの吸収は，生合成可能な動物種と生合成不可能な動物種では異なる．

小腸粘膜上皮細胞の微絨毛において，生合成可能な動物種では受動輸送であるが，生合成不可能な動物種では能動輸送で吸収される．

b. 体内での機能

還元性があることから，①コラーゲンの合成，②チロシンの酸化，③発がん物質であるニトロソアミンの生成抑制，④コレステロールから 7α-コレステロールへの水酸化，⑤コレステロールの分解などの機能を有する．

2.11 食物繊維

2.11.1 食物繊維の消化・吸収

食物繊維はヒトの消化酵素では加水分解されないが，一部は消化管を移行して大腸に到達し，腸内細菌による発酵を受け分解される．

腸内細菌による分解率は食物繊維の種類によって異なり，セルロース粉末23％，グルコマンナン84～99％，ペクチン70～90％，寒天21～28％である．発酵の分解産物として，酪酸，プロピオン酸などの短鎖脂肪酸のほか，炭酸ガス，水素ガス，メタンガスなどを生じる．短鎖脂肪酸は吸収されエネルギー源として利用される．

2.11.2 食物繊維の体内での機能

食物繊維は，①膨潤性（水を吸収して容量を増大する性質），②ゾル形成能（水を吸収して粘性を増しゾルを形成する性質），③イオン交換能（陽イオンを結合する作用），④吸着性（有機化合物などを吸着する性質）があり，消化管の形態，機能に影響を及ぼす．

(1) 形態への影響

動物では，食物繊維の多い飼料を摂取すると消化管の長さや粘膜の重量が増加し，ヒトにおいても小腸絨毛が大きくよく発達していることが知られている．

(2) 機能への影響

a. 口腔

咀嚼回数が増えるため，唾液の分泌が多くなる．その結果，口腔内の食物が希釈され，歯垢の形成が減り，むし歯の予防につながる．また，咀嚼回数の増加は，満腹中枢を刺激するため，食事量が減りエネルギーの過剰摂取を防ぐ．

b. 胃

胃液，唾液の分泌量の増加により胃の内容物が増し，満腹感を得ることができる．

c. 小腸

胃から十二指腸への移動速度を遅くする．消化管内で吸水して膨潤し，体積を増すことによって，摂取した栄養素が希釈される．消化管内で栄養素の拡散を抑制し，コレステロールや胆汁酸を吸着する．

小腸におけるこれらの作用が栄養素の吸収を遅延させ，血糖上昇抑制や血清コレステロール低下作用を発現する．

d. 大腸

消化管の通過時間を短くし，発酵により生成される短鎖脂肪酸は，エネルギー源のみならず大腸に刺激を与えて排便を促す．また，食物繊維のもつ保水性により容積が増え，便の量が増加する．

ビフィズス菌などの善玉菌が増え，ウエルシュ菌などの有害菌が減少することにより，大腸内の環境を良好に保ち，発がん物質などの有害物質の生成を抑制し腸内環境を整える．

第 2 章　基礎としての栄養生理学

文献
1) 吉田　学・吉田　勉編著：基礎栄養学，医歯薬出版(2002)．
2) 荒井綜一：食品学総論，樹村房(2002)．
3) 中野昭一：栄養学総論 からだと栄養，医歯薬出版(1991)．
4) 糸川嘉則・柴田克己編：栄養学総論，改訂第 3 版，南江堂(2003)．
5) 五明紀春，他：アクセス 生体機能成分，技報堂出版(2003)．
6) 中坊幸弘，他：栄養学総論，講談社(2002)．

各論

第3章　タンパク質・ペプチド・アミノ酸 …*107*

第4章　脂質(油脂) ……………………*117*

第5章　ビタミン ………………………*189*

第6章　ミネラル ………………………*239*

第7章　タウリン ………………………*265*

第8章　アスタキサンチン ……………*289*

第9章　食物繊維 ………………………*309*

第3章 タンパク質・ペプチド・アミノ酸

3.1 水産食品のタンパク質

　魚介類を好む日本人が何種類の水産生物を食品としているか，全国で流通量が最も多い「東京都中央卸売市場年報」で調べてみると，魚介類と藻類をあわせて約200項目に分類されている．これは，流通している商品名に基づく類別であって，生物学的に類別されたものではない．例えば藻類では，年報中の塩干品は10品目あるが，日本全国海域の海藻をすべて含めれば約1 200種生息していると考えられており，そのなかで約70種を食用としている．水産動物においては，その生物種そのものの数がいまだ不確定であるため不明な点が多いが，魚類の種について推定すると，現生種推定20 000のうち日本人は約500種を食べているといわれている．これ以外にも，エビ・カニ，タコ・イカ，貝類を加えると，1 000種近くに及ぶことが推定される．

　われわれが通常食品としている種類は少ないが，日本人のタンパク質摂取量の約23 %（動物性タンパク質の約40 %）を水産食品に依存している．農産物の場合と同様に，長い年月をかけ，おそらく多くの犠牲をはらって安全な生物種を食物として選択してきたものと考えられる．このことから，水産食品中にも急性に作用する生物活性機能は存在しないと推定される．したがって，現在最も注目される食品研究領域の一つである生体調節因子の研究には，水産食品のタンパク質についても長期間の研究が必要であり，かなりの努力を伴うものと予想される．しかし，水産食品には数多くの疫学調査でさまざまな調節作用が示唆されていることから，新規因子の探求の価値は十分にあるものと考えられる．

　一方，水産物と農産物の最も異なる点は，その対象となる水産物原料のほとん

第3章 タンパク質・ペプチド・アミノ酸

どが今なお野生種であることである．研究対象とする種の同定，同種試料の入手は当然のことであるが，漁獲された海域や時期など種々の条件によって，その成分に変動がある．さらに，機能性物質の食物連鎖による移行あるいは蓄積の場合も考慮して，結果を解析する必要がある．通常，水産食品の場合は，内臓等はほとんど取り除き筋肉タンパク質を食品としているので，比較的穏やかな作用が想定される．

3.1.1 機能性タンパク質と機能性ペプチド[1],[2]

タンパク質は，生物の主要な構成成分であり，生体における種々の機能を維持・発現するために不可欠なものである．タンパク質のもつ生体内での機能である酵素，ホルモン，免疫などについて，生化学の進歩とともに膨大な知見が明らかにされてきた．1985年以降，分子生物学の飛躍的な進歩により[2],[4]，それらの知見が分子レベルで証明されるとともに，解析されたDNAシークエンスからはファミリー，スーパーファミリーとされる一連のタンパク質が生物間に共通の分子として機能していることが明らかにされてきた．その機能の主要な発現には，タンパク質内に配列する共通のアミノ酸配列部位（ペプチド）であることも明らかとなった．機能性の高いペプチドは，その活性部位を含むオリゴペプチドで作用をもたらすことが示されている．これらのことは，食餌性タンパク質が消化器においてオリゴペプチドに消化されて吸収され，生体内でさまざまな機能を発現する可能性を示唆している．

食品タンパク質から機能性ペプチドが遊離されて体内で作用することが明らかにされたのは1980年代後半である．化学構造が明らかにされていたβ-カゼインから遊離するペプチドにオピオイド機能が明らかにされた．β-カゾモルフィンと命名されたペプチドは，精神を沈静化・鎮痛作用，消化管の機能調整，腸の蠕動運動抑制による腸の消化・吸収を高め，血糖値の上昇を抑制することが明らかにされている[3],[4]．現在では，種々の食品からオピオイドペプチド，血圧調整ペプチド，免疫系調整ペプチドなど数多く明らかにされている．また，光学異性体の選択的合成研究やタンパク質への組み込み等の研究も進展してきており，ペプチド・タンパク質に生体機能を発現させ，積極的に生体機能調節に貢献する研究分野が開けつつある．

3.1 水産食品のタンパク質

水産食品のタンパク質においても摂食後に機能性を発現するためには，他の低分子水産食品成分と異なり数段階のステップを経なければならない．
① タンパク質に何らかの機能性ペプチドあるいは抑制性ペプチド配列がある．
② タンパク質が消化管内で消化され，適度な大きさの機能性ペプチドとして遊離し，機能性ペプチド配列がタンパク分解酵素等でペプチド結合が切断されない．
③ 消化管により吸収され体内へ移行する．
④ 消化管の細胞性免疫機構により異物として認識されない．

一般には，海獣類を除く水産動物である魚類のような下等動物の生理活性物質（ホルモン等）は，アミノ酸配列が高等動物の配列と部分的に異なる．高等動物のホルモン等のアミノ酸配列をもつペプチドは下等動物に対して機能を発現するが，下等動物のペプチドは高等動物に対して大きな作用のないことが示されている．

3.1.2 疫学調査と水産食品の循環器系調節因子

グリーンランダーの疫学調査で，彼らに虚血性心疾患の罹患率が非常に低いことが明らかにされ，先進国の人々に衝撃を与えたことは有名である[5),6)]．1985年"New England Journal of Medicine"の3編の論文はさらに衝撃を与えた．第一は，魚肉を1日30g以上摂取していた人では心臓病の死亡率が50％も低いこと，第二は，魚油を摂取すると炎症抑制効果があること，さらに第三には，魚油を使った食事により血中のトリアシルグリセロールおよびコレステロールの総量が低下することであった．これらの作用は，魚油に含まれる高度不飽和脂肪酸（PUFA）である n-3 脂肪酸の EPA および DHA に由来することも周知の事実となった[7)〜9)]．

水産動物，特に魚類を原料とした水産物の多くは，練り製品等に加工されて市場に流通している．水産動物に含まれる脂質である EPA や DHA は，酸化速度が速いことから，加工品中に存在すると製品の質の低下につながることが多い．そのために，加工工程において，水晒し等によって脂質成分を除くことになる．さらに，エキス成分も消失し，水産加工食品の主要な成分はタンパク質となる．

魚肉の機能性は PUFA によるところが大きいが，日本人が多量に摂取している

第3章　タンパク質・ペプチド・アミノ酸

魚類タンパク質の機能性についても知る必要がある．しかし，魚類のタンパク質・ペプチドの機能性に関する研究は少ないながらも，循環器系に与える影響について研究されているので紹介する．

3.2　血中コレステロール調節機能 [10]

コレステロールは体を維持するために必要な成分であり，哺乳動物では肝臓や小腸で生合成されている．食事由来のコレステロールが入ると肝臓での生合成が抑制されることにより，血中コレステロール含量は調節されている．しかし，実際にはもっと複雑に調節されている．多量の肉類，乳製品，卵製品を摂取すると血中コレステロール含量が上昇する．したがって，これらを多く食べる欧米諸国型食生活では，調節能力が乱れ，慢性的にコレステロール含量が上昇傾向となり，ひいては動脈硬化や高血圧症を引き起こしやすくなると考えられている．そこで，調節作用の研究では，幼児期からの影響を見るために，離乳直後のラットを用いて魚類タンパク質の予防効果が次のような実験から調べられている．

3.2.1　食餌性魚タンパク質によるラットの血中コレステロールの変化 [11],[12]

脂質含量の多い魚肉などから水分を除いた成分の約40％は脂質，約55％はタンパク質なので，筋肉部を採取し沸騰水中で20分間加熱し，冷却後，チョッパーで細切りし，エタノールで3回抽出してエキス成分を除いた．次に，ヘキサン-エタノール混液で3回脱脂した．風乾した後，凍結乾燥し細粉してタンパク質の乾燥粉末を作成しラットの食餌性タンパク源とした．

実験動物として離乳直後のウイスター系ラット雄（約50 g）をコレステロール無添加カゼインタンパク食で1週間馴致し本実験に使用した．血漿総コレステロール濃度の経時変化を調べるために，飼料組成としてカゼイン，マグロタンパク質食それぞれにコレステロール1％，胆汁酸0.5％を含むコレステロール負荷飼料群と無負荷群を設け2週間，体重の10％制限給餌法で飼育した．尾部静脈から50～70 μLずつ採血し，血中の濃度を測定した．その結果，図3.1に示すように血漿中の総コレステロール濃度は，カゼイン-コレステロール負荷食で徐々に上昇し，4日目以降にほぼ最大となった．マグロ筋肉タンパク質食群では，負荷

3.2 血中コレステロール調節機能

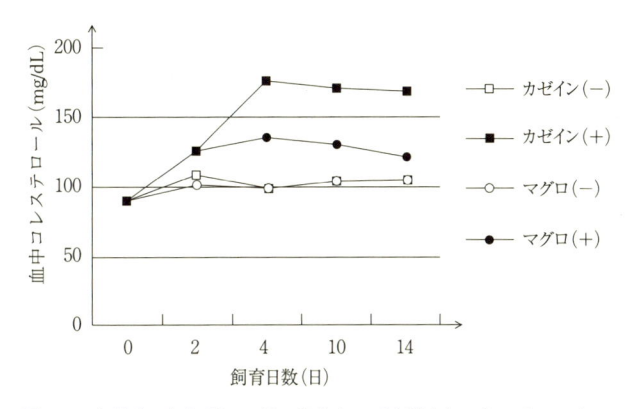

図3.1 カゼインならびにマグロ筋肉タンパク質食にコレステロールを負荷（＋）したときのラット血中コレステロール濃度の変化

後2日目より上昇抑制作用が認められた．また，負荷しない場合では有意の差は認められなかった．マグロ以外の魚の筋肉タンパク質でも，ほぼ同様の上昇抑制作用が認められた．

食餌性脂質（12％）の種類によってコレステロールの吸収に差があることが知られていることから，ラットの食餌性脂質をラードならびにコーン油にしてカゼイン-コレステロール負荷食およびマグロ-コレステロール負荷食で比較してみた．脂肪の種類に関係なく，血中コレステロール濃度は同程度にマグロ筋肉タンパク質食で抑制された．そこで，その後は試験餌料の脂質組成として欧米諸国のレベルである植物性と動物性脂質の比を2：1にして実験系を組むことにした．

次に，マイワシ筋肉タンパク質とカゼインタンパク質を用いて同様の飼料を作成し，自由摂餌法で飼育し，試験飼育7日目および14日目に8時間および30時間の絶食後の血中コレステロール濃度を比較し作用の持続性を調べたところ，マイワシ筋肉タンパク質についてもマグロのそれと同様に血中コレステロール濃度はカゼインのそれと比べて有意に抑制されていた．また，マイワシ筋肉タンパク質の調節作用は30時間絶食させた後でも認められた．

3.2.2 食餌性魚タンパク質による血中脂質濃度および肝臓脂質含量の変化

飼育実験条件をさらに厳密にするために，餌料中のタンパク態窒素含量を28.5 (g/kg，餌料)，亜鉛含量を25ppmに統一し，照度を10：00 〜 17：00（7時間）ま

でを明，17:00～10:00（17時間）までを暗とし，体重の12％制限食を暗状態で与えた．このような条件でカゼイン，マイワシおよびマイワシ筋肉タンパク質相当アミノ酸混合飼料を作成し，14日間飼育試験をした．飼育後11時間絶食させた後，腹部大静脈より採血し，血中脂質濃度の変化を調べた．コレステロール負荷での血漿総コレステロール濃度は，カゼイン＞マイワシ筋肉タンパク質相当アミノ酸＞マイワシ筋肉タンパク質，の順であった．他に，リン脂質含量にも有意な差が認められ，カゼイン，マイワシ筋肉タンパク質相当アミノ酸＞マイワシ筋肉タンパク質であった．また，血清中のLDL様リポタンパク質含量はコレステロール負荷によりいずれも上昇したが，マイワシ筋肉タンパク質でカゼインより有意に低下していた．

一方，マイワシ筋肉タンパク質相当アミノ酸による血中コレステロール濃度はマイワシ筋肉タンパク質と等価ではなく，むしろ有意に上昇した．このことは，調節作用の発現には何らかのペプチド性の構造が必要なことを示唆している（図3.2）．また，生理食塩水で血液を除いた肝臓中の脂質含量を測定したところ，総脂質，総コレステロール，トリアシルグリセロールおよびリン脂質は，コレステロール負荷により増加した．しかし，マイワシ筋肉タンパク質を摂取したラットでは，負荷群および負荷しない群の間に有意な差は見られなかった．

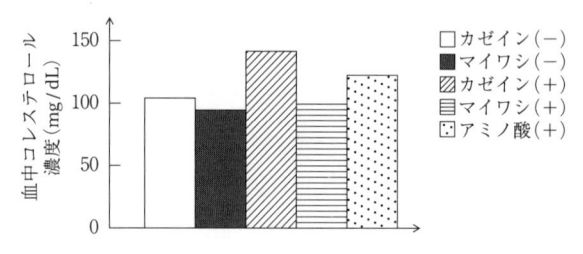

図3.2 カゼイン，マイワシ筋肉タンパク質，マイワシタンパク質相当アミノ酸配合食にコレステロールを負荷(+)したときのラット血中コレステロール濃度

3.2.3 食餌性魚タンパク質による糞中コレステロールおよび胆汁酸含量の変化

糞中の胆汁酸を定量することから，飼料中の胆汁酸を除いて上記と同様の飼料組成で飼育実験を行った．7日間同様に飼育した後，コレステロール負荷群ではカゼインおよびマイワシ筋肉タンパク質飼料をそれぞれ交換し，合計21日間飼

育して，餌料の交換による変化を調べた．糞は7日目および21日目前の2日分を採取して，凍結乾燥した後，粉体にして2日分を混合し，排出コレステロールおよび胆汁酸含量を定量した．その結果，7日目に排出された総コレステロール含量はマイワシ筋肉タンパク質―負荷食群がカゼイン―負荷食群に比べて有意に増加していた．その内容を見ると，遊離のコレステロールでは差はなく，コレステロールエステルの含量に有意差が認められた．また，胆汁酸含量を負荷群で比較してみると，7日目では有意差はない．しかし，21日目においては，カゼイン食群がマイワシ筋肉タンパク質群に対して有意に増加していた．

以上の結果，魚タンパク質をラットに与えることにより，ラット血中コレステロールの上昇を抑制することが明らかとなった．

3.2.4 ラット摘出血管の収縮反応試験

飼育実験終了後11時間絶食させ，エーテル麻酔下で開腹し胸大動脈を摘出した．摘出した胸大動脈は，タイロード緩衝液（pH 7.4）中で周囲組織を除いた後，らせん状片としマグヌス管中（37℃，$O_2:CO_2 = 95:5$）で，ノルエピネフリン（NA），KCl，セロトニンならびにプロスタグランジン（$PGF2\alpha$）に対する収縮反応を記録し，各濃度における有意差検定を行った．飼育後コレステロールを負荷しないラットの胸大動脈状片の各種収縮試薬に対する収縮反応を調べたところ，血管の部位による差や餌料による差は認められなかった．コレステロールを負荷したラットの胸大動脈状片の収縮反応では，マイワシ筋肉タンパク質群におけるノルエピネフリン収縮反応のみが抑制された．マイワシ筋肉タンパク質食が，血管の最大収縮力を抑制していることから，血圧あるいは血管平滑筋，神経伝達物質受容体に何らかの影響を与えていることが示唆された．

コレステロールの生体内での調節は非常に複雑であり，肝臓と小腸での生合成の制御，肝臓でのコレステロールから胆汁酸への生合成の制御ならびに小腸での吸収，血中リポタンパク質の動態とコレステロールの組織との交換，コレステロールと胆汁酸の排出等，まだ不明なところも多い．また，高コレステロール血症から動脈硬化の発症や促進に関連した因子も，風土環境，食習慣，嗜好品，生活習慣，遺伝素質，代謝異常，内分泌異常，血液成分異常，血管作動因子，循環器異常，感染・免疫異常あるいはそれ以外のさまざまな因子によって誘導されると

考えられている.いずれにしても,魚介類のタンパク質には,人の循環器系を正常に調節する機能性を発現する配列が認められる.これら水産食品成分の調節作用の研究は新しい研究分野のみならず,日本人が長く続けてきた食生活の再評価とも考えられる.

3.3 ペプチド

3.2.1～3.2.4で示した例のように,魚の筋肉タンパク質を餌料として与えたときの作用を検証し,循環器系に対する機能性が認められたが,分子量の大きいタンパク質が直接作用する可能性はないと推察され,消化酵素により筋肉タンパク質が分解されて産生したペプチドが機能を発現したと考えられる.

一方,積極的に生体内の消化酵素と同等の条件で魚タンパク質を分解し,消化物の中の抗高血圧成分に関する研究が報告されている.特に,レニン・アンジオテンシン系のアンジオテンシン変換酵素(ACE)阻害活性を指標にして,血圧上昇抑制性ペプチドの構造が決定されている.その一つは,キハダマグロ筋肉のグリセリルアルデヒド-3-リン酸デヒドロゲナーゼ由来のオクタペプチド Pro-Thr-His-Ile-Lys-Trp-Gly-Asp である.このペプチドはウシ肺 ACE を IC50 0.9 μM で阻害し,阻害様式も新しいと考えられている[13].また,キハダマグロ血合肉からペプチドのアミノ酸配列を決定したところ,その配列は Val-Trp-Ile-Gly, Ile-Phe-Gly, Leu-Thr-Phe, Ile-Phe で,阻害活性はそれぞれ 110, 2210, 330, 70 μM であった.また,イワシ筋肉から Leu-Lys-Val-Gly-Gly-Lys-Gln-Tyr ならびに His-Gln-Ala-Ala-Gly-Trp および Tyr-Lys-Ser-Phe-Ile-Lys-Gln-Tyr-Pro-Val-Met の3種のペプチド構造が明らかにされている[14]～[16].これら以外にも抗高血圧活性が数多く認められることから,このような生理機能を保持したペプチドがさらに明らかにされるものと考えられる.また,脱脂したオキアミ肉で脳卒中ラット(SHRSP)を飼育すると有意に血圧の上昇が抑制されることから,オキアミ肉をペプシンおよびトリプシン消化酵素で分解し,ACE 阻害活性を指標にして,Lys-Leu-Lys-Phe-Val のペプチドの構造が決定された.これらの結果は,化学合成したペプチドで再現性が確認されている[17]～[19].

3.4 アミノ酸関連化合物（海藻由来機能性）

日本人は海藻を食べる数少ない民族で，古くから体調調節作用があることが言い伝えられている．海藻エキス成分にも循環器系に作用するものがかなりある．コンブ・マツモ・セイヨウハバノリ等からベタインの一種であるラミニン[20),21)]，紅藻類ヒトエグサ，アサクサノリからのβ-ホモベタインとその誘導体は血圧降下作用を示す[22),23)]．水産生物に広く分布しているタウリンは血中コレステロール低下作用および血圧安定化作用をもつ物質としてよく知られており，第7章で詳しく解説されている．

アミノ酸の中でグリシン，グルタミン酸，γ-アミノ酪酸（GABA）は，動物の神経伝達物質として機能しているが，食事に含まれるこれらのアミノ酸が摂取されても，通常の濃度においては影響を示さない．コンブのうま味成分として明らかにされたグルタミン酸は，調味料として広く利用されているが，比較的多く使用された場合には，中華料理店において発生する「チャイニーズ・レストラン・シンドローム」を引き起こす．γ-アミノ酪酸（GABA）は，水産生物を含む動植物界に広く分布しているアミノ酸の一種である．哺乳動物の脳神経系で作用する神経伝達物質である．脳の血流・酸素供給量の増加，脳細胞の代謝機能亢進に関与する．臨床では，すでに脳卒中後遺症，脳動脈硬化症などによる頭痛，耳鳴り，記憶障害，意欲低下などの改善策として使われている．また，抗利尿ホルモンの

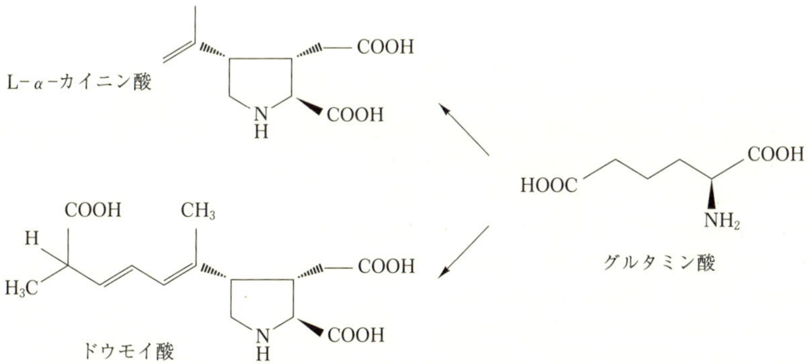

図3.3 グルタミン酸関連化合物

第3章 タンパク質・ペプチド・アミノ酸

分泌を抑制し，利尿作用を活性化して，過剰塩分の排泄に関与する．血圧が下がり高血圧の予防にもつながるとされている．

一方，海藻マクリ（カイニンソウ）等から得られるグルタミン酸誘導体のカイニン酸[24),25)]は，駆虫作用があり広く利用されていた．紅藻ハナヤギ等に蓄積されるドウモイ酸[26)]は殺虫作用があり，人に健忘症を引き起こす有毒物質であるので注意が必要である（図3.3）．

文献

1) 桐山修八，荒井綜一：ペプチド栄養，北海道大学図書刊行会(1990)．
2) 荒井綜一：機能性食品の研究，学会出版センター(1995)．
3) 吉川正明：食品機能研究法，pp.106-108，光琳(2000)．
4) 吉川 正明：ミルクの先端機能，弘学出版(2003)．
5) Bang, H. O. : *Lancet*, **1**, 1143(1971).
6) Nelson, M. A. : *Geriatics*, **27**, 103(1972).
7) Von Lossonczy, T. O., et al. : *Am. J. Clin. Nutr.*, **31**, 1340(1978).
8) Needleman, P., et al. : *Proc. Natl. Acad. Sci.*, **76**, 944(1979).
9) Hamilton, D. V., et al. : *Acta Med. Scand.*, **208**, 337(1980).
10) 菅野道廣，川崎晃一：食と健康Ⅰ，日本栄養・食糧学会(1996)．
11) 芦田勝朗：食品工業，**36**, 27-32(1993)．
12) 芦田勝朗：研究成果293, 50-56, 農林水産技術会議事務局(1994)．
13) Kohama, Y. : *Biochem. Biophys. Res. Commun.*, **155**, 332-337(1988).
14) 河村幸雄：化学と生物，**27**, 766(1989)．
15) 河村幸雄：食品工業，**33**(2), 20(1990)．
16) 受田浩之：日本農芸化学会誌，**66**, 25-29(1992)．
17) 吉川正明：医学のあゆみ，**180**(6), 378-379(1997)．
18) 吉川正明：*BIO Clinica*, **11**, 819-823(1996)．
19) 吉川正明：*FOOD Style* 21, **4**(4), 69-71(2000)．
20) 竹本常松，他：薬学雑誌，**84**, 1176-1179(1964)．
21) 安藤襄一，他：日本薬理学雑誌，**62**, 60-61(1966)．
22) Abe, S., Kaneda, T. : 日本水産学会誌，**39**, 383-389(1973)．
23) Abe, S., Kaneda, T. : 日本水産学会誌，**39**, 391-393(1973)．
24) 村上信三，他：薬学雑誌，**73**, 1026-1028(1953)．
25) 村上信三，他：薬学雑誌，**74**, 560(1954)．
26) 醍醐皓二：薬学雑誌，**79**, 365-360(1959)．

第4章　脂質（油脂）

　魚介類等の脂質（油脂）は，他の食用油脂にはほとんど含まれていないn-3系高度不飽和脂肪酸（n-3 highly unsaturated fatty acid；n-3 HUFA）を比較的多く含有している．このn-3系高度不飽和脂肪酸の主なものは，ドコサヘキサエン酸（22：6n-3；docosahexaenoic acid；DHA），ドコサペンタエン酸（22：5n-3；docosapentaenoic acid；DPA），エイコサペンタエン酸（20：5n-3；eicosapentaenoic acid；EPAまたはイコサペンタエン酸；icosapentaenoic acid；IPAともいう）である．本章では，以後，n-3系やn-6系の系を略し，n-3やn-6と表記する．上記の脂肪酸のうち特にDHAは，動物の脳，網膜，心臓，精巣などの臓器に高濃度に存在し，それぞれの機能と深くかかわっている．

　魚油，DHA，EPAの栄養機能性に関する研究の発端は，DyerbergやBangらによるグリーンランドのイヌイットとデンマーク人を比較した疫学研究であることはよく知られている．また従来から，魚油，DHA，EPAは抗血栓作用，脂質代謝改善作用，抗動脈硬化作用，血圧低下作用などを有することから，心血管系疾患の予防効果や治療効果があることが明らかにされている．さらに近年では，脳視覚機能調節作用，抗腫瘍・免疫調節作用，抗炎症作用などの報告が多く見られる．これらの知見をまとめた成書[1〜7]や総説[8,9]も多いので，是非参照していただきたい．

　本章を執筆するにあたり，MEDLINEによる文献検索を行ったところ，fish oilでは8066件，DHAで2946件，EPAで4371件がヒットしてきた．さらに，fish oilとcardiovascular diseaseをキーワードにして検索すると，1458件，docosahexaenoic acidとbrain functionでは383件，fish oilとcancerでは674件，fish oilとinflammationでは297件，fish oilとimmunological diseaseでは462件，fish oilとdiabetesとblood glucoseでは131件がヒットした（2003年3

月27日調べ).このように,魚油,DHA,EPA の栄養機能性についての研究報告は多く,特に2000年から2002年には集中的に多くの成果が発表されている.魚油以外のシールオイル(アザラシ油)や海ヘビ油,スクアレンについても研究成果が報告されている.

本章では,DHA,EPA の消化吸収・生合成・代謝,心血管系疾患予防効果,脳視覚機能向上作用,抗腫瘍効果,抗炎症作用,糖代謝および糖尿病への影響,海獣油(DPA)などの栄養機能,スクアレンの栄養機能などについて,多くの研究報告のなかから重要なものを選定し,なるべく具体的に記述した.また,本章については,上記の成書や総説およびその他の引用文献(390報)を見ることで,より詳細な情報を得ることができる.

4.1 DHA,EPA の消化吸収・生合成・代謝

4.1.1 DHA,EPA の消化吸収

魚油のトリアシルグリセロールやリン脂質の分子には DHA や EPA が結合している.これらの脂質は腸内でリパーゼにより分解され,DHA や EPA は遊離脂肪酸やモノアシルグリセロールとして腸上皮細胞内に取り込まれる.この取り込まれた DHA や EPA はその細胞内の小胞体で再びトリアシルグリセロールの分子形態となり,これにタンパク質が結合して,カイロミクロンや超低密度リポタンパク質(very low density lipoprotein;VLDL)となってリンパ管に運ばれ,静脈に流れ込み種々の臓器に取り込まれる[10].実験的にも,遊離の EPA の腸管吸収はアラキドン酸(20:4n-6, arachidonic acid;AA)よりも早く,吸収された EPA の93〜95%はカイロミクロンや VLDL として存在し,その85〜91%はトリアシルグリセロールとして存在していることが確かめられている[11].また,EPA がグリセロールの Sn-2位に結合したものでは,モノアシルグリセロールとなって,よりよく吸収されることが推定されている[12].

マウスを用いた実験で,EPA を腹腔内に投与した場合,投与後24時間目には,その大部分が肝臓,膵臓,生殖腺に取り込まれる[13].また,EPA を経口摂取した場合,その分子形態で吸収性が異なり,おおよそ遊離の EPA ≧ 魚油トリアシル

4.1 DHA, EPA の消化吸収・生合成・代謝

グリセロール＞EPA エチルエステルの順である[14),15)]. しかし, 多量または長期にわたって摂取した場合には, その分子形態による差はほとんどない. ヒトでは, EPA エチルエステルの吸収は胆汁がたくさん出ている摂食時または食直後のほうが, 空腹時よりもよいことが認められている[16)]. また, 魚油をリン脂質でエマルションにしたものと魚油そのものを摂取した場合を比較したところ, 摂取後6時間目まではエマルションにしたもののほうが吸収がよいことが報告されている[17)].

ラットに経口投与した DHA は, 22時間後にはすでに肝臓や脳のリン脂質に取り込まれている[18)]. また, 大腿静脈に DHA を注射すると, 肝臓のホスファチジルエタノールアミンには迅速に, ホスファチジルコリンにはゆっくりと取り込まれる[19)]. トリアシルグリセロール, 遊離脂肪酸, エチルエステルの分子形態にした魚油 (DHA) をヒトに単回投与したとき, DHA はいずれの分子形態でも投与後5時間目に血漿トリアシルグリセロール中でピークとなる. このとき, DHA の吸収率は遊離脂肪酸で 95% 以上, トリアシルグリセロールで 57%, エチルエステルで 21% との報告がある[20)]が, これらの油脂を2週間投与した場合には, 血漿脂質中の DHA 含量においては差がないとされている[21)].

トリアシルグリセロールやエチルエステルの DHA は高脂肪食と同時に摂取した場合, その消化管での吸収率はそれぞれ 68% および 59% であるが, 低脂肪食と同時に摂取した場合には, それぞれ 61% および 22% であり, DHA エチルエステルを低脂肪食で摂取すると吸収率が悪い (EPA エチルエステルでも同様)[22)]. さらに, DHA エチルエステルと EPA エチルエステルを, それぞれ7名の健常者に高脂肪食とともに与えたとき, DHA も EPA も摂取後6時間目にカイロミクロンでピークを示したが, DHA よりも EPA のほうが迅速に血清リン脂質に取り込まれることが報告されている[23)].

DHA も, トリアシルグリセロールの Sn-2 の位置に結合したもののほうが Sn-1 や3に結合したものより, その吸収は早いとされている (図4.1)[12),17)]. また, 超低体重出産児では, 母乳の場合, DHA の吸収率は平均 69% で, DHA を強化した調製粉乳の場合は 74.2% であった. さらに, これを72時間当りの摂取量をもって補正すると, それぞれの吸収量は 52.6 mg と 36.8 mg であった[24)]. さらに, 健康な早産児での DHA の吸収はリン脂質に結合した DHA のほうが母乳に含ま

第4章　脂質（油脂）

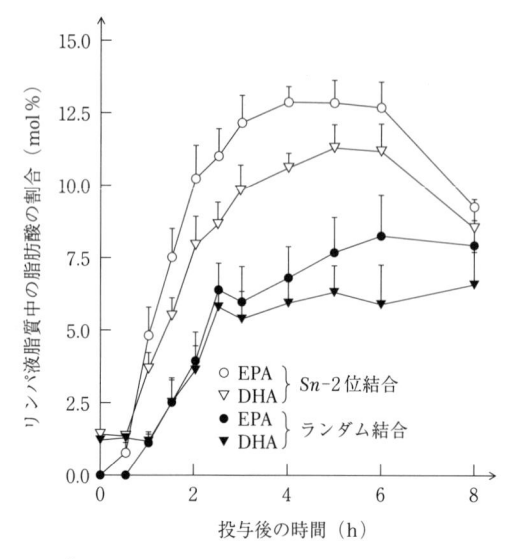

図4.1 Sn-2位にEPAおよびDHAが結合したトリアシルグリセロール，またはランダムにこれらの脂肪酸が結合したトリアシルグリセロールを胃内投与した後のリンパ液脂質中のEPAおよびDHAの割合[12]

れるDHAよりも若干よく，それぞれの平均値は88.3％と78.4％であることが報告されている[25]．また，13名の早産児にDHAを強化した調製粉乳を与え，その吸収率を求めたところ，その値にかなりのばらつきが見られたが，平均62.3％であったことが示されている[26]．

4.1.2　DHA，EPAの生合成

DHAやEPAは，ヒトや動物の体内で植物脂質由来のα-リノレン酸（$18:3n$-3，α-linolenic acid；LNA）から長鎖化および不飽和化酵素の作用により合成される．ラジオアイソトープでラベルしたLNAをラットに投与すると，その心臓および肝臓の放射活性の大部分はEPA，DPA，DHAにあったが，n-3脂肪酸の食餌への強化により，EPAからDPAへの長鎖化の抑制が認められている[27]．また，部分水添した魚油や水添したヤシ油を摂取したラットの肝細胞では，部分水添した大豆油食や普通食の場合に比べ，DPAからDHAへの不飽和化活性が高いという結果が得られている[28]．これらの結果は，LNAからEPAやDHAへの変換は食餌脂肪（脂肪酸）による影響を受けることを示している．さらに，DPAか

4.1 DHA, EPA の消化吸収・生合成・代謝

ら DHA の合成には単に不飽和化されるのではなく, 22:5→24:5 の鎖長延長があり, 次に 24:5→24:6 の不飽和化を介して, ペルオキシソームの β 酸化により 24:6→DHA が生成されることが明らかにされている[29]。しかし, LNA から生合成される DHA や EPA は, LNA 摂取量の 17.2% との報告がある[30]。

一方, ラジオアイソトープでラベルした DHA をラットに摂取させると, DHA は DPA および EPA に逆変換される. この逆変換の程度は, 必須脂肪酸欠乏ラットでは正常ラットに比べ低いことが示されている[31]. また, DHA を投与したラットから採取した肝臓細胞では, β 酸化の 1 サイクルにより DHA の約 20% が EPA に変換されることが報告されている[32]. さらに, 血漿脂質中の DPA と EPA から計算した DHA の逆変換の程度は, ラットの場合ほぼ 9% であるが, ヒトでは 1.4% と低いことが示されている[33]. また, 菜食主義者や貪食な者に 1 日当り 1.62 g の DHA を 6 週以上摂取させ, その血清リン脂質のデータから, EPA への逆変換はこれらの両者で差がなく, 9.4% と見積もられている[34]。

4.1.3 DHA, EPA の代謝

DHA や EPA は特に肝臓で酵素による代謝を受けたり, または, そのままの分子形態で種々の臓器の膜に取り込まれて, 種々の栄養機能を発現する. 後者については 4.2~4.6 でも述べるので, ここでは酵素による代謝について簡単にふれる.

EPA はシクロオキシゲナーゼでもリポオキシゲナーゼでも代謝されるが, DHA はリポオキシゲナーゼのみで代謝される. 肝臓ミクロソーム (マイクロソーム) を用いた in vitro 実験で, DHA のリポオキシナーゼ代謝産物であるヒドロキシドコサヘキサエン酸が同定されている. また, DHA のエポキシ化合物や水酸化物も認められている[35]。

DHA も EPA もともに, β 酸化によりアセチル CoA まで代謝され, その後, TCA 回路による酸化が行われ, 二酸化炭素と水になり体外へ排出される[2]. しかし, EPA は β 酸化によるエネルギー源となるだけではなく, 前述のようにシクロオキシゲナーゼとリポオキシゲナーゼによる代謝を受け, ホルモン様の生理活性物質にもなる. すなわち, EPA は AA と同様に, シクロオキシゲナーゼによりプロスタグランジン (PG)H_3 となり, さらに PGI_3 やトロンボキサン (TX)A_3 となる[1]. また, リポオキシゲナーゼにより 5-ヒドロペルオキシエイコサペンタエン

酸（5-HPEPE）となり，ロイコトリエン（LT）A_5 を介して LTB_5, LTC_5, LTE_5 となる[1]．DHA や EPA の栄養機能は，これらの生理活性物質の作用，種々の臓器中の AA 量および AA からのエイコサノイド合成系への影響，取り込まれた臓器の生体膜機能への影響などにより発現している．

4.2 魚油，DHA，EPA の心血管系疾患予防効果

魚介類や魚油を多く摂取すると，主に DHA や EPA の栄養機能により，血栓ができにくくなったり，血漿脂質が低下したり，血圧が低下したりして，狭心症，動脈硬化症，心筋梗塞，脳梗塞などの心血管系疾患にかかりにくくなることが知られている．この節では，魚油，DHA，EPA の抗血栓作用，血中脂質低下作用，その他の血液性状に対する作用，疫学および臨床研究（介入試験）について述べる．

4.2.1 抗血栓作用

血栓とは，血管内に血小板が粘着・凝集し，血液が凝固したものである．これは，動脈硬化症や血管炎などの血管壁の障害，血流の異常，血液凝固性の亢進などが原因となって生じる．動脈血栓は主に動脈硬化とともに起こり，心臓の冠状動脈の血栓は心筋梗塞の原因となり，脳動脈のものは脳梗塞の原因となる．したがって，血栓形成過程で生じる血小板の凝集を調節することが大切である．

血栓形成には，AA から生合成され，血小板の凝集を促進する TXA_2 と，その凝集を抑制する PGI_2 （プロスタサイクリン）のバランスが重要な因子となっている[8]．また，前述のように，EPA からは PGI_3 や TXA_3 ができる．しかし，TXA_3 は TXA_2 と異なり，ほとんど血小板凝集作用を示さないが，PGI_3 は十分な血小板凝集抑制作用をもっているため，EPA が多くなり，AA が少なくなると，$PGI_2 + PGI_3/TXA_2$ の値は大きくなり，血小板凝集抑制効果が出てくる[8]．実際に，魚油（DHA，EPA）を多く摂取すると，血小板や血管壁で AA が少なくなり，DHA や EPA が増えてくる．これには，DHA や EPA がこれらの臓器で AA の結合位置に入り込むことと，リノール酸からの AA の生合成が阻害されることが原因と考えられている．また，DHA や EPA は，AA からの PGI_2 や TXA_2 の生合成を抑制する作用も明らかにされている[2]．その結果，血小板の凝集は抑制され，抗血栓作

4.2 魚油，DHA，EPA の心血管系疾患予防効果

用が発現する．この現象については，多くの研究が行われ，動物でもヒトでも古くから認められている事実である．

最近では，安定化した魚油を添加した飼料でラットを1週間または3週間飼育したところ，血栓形成までの時間がコントロール飼料のラットよりも長いこと，血小板の凝集が阻害されること，さらに，スーパーオキシドジスムターゼ（superoxide dismutase；SOD）活性が高まることが観察されている[36]．このことは，魚油食は血小板凝集や酸化ストレスを抑制することにより，動脈の血栓形成を遅らせることを示している．

4.2.2 血中脂質低下作用

魚油，DHA，EPA には，血中（血清や血漿中）の脂質を低下させる作用があることが知られている．魚油等を摂取し，血漿コレステロール値が低下した場合には，コレステロールの腸から血中への取り込み（吸収）の抑制，肝臓等でのHMG-CoA 還元酵素活性の低下によるコレステロール合成の抑制，血漿中から肝臓中へのコレステロールの取り込みの促進，肝臓から胆汁を介してのコレステロールおよび代謝産物（胆汁酸等）の排出促進などが関係していると考えられている．

筆者らも，魚油の血中脂質低下作用についての動物実験結果を発表している[37]．また，約4か月齢のマウスに 90％以上の純度の DHA および EPA を 5％含む飼料で6日間飼育したところ，前述の EPA から DHA の変換および DHA から EPA への逆変換を認めるとともに，血漿中のコレステロール，トリアシルグリセロール，リン脂質の低下を認めている．このとき，DHA のコレステロール低下効果は EPA よりも強いことを報告している[38]．ヒトでの効果については，血液中の脂質濃度が高いヒトほど有効であり，摂取後1～3か月で効果が現れることが報告されている[39]．この詳細は 4.2.5 で述べる．

4.2.3 その他，血液性状等に対する作用

魚油（DHA，EPA）には，血液粘度を下げ，赤血球膜の流動性を高め，赤血球の変形能を向上させる作用があることから，血液性状の改善に有効であるとされている[1]．また，血圧を軽度に下げる効果があることも報告されている．DHA を

強化したヒマワリ油を 10 % 含む飼料でラットを 8 週間飼育したところ，心臓リン脂質の n-6 多価不飽和脂肪酸（polyunsaturated fatty acid；PUFA）が減少し DHA が増加して，給飼ストレスにより生ずる心拍数の増加がなく，また，ストレスがないときには収縮期の血圧が低下することが観察されている[40]．さらに，高血圧自然発症ラット（spontaneously hypertensive rats；SHR）に EPA を 6.39 g/kg 飼料および DHA を 4.94 g/kg 飼料含む餌を 10 週間与えたところ，血圧低下，血小板凝集速度の低下，血漿脂質低下，および総抗酸化能の上昇が認められている[41]．また，魚油食を SHR ラットに与え，肝臓中の n-3 HUFA が増加した場合，肝臓のカタラーゼ，グルタチオンペルオキシダーゼ，Cu/Zn SOD 活性が上昇し，酸化防御システムが高まることが明らかにされている[42]．

さらに，心臓の機能についてもイヌを用いた研究成果が報告されている．高純度の DHA および EPA の静脈内投与により，イヌの虚血による心室細動を予防できること[43]，また，ラットに魚油を 16 週間摂取させると，再かん流時の心筋の酸素消費量は少なく，虚血のマーカーであるアシドーシス，K^+，乳酸，クレアチンキナーゼ活性が低下しており，虚血後の心筋機能の回復が良好であることが示されている[44]．

4.2.4 疫学研究

魚食や魚油の摂取が世界的に注目されるようになったのは，Dyerberg や Bang らによるグリーンランドのイヌイットについての疫学研究によるところが大きい．すなわち，畜肉を常食としているデンマーク人に比べ，アザラシの肉や魚を常食とし n-3 HUFA を豊富に摂取しているイヌイットでは，血栓が生じにくく，急性心筋梗塞になるヒトが少ない[5]．わが国でも，漁村と農村の食生活や血液中の成分についての調査を行った結果，漁村のヒトのほうが血液中の DHA や EPA が多く，心血管系疾患の発生率が低いことが明らかにされている[1]．その後，大小さまざまな規模の疫学研究が行われ，その大部分は魚食の頻度や魚油，DHA，EPA の摂取量と心血管系疾患の危険性とは逆相関を示すことが報告されている[5]．

魚食や魚油の摂取と冠動脈心疾患での死亡については，Zutphen Study（1985）で逆相関があることが明らかにされており，1日当り 30 g の魚を食べるヒトでは魚を食べないヒトに比べ，その危険率は半分以下と報告されている[45]．このほか，

Western Electric Study (1985) でも，魚食と冠動脈心疾患での死亡には逆相関が認められており，総死亡率も魚食により低下傾向を示している[46]．また，約1万人を対象としたスウェーデンでの調査 (1986)[47]，MRFIT (1992)[48]，ロッテルダムでの調査 (1995)[49]，Honolulu Heart Program (1996)[50]，Chicago Western Electric Study (1997)[51]，36か国での調査 (1999)[52]，フィンランド・イタリア・オランダでの調査 (2000)[53]などでも，魚食や魚油摂取と冠動脈心疾患での死亡との間には逆相関が認められている．

しかし，Honolulu Heart Program (1985)[54]，ガーセンバーグでの調査 (1986)[55]，Adventist Health Study (1992)[56]，Health Professionals Follow-up Study (1995)[57]では，相関が認められていない．さらに，56 718名が参加したNational Health Screening Service of Norway (2001) では，タラ肝油摂取と冠動脈心疾患による死亡との間には相関がなく，n-3 HUFAの強化は冠動脈心疾患の危険性を下げるという有効性は示されていない[58]．

その後に発表されたNurses' Health Study (2002) では，84 688名の女性看護師 (34～59歳) について16年間の調査を行ったところ，魚食が多く，n-3 HUFAの摂取量が多いほど，冠動脈心疾患の危険性が低下すること，さらに，魚食やn-3 HUFAの摂取量は非致死性の心筋梗塞よりも冠動脈心疾患での死亡との間に強い逆相関が認められることが報告されている[59]．

魚食や魚油の摂取と虚血性心疾患や心筋梗塞との関係について，グリーンランドイヌイットとデンマーク全体での比較を行った結果 (1988)，虚血性心疾患による死亡率は全年齢層でイヌイットのほうが低いことが明らかにされている[60]．しかし，US Physicians' Health Study (1995) では，魚食と心血管系疾患とは相関がないとしている[61]．EURAMIC (1999) でも，心筋梗塞の危険性に及ぼすDHAの予防効果については明らかになっていない[62]．さらに，Kuopio Ischaemic Heart Disease Risk Factor Study (2000) でも，血清EPAと急性心疾患との関係は明らかではなかったが，血清中のDHA＋DPAは急性心疾患の危険性を低下させることが示されている[63]．また東フィンランドでの調査では，逆に，1日当り30g以上の魚食で急性心筋梗塞が2.1倍になることを報告している[64]．

近年の漁村と農村を比較した疫学研究 (2000) では，漁村のほうが農村よりも魚の消費量が10倍多く，農村では虚血性心疾患の死亡率は漁村の4倍であり，n

第4章 脂質(油脂)

-3 HUFA を多く摂取することは心疾患の予防に役立つことが示されている[65]。さらに，ノルウェーのケースコントロールスタディ (2000) でも，n-3 HUFA の摂取は心筋梗塞患者の脂肪組織の n-3 HUFA 含量を増加させると同時に，心筋梗塞の危険性と逆相関することが明らかにされている[66]。また，北スウェーデンのケースコントロールスタディ (2001) でも，血漿中の n-3 HUFA 濃度は魚をよく食べているヒトで高く，この濃度と心筋梗塞の危険性との間に逆相関があることを認めている[67]。

上海での疫学研究 (2001) では，18 224 名の男性 (45～64歳) を調査し，1週間に魚介類を 200 g またはそれ以上食べるヒトでは，50 g 以下のヒトに比べ，致死性の急性心筋梗塞の危険性が低く，毎週魚介類を摂取するヒトでは死亡率が 20 % 低下することから，このような魚介類の摂取は中高年の致死性心筋梗塞の危険性を下げることが示されている[68]。また，65 歳以上のヒトを対象としたコホート研究の Cardiovascular Health Study (2003) では，致死性の虚血性心疾患の危険性と血漿リン脂質中の DHA＋EPA 含量とは逆相関が認められたが，非致死性の心筋梗塞と n-3 HUFA との間には相関が見られないことが報告されている (表 4.1)[69]。

表 4.1　発症のほぼ2年前の血漿リン脂質中の多価不飽和脂肪酸(%)[69]

多価不飽和脂肪酸	致死性の虚血性心疾患 ($n=54$)	対照 ($n=54$)	非致死性の心筋梗塞 ($n=125$)	対照 ($n=125$)
DHA＋EPA	3.3 ± 0.8*	3.8 ± 1.3	3.6 ± 1.1	3.7 ± 1.2
α-LNA	0.16 ± 0.06	0.17 ± 0.06	0.17 ± 0.06	0.17 ± 0.06
リノール酸	20.1 ± 2.3*	19.2 ± 2.4	20.3 ± 2.5	20.0 ± 2.7

(注)　＊　対照群との比較　$p < 0.05$

魚食や魚油の摂取と狭心症や突然死との関係では，エジンバラで行われた調査 (1987) やシアトルとキングカントリー近郊での調査 (1995) がある。エジンバラの調査では，血小板中の EPA 含量と狭心症の発症に逆相関が認められている[70]。また，シアトルの調査では，月に 5.5 g 以上の n-3 HUFA の摂取は一次性の心停止を 50 % 減少することが示されている[71]。さらに，US Physicians' Health Study (1998)[72]でも，1週間に1回の魚食で突然死の危険性を低下できること，また，心血管系疾患の既往歴がない健康なヒトの 17 年間に及ぶフォローアップを行った US Physicians' Health Study (2002)[73]でも，血中の n-3 HUFA

4.2 魚油,DHA,EPAの心血管系疾患予防効果

のレベルと突然死とは逆相関することが明らかにされている.

動脈硬化症との関係では,従来から多くの調査が行われているが,近年では,岡山県の漁村と農村を比較した疫学研究の成果 (2000) が発表されている.この研究では,アテローム性動脈硬化症は男女ともに漁村のほうが少なく,その動脈硬化プラークは,農村のヒトのほうが漁村のヒトの5～8倍多く,この違いは食習慣や血中必須脂肪酸と関連があり,特にこのプラークと n-3 HUFA との間には逆相関が認められている[74].また,南インド沿岸での調査 (2000) によると,魚を食べるヒトは食べないヒトに比べ,血清コレステロールやトリアシルグリセロールが少なく,女性ではリン脂質も少ないことが示されている[75].さらに,魚を食べるヒトと魚を食べないヒトの調査 (2002) を行ったところ,魚を食べるヒトでは,食べないヒトに比べ,血清 LDL-コレステロール,LDL-コレステロール／HDL-コレステロール比,総コレステロール／HDL-コレステロール比が有意に低く,血清 HDL-コレステロールは有意に高く,アテローム発生の危険性が低いことが明らかにされている[76].

魚食や魚油摂取と血中成分との関係については,グリーンランドのイヌイットでの調査 (2000)[77] によると,海産物の摂取は血清 HDL と正の相関があり,VLDL やトリアシルグリセロールと逆相関にあることが示され,ヌナビックのイヌイット (18～74歳) の調査 (2001) でも,血漿リン脂質中の n-3 HUFA は HDL-コレステロールと正の,トリアシルグリセロールや総コレステロール／HDL-コレステロール比とは負の相関があることが認められている[78].しかし,ヌナビックの場合,この n-3 HUFA が上昇したとき,総コレステロールや LDL-コレステロールが上昇するという従来の知見とは異なった結果も示されている.また,1460名のケベック人 (18～74歳) による Quebec Heart Health and Nutrition Survey (2001) でも,血漿リン脂質の EPA レベルは総コレステロール,LDL-コレステロール,HDL-コレステロールと正の相関があり,DHA レベルと総コレステロール,総コレステロール／HDL-コレステロール比,トリアシルグリセロールと正の相関があることが報告されている[79].

しかし,平均1日60gの魚を食べているジェームス湾のクリー族の疫学調査 (2002) では,血漿の HDL と n-3 HUFA の間には正の相関があり,EPA および DHA＋EPA とトリアシルグリセロールとの間には負の相関が認められてい

る[80]．さらに，50〜74歳のヒトでは，EPAおよびEPA/AA比と総コレステロール／HDL-コレステロール比との間の逆相関も示されている[80]．一方，24〜42歳の1672名の男女について調査したCARDIA（1998）によると，大量の魚を食べてこなかった人々において，魚食の多少は血液凝固系のフィブリノーゲン，第VIII因子，フォンウィレブランド因子には影響しないことが報告されている[81]．

　魚食や魚油摂取と脳卒中との関係についても，DyerbergやBangらによるグリーンランドのイヌイットの疫学調査結果でイヌイットのほうがデンマーク人より脳出血が多いことから，魚食は脳卒中の原因となる可能性が指摘されていた．しかし，ガーセンバーグでの調査（1986）[55]，Physicians' Health Study（1995）[61]，Chicago Western Electric Study（1996）[82]においては，魚食と脳卒中の間には相関がないことが示されている．27万人の成人を17年間調査した日本の疫学研究（1992）の結果では，むしろ，毎日魚を食べるヒトは心臓病での死亡率が低いだけではなく，脳卒中による死亡率も低い[83]．また，オーストラリアのパースでの調査（1994）では，月2回を超える頻度の魚食で初めて脳卒中や脳出血が減ること[84]，Zutphen Study（1994）でも，1日20g以上の魚の摂取はそれ以下よりも脳卒中が減ること[85]，NHANES I Epidemiologic Follow-up Study（1996）でも，白人女性や黒人は週1回以上の魚食で脳卒中が減少すること[86]，36か国の調査（1999）でも，魚食は脳卒中による死亡率と逆相関があること[52]が報告されている．

　一方，スペインのアストーリアスでの40〜85歳の913名を対象とした疫学研究（2002）では，魚食は脳卒中や脳梗塞の危険性を増加させることが示されている[87]．しかし，79839名の女性看護師を14年間フォローアップした大規模な疫学研究であるNurses' Health Study（2001）では，n-3 HUFA摂取が多いヒトで，脳卒中や脳梗塞の危険性が少なくなり，魚食またはn-3 HUFAの摂取は脳梗塞の危険性と逆相関にあることが認められている[88]．この際，脳出血の危険性との間には相関がなかった．また，43671名の男性（40〜75歳）を12年間フォローアップした疫学研究であるThe Health Professional Follow-up Study（2002）でも，1か月に1回以下の魚食のヒトに比べ，1〜3回魚食のヒトは脳梗塞の危険性は低いが，魚食またはn-3 HUFAの摂取は脳出血の危険性と相関がないことが報告されている[89]．このように，多くの疫学研究で，魚食は脳梗塞と逆相関が認められているが，脳出血には相関がないか，または，逆相関があるとされている．

4.2.5 臨床研究（介入試験）

　魚食，魚油，DHA，EPA の摂取が心血管系疾患の予防や治療に有効か否かを最終的に明らかにするためには，臨床研究または介入試験での証明が必要である．魚油の心筋梗塞予防効果については，1989 年に報告されたイギリスでの DART (diet and reinfarction trial) がある．これは，心筋梗塞の既往歴がある 2 033 名（男性）に，無作為介入試験を行って，心筋梗塞の二次予防について 2 年間追跡調査したものである．その結果，魚摂取群の総死亡率は非魚摂取群に比べ 29 ％低く，致死性の虚血性心疾患も低いことが認められている[90]．

　しかし，冠動脈疾患患者 8 名に DHA 3.6 g，EPA 5.4 g を 6 週間与えた試験では，血漿中の中性脂肪の低下と HDL-コレステロール量の若干の上昇が見られるが，短期間の投与では有効でないことも報告されている[91]．さらに，冠動脈形成術後の患者 108 名による試験（1 日当り DHA 1.2 g，EPA 1.8 g，4 か月間）でも，術後の早期再狭窄の頻度を下げることができていない[92]．しかし，冠動脈形成術後の患者 205 名に 1 日当り DHA 1.8 g，EPA 2.7 g 含む魚油を 6 か月間投与した結果，魚油には再狭窄を予防する効果があることが示されている[93]．ところが，このような患者 107 名による別の試験結果も公表されており，その報告によると，1 日当り DHA 1.2 g，EPA 1.8 g を 6 か月間摂取しても再狭窄の予防はできなかったとしている[94]．

　その後，551 名の冠動脈形成術後の患者による DHA エチルエステル（2.8 g）＋ EPA エチルエステル（4.1 g）の 6 か月間の介入試験が行われ，高い頻度で再狭窄の予防が可能であることが示されている[95]．また，急性心筋梗塞の疑いがある患者 122 名に魚油（1 日当り EPA 1.08 g）を 1 年間与えたところ，心筋梗塞による死亡が減少している[96]．

　初めの 3 か月は 1 日当り魚油 6 g，その後の 21 か月は 1 日当り魚油 3 g を 223 名の冠動脈疾患患者に与えたところ，アテローム性動脈硬化症の進行を緩和したことが報告されている[97]．しかし，CART Study では，魚油を 1 日当り 5.1 g，冠動脈形成術の 2 週間前から与え，6 か月後の再狭窄の頻度を調べたところ，魚油摂取群とコーンオイル摂取群との間に差は認められていない[98]．ほぼ同時期に行われた心筋梗塞患者 11 324 名による大規模なイタリアの介入試験である GISSI

第4章 脂質（油脂）

(Gruppo Italiano per lo Studio della Sopravvivenza nell' Infarto miocardico) では，n-3脂肪酸を1日当り1g，3.5年間摂取した場合，予後改善効果が現れ，突然死の頻度が減少したことが示されている[99]．また，このGISSI試験では，n-3脂肪酸の摂取は心筋梗塞の二次予防にも有効であることが報告されている[100]．

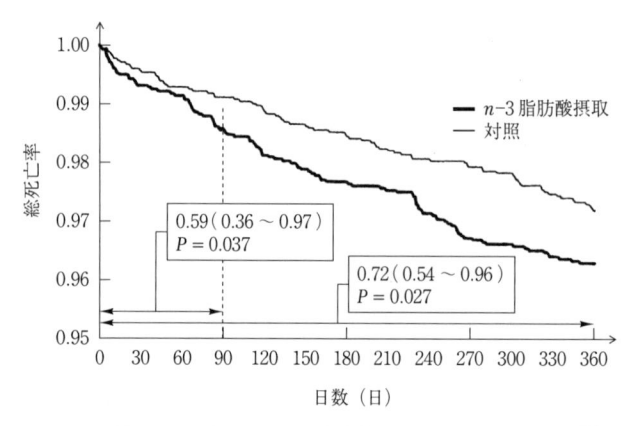

さらに，1日当り1.5gのn-3脂肪酸の摂取は，冠動脈疾患の進行抑制と症状の改善にも有効であること，1日当り1gのn-3脂肪酸の摂取でも，3か月後には総死亡率が有意に低くなることが認められている（図4.2)[101]．スペインのナバラで行われた介入試験においても，急性心筋梗塞に対してはn-3脂肪酸でも魚食でも予防効果があるが，魚食と急性心筋梗塞の危険性との間の用量反応関係における閾値も存在することが報告されている[102]．また，339名の経皮的冠動脈形成術を行う患者に，1日当り2.1gのDHAと3gのEPAを含む魚油カプセルを手術前後の1か月間与え，さらに，手術後2〜6か月間その半量を与えたところ，わずかではあるが有意に再狭窄の予防効果が認められている（ESPRIT)[103]．

図4.2 1日当り1gのn-3脂肪酸摂取による総死亡率の変化[101]

脳卒中に対する魚油，DHA，EPAの介入試験についての報告は少ない．これは，グリーンランドイヌイットの調査で，彼らはむしろ脳卒中による死亡率が高いことから，魚油，DHA，EPAは脳卒中の危険性を増す可能性が考えられたからである．しかし，その後の疫学研究のほとんどで，魚油などが脳卒中の危険性を増加させないことが示されている（4.2.4参照）．近年では，脳卒中の危険因子

4.2 魚油，DHA，EPA の心血管系疾患予防効果

の一つである高血圧に対する介入試験が行われている．軽度から中等度の高血圧症患者に Max EPA を 1 日 2〜4 g 与えたところ，軽度の血圧低下が認められている[104]．また，本態性高血圧症患者に Max EPA を 1 日当り 50 mL，すなわち EPA として 10 g を 4 週間与えたところ，収縮期および拡張期の血圧が低下したとの報告もある[105]．さらに，閉塞性動脈硬化症を合併した本態性高血圧症患者においても，1 日当り 1.8 g の EPA エチルエステルを投与することで，16 週間後には収縮期および拡張期の血圧が低下することが示されている[106]．また，78 名の本態性高血圧症患者が参加し，DHA + EPA を毎日 4 g 魚油として 16 週間摂取した介入試験でも血圧の低下が認められている[107]．

DHA エチルエステル 1.4 g と EPA エチルエステル 2.04 g を軽度の本態性高血圧症患者 16 名に 4 か月間毎日投与した試験でも，収縮期および拡張期の血圧低下が見られている[108]．さらに，56 名の高脂血症患者により，高純度の DHA または EPA を 1 日当り 4 g，6 週間の摂取試験を行った結果，EPA では血圧と心拍数に影響は見られなかったが，DHA では血圧と心拍数が低下することが報告されている[109]．しかし，健常者に 1 日当り 0.75 g または 1.50 g の DHA を 6 週間投与した場合には，血圧への影響は認められていない[110]．正常血圧のヒトに低用量を与えた場合には，魚油，DHA，EPA は血圧を下げることはないと思われる．

心血管系疾患の危険因子として考えられている血中脂質などへの介入試験も多く試みられている．冠動脈疾患患者 8 名に 1 日当り DHA 2.2 g，EPA 3.2 g 含む魚油を 12 週間投与した場合には，好中球の凝集や走化性が抑制され，ロイコトリエン B_4 の産生が低下する[111]．また，同様の投与量を高リポタンパク血症の患者 16 名に 6 週間投与した場合にも，血小板機能の抑制，血漿中のトリアシルグリセロールおよび VLDL-コレステロールの低下，HDL-コレステロールの上昇が認められている[112]．その後，魚油濃縮物を用いた介入試験が行われ，EPA を 2.7〜5.4 g/日，冠動脈疾患患者に投与すると血清脂質の改善が認められたり[113]，n-3 脂肪酸として 1.25〜5 g を高脂血症患者に 6 か月間投与すると，血漿中のトリアシルグリセロール量は減少したが，LDL-コレステロール／HDL-コレステロール比には変化がないこと[114]が示されている．

EPA エチルエステルを 1 日当り 1.8 または 2.7 g の投与量で，動脈硬化・血栓性疾患患者に 16 週間与えた場合には，血小板凝集能・粘着能の抑制や血清中の

第4章　脂質（油脂）

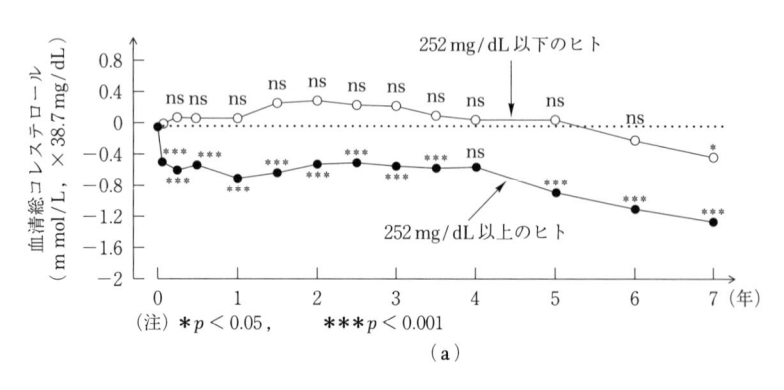

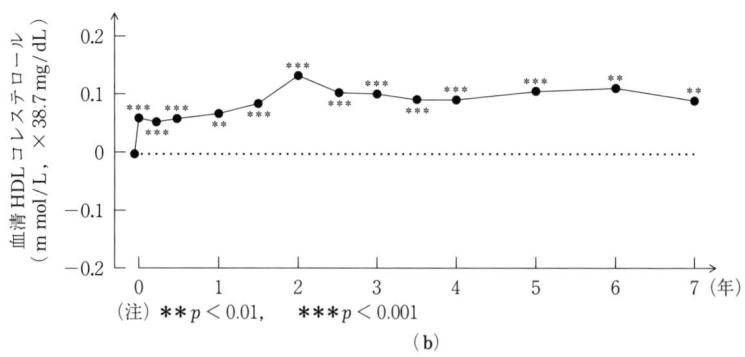

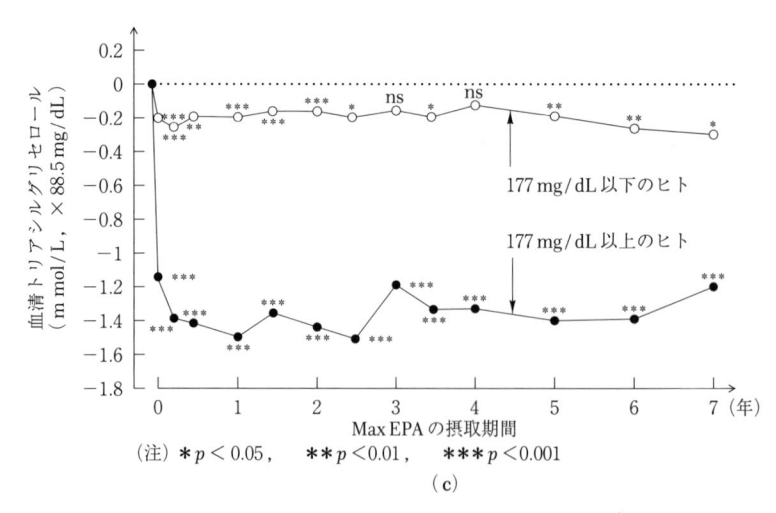

図4.3　Max EPA 摂取による血清脂質の変化[39)]

4.2 魚油,DHA,EPA の心血管系疾患予防効果

コレステロールおよびトリアシルグリセロールの低下が報告されている[115]. 365名のボランティアに Max EPA を 1 日当り,EPA として 3.6 g を初めの 1 年間与え,2 年目からはその半量を与え,7 年間血中脂質を観察したところ,高コレステロール値(252 mg/dL 以上)のヒトでは,早期に総コレステロールが低下し,HDL-コレステロールの上昇が見られ,トリアシルグリセロールにおいても高いヒト(177 mg/dL 以上)で十分な低下が認められている(図 4.3)[39].

しかし,家族性高コレステロール血症患者 14 名に 1 日当り魚油エチルエステルを 5.1 g 与えた 4 週間の介入試験では,血清コレステロール等への影響は認められていない[116]. ところが,高脂血症患者に 1 日当り 1.25 g または 2.5 g の DHA を 4 週間与えた結果,血清トリアシルグリセロール量の減少が認められている[117]. また,抹消血管障害のスペイン男性に 1 日当り 16 g の魚油を 3 か月間与えたところ,血漿トリアシルグリセロールの低下やマクロファージによる酸化 LDL の取り込みの減少が見られたが,酸化に対する LDL の感受性には変化がないことが示されている[118]. さらに,透析患者に EPA エチルエステルを 1 日当り 1.8 g,3 か月間与えたところ,血漿中のレムナントリポタンパク質量と酸化 LDL 量が減少し,リポタンパク質の異常が正常化することが報告されている[119].

健常者 10 名に n-3 脂肪酸を強化した一価不飽和脂肪酸+低炭水化物食を 8 週間与えた場合には,血中コレステロールに変化は認められなかったが,トリアシルグリセロールの変化が認められている[120]. さらに,閉経後の女性に 1 日当り 1.6 g の DHA と 2.4 g の EPA を 28 日間与えたところ,血清トリアシルグリセロールとトリアシルグリセロール/HDL コレステロール比が低下すること[121],乳卵

表 4.2 急性心筋梗塞を発症したヒトに 4 g/日の n-3 脂肪酸を与えた後の血清脂質の変動[124]

血清脂質	スタート時の含有量 (mmol/L)	平均値の変化(%)			1 か月当りの変化 (%)
		6 週後	6 か月後	12 か月後	
総コレステロール					
n-3 脂肪酸群 (n=123)	5.94 ± 1.18	-5.03	-8.82	-11.14	-0.69
コーン油群 (n=123)	5.99 ± 1.20	0.76	-4.61	-6.18	-0.55
HDL コレステロール					
n-3 脂肪酸群 (n=119)	1.08 ± 0.30	8.04	14.10	19.10	1.11*
コーン油群 (n=120)	1.16 ± 0.35	-0.34	4.23	7.22	0.55
トリアシルグリセロール					
n-3 脂肪酸群 (n=120)	1.64 ± 0.82	-9.39	-14.08	-18.57	-1.30*
コーン油群 (n=121)	1.55 ± 0.81	23.03	16.14	18.85	0.35

(注) * コーン油群との比較 $p<0.05$

第4章 脂質(油脂)

菜食主義者10名がDHAとEPAをそれぞれ0.7gずつ8週間摂取したところ,すべてのヒトで血中のDHA,EPAが上昇し,血小板の凝集が抑制されること[122]が報告されている.また,高トリグリセロール血症の冠動脈心疾患患者に魚油濃縮物を1日4g,6か月間摂取させたところ,血清トリアシルグリセロールやVLDL-コレステロールが有意に低下すること[123],急性心筋梗塞後の患者が4gのn-3脂肪酸を摂取した場合,トリアシルグリセロールが低下し,HDL-コレステロールが上昇すること(表4.2)[124]が認められている.

しかし,健常者に4gの魚油(n-3脂肪酸として0.91g)を4週間与えた場合には,血漿脂質,アポリポタンパク質,リポタンパク質(α),血液凝固FVII,フィブリノーゲンには変化がなかった[125].また,中年の224名の健常者にDHA 3.6g,EPA 3.8gを毎日7週間与えたが,プラスミノーゲンアクチベータ・インヒビターIへの影響は見られないことが示されている[126].

一方,冠動脈心疾患患者に1日当り5.1gのn-3脂肪酸を摂取させたところ,プラスミノーゲンアクチベータ抗原と可溶性トロンボモジュリンが低下するが,可溶性のE-セレクチン等は上昇することが示されている[127].また,健康な男性にDHA+EPAを1.8g,α-LNAを9.0g,4週間毎日摂取させたところ,血中のリン脂質でEPAが上昇し,TXB_2,PGE_2,$IL1\beta$の合成が低下することが報告さ

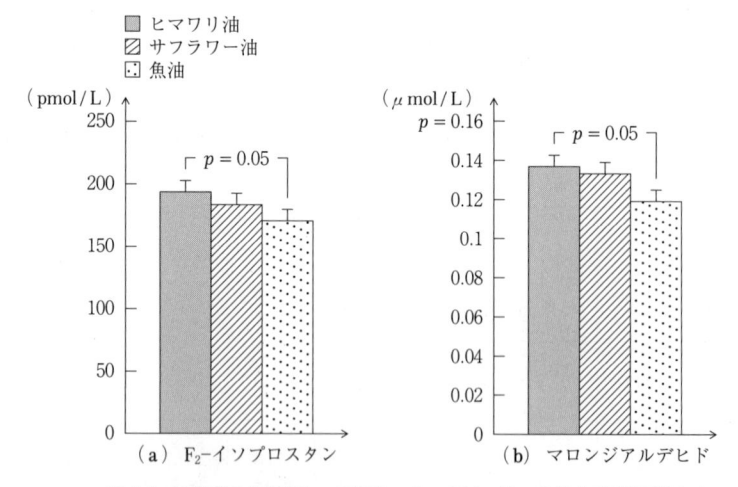

(a) F_2-イソプロスタン (b) マロンジアルデヒド

図4.4 閉経後の女性がヒマワリ油,サフラワー油,魚油を5週間摂取した後の血漿F_2-イソプロスタンおよびマロンジアルデヒド濃度[130]

れている[128].

　かつては，魚油，DHA，EPA は二重結合を多く含むため，酸化されやすく体内では過酸化脂質が増え，健康を害するのではないかという懸念があったが，近年では，体内でむしろ抗酸化的に作用することが明らかにされつつある．生体内の脂質過酸化の指標として尿中の F_2-イソプロスタン濃度を測定したところ，毎日の魚食でも DHA または EPA の摂取でも，その量は 20～27 % 低下したことから，n-3 脂肪酸はヒトの酸化ストレスを低下させることが報告されている[129]．また，毎日 15 g の魚油（DHA が 1.4 g，EPA が 2.0 g）を閉経後の女性が摂取した場合も，血漿中の遊離 F_2-イソプロスタン濃度やマロンジアルデヒド濃度が低下（図 4.4）[130] することや，硫酸銅により生じる酸化（$ex\ vivo$）の程度が少ないことが認められている[131]．

4.3　魚油，DHA と脳視覚機能

　脳視覚機能を司る神経系の組織脂質には，EPA がほとんど認められず，DHA が豊富に存在している．このことから，n-3 脂肪酸の脳視覚神経系に及ぼす作用は DHA によるものと考えられており，DHA に焦点をあてた研究が主となっている．この節では，魚油または DHA の摂取と，動物，小児，高齢者の脳視覚機能および精神活動の関係について述べる．

4.3.1　脳内への DHA の取り込みと分布

　魚油や DHA を動物に与えると，血中ほど極端ではないが，脳内でも有意に DHA 含量は上昇し，n-3 脂肪酸欠乏食を与えると，脳内の DHA 含量はわずかではあるが有意に低下する．各種食用油脂および 90 % 程度に精製した n-3 脂肪酸をマウスに摂取させたときの血中および脳内の DHA の割合への影響を見た実験では，食用油脂を 30 日間与えたとき，血中 DHA の割合は，サケ油およびイワシ油食群≫エゴマ油食群≫ラード食群＞パーム油食群であり，精製 n-3 脂肪酸を 6 日間与えたとき血中では DHA 食群≫EPA 食群＞α-LNA 食群の順であった．また，食用油脂の場合，脳内ではサケ油食群＞イワシ油食群≫エゴマ油食群≫ラードおよびパーム油食群の順であり，精製 n-3 脂肪酸の場合，脳内では DHA 食群

≫ EPA および α-LNA 食群であった[132]．この結果は，DHA を多く含む油脂を摂取すれば，効率的かつ迅速に脳内の DHA を増やすことが可能であることを示している．

　脳内に EPA がほとんど存在しないことについては，未だ明確な証拠はないが，血漿中に大量の EPA が存在しても脳内にはほとんど見当らない．これには少なくとも二つの理由が考えられる．すなわち，一つは，DHA だけが選択的に取り込まれるということであり，もう一つの理由は，EPA が脳内に取り込まれると，瞬時に長鎖化または不飽和化酵素などによる作用を受け，異なった脂肪酸になっているということである．そこで，95％以上の純度の EPA を脳のホモジネートと 37℃でインキュベートしてみると，EPA の含量には変化が認められないことからして，脳内ではこれらの変換酵素の活性は特に強くはないと考えられている[133]．したがって，脳内の DHA の大部分は，食物から摂取した DHA が血中を通って脳に取り込まれたものと，その前駆物質である α-LNA や EPA が肝臓などで DHA となり，血中に放出され，脳内に取り込まれたものであると考えられている．

　近年では，4 週齢のヒヒに ^{13}C でラベルした DHA と LNA を 2 週間経口投与したとき，脳内では投与した DHA の 1.71％，LNA 投与ではその 0.23％が DHA として検出されている．さらに，LNA 投与の場合には，組織中で DHA ＞ DPA ＞ EPA ＞ LNA の順で存在していることが明らかにされている．また，この齢のヒヒにおける脳内 DHA のターンオーバーは，1 週当り 5％以下であることが報告されている[134]．

　高濃度の DHA 含有食を摂取したラットでは，前頭リン脂質の DHA が増え，n-6 系の 22：4 や 22：5 が減ることが認められている[135]．さらに，哺乳類の脳では，DHA の半減期は 1〜2 週間以内であり，1 日当り 2〜8％の脳内のエステル化した DHA が血漿中のエステル化していない DHA と入れ替わっており，脳への取り込みは代謝上の損失を補う程度で十分であるため，DHA 摂取により血漿中のエステル化していない DHA を増やすことで脳の DHA を調節していることが推定されている[136]．しかし，脳が大量の DHA を必要としているならば，血漿リポタンパク質中のリン脂質が一番よい給源となっており，特に，リゾホスファチジルコリンは血液脳関門における DHA の主な運搬体である可能性が示されて

いる[137),138)].

　脳内に取り込まれたDHAは，主として，ホスファチジルエタノールアミンやホスファチジルセリンに取り込まれ，ホスファチジルコリンやホスファチジルイノシトールには少ない．また，この傾向は，5週間投与の場合，DHAやEPAが比較的少ないサケ油投与と多い魚油濃縮物投与を比較したところ，差が見られなかったことが報告されている[139)]．さらに，脳内に取り込まれたDHAの細胞内分布を調べた結果によると，12週間イワシ油食を与えたマウスの脳では，パーム油食を同様に与えたものに比べ，シナプトソーム，ミトコンドリア，ミクロソーム画分でDHAの割合が増加したことが示されている．また，90％程度に精製したDHAを6日間与えたものでも，イワシ油の場合と同様であることも報告されている[132)]．このことからも，脳に取り込まれたDHAは，迅速にシナプス，ミトコンドリア，小胞体に分布することが明らかにされている．

4.3.2　実験動物における記憶学習能と視覚機能

　n-3脂肪酸欠乏食を摂取し続けると，脳内のDHA含量が減少し，記憶学習能が低下することが動物実験により明らかにされている．

　また，魚油やDHAの記憶学習能維持向上効果についても，比較的多くの研究報告がある．胎仔期から新生仔期の間の魚油摂取の影響を母仔2世代のラットで検討した結果によると，魚油食群の仔ラットは魚油を与えていない群の仔ラットに比べ，6週齢における水迷路型学習実験の成績がよいとされている[140)]．さらに，DHA0％のコントロール食を摂取したSHRSPラットで見られた受動回避学習能の低下が，DHA食により正常に回復し，海馬のアセチルコリンレベルが上昇することが認められている[141)]．しかし，生後5〜18日齢のラットに6〜9週間，2.5％のDHAを含む脂質を与えたところ，脳脂質のAAが減少し，DHAが増加したが，水迷路学習能の向上効果が見られないとの報告もある[142)]．

　近年では，サフラワー油（n-3脂肪酸欠乏）食とサフラワー油＋EPA食を摂取したラットの海馬の神経成長因子含量は，シソ油（高$α$-LNA）群の半分程度であったが，梨状葉皮質の神経成長因子含量は，逆に，サフラワー油食およびサフラワー油＋EPA食群のほうがシソ油食群よりも高い傾向にあることが報告されている[143)]．さらに，n-3脂肪酸欠乏食で3世代までラットを飼育し，水迷路

型学習実験を行ったところ，n-3脂肪酸欠乏食のラットでは，コントロール食のラットに比べ成績が悪く，とりわけ3世代目のほうが2世代目よりも悪いことが認められている[144]．また，この2世代目のラットにn-3脂肪酸適正食を与えたところ，脳のDHAは1〜2週間後に一部回復したが，8週後でも完全には回復しないことも示されている．さらに，n-3脂肪酸欠乏食群の2世代目のラットで嗅覚による識別学習能について試験すると，成績が悪く，嗅球でのDHAの低下が確認されている[145]．

出生後，3％サフラワー油含有食からDHA 0.6％＋サフラワー油2.4％含有食に変えた場合には学習能に変化は見られなかったが，DHA 1.2％＋オレイン酸1.2％＋サフラワー油0.6％含有食に変えると3％シソ油食と同等の効果が認められている（図4.5）[146]．さらに，n-3脂肪酸欠乏食群の仔ラットでは，大脳皮質，海馬，黒質でノルアドレナリンが低下し，ドーパミンの低下も見られ，脳電図に示された活性も低い．また，このラットにDHA強化食を与えると，回避学習能の向上が見られることが明らかにされている[147]．

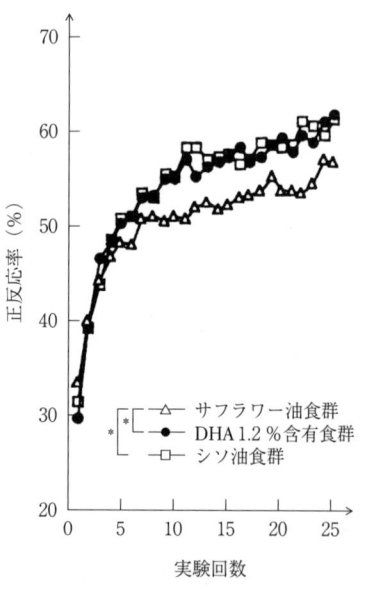

図4.5 ラットの明度識別学習能に及ぼすDHA摂取の影響[146]

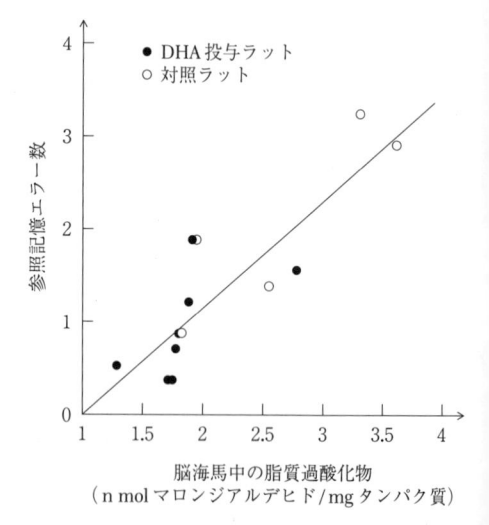

図4.6 高齢ラットの脳海馬中の脂質過酸化物濃度と八方向放射状迷路実験における参照記憶エラー数との関係[148]

4.3 魚油,DHAと脳視覚機能

　成熟または高齢な動物による学習能試験も若干報告されている.n-3脂肪酸欠乏食を3世代にわたって摂取した高齢ラットにkg体重当り300 mgのDHAを10週以上与えたところ,八方向放射状迷路における参照記憶エラー数(餌がないところに入るというエラーの数)が少なくなり,海馬の脂質過酸化物のレベルが低下する傾向にある.このとき,参照記憶エラー数の減少と脂質過酸化物の減少との間には正の相関があることも示されている(図4.6)[148].また,n-3脂肪酸欠乏の高齢マウスにDHAを含むリン脂質を与えたところ,明暗不安テストでは,明の所にいる時間が長く,水迷路学習能の改善効果も認められている[149].さらに,DHAを強化したクロレラ油をICRマウス(9か月齢)に2か月間摂取させたところ,八方向放射状迷路の作業記憶エラー数(同じ場所に再度入るというエラーの数)が減少したが,参照記憶エラー数には差がなかったことが報告されている[150].また,n-3脂肪酸欠乏の成熟ラットでは,夜間のメラトニン分泌が減少するが,これをDHAが回復することも示されている[151].

　n-3脂肪酸欠乏でないラットにDHA(12 μL/日)を4週齢のときから6か月間経口投与し,八方向放射状迷路を用いた学習能試験を行ったところ,DHA投与ラットでは非投与ラットに比べ,学習能が高いことが認められている[152].また,マウスに離乳直後から12か月間イワシ油食を与えたところ,パーム油食を与えたものに比べ,袋小路が3か所ある迷路の出口を探す能力や記憶学習能が高く,シナプス膜の流動性もよいことが示されている[153].近年では,より複雑な迷路を用いて,ガスクロマトグラム上95％の純度のDHAエチルエステルを2％含む飼料で4～7か月間飼育した場合も,同様の効果が得られることが報告されている[154].特に7か月間の若齢マウス飼育試験や4か月間の高齢マウス飼育試験では,DHAとホスファチジルコリンとの間に記憶学習能向上作用における相加効果が認められている[155].

　若齢マウスにDHAエチルエステルを2％含む餌を1週間から3か月間与え,記憶学習能との関係を調べたところ,摂取1～3か月で記憶学習能向上効果が認められている(図4.7)[156].さらに,DHAエチルエステルを0から2％まで含む4種の餌を3か月間与えて,DHAの摂取量と記憶学習能向上作用との関係を調べた結果,DHAと記憶学習能との間には,直線的な用量反応関係は見られなかったが,DHAエチルエステル2％食を3か月間摂取することで十分な記憶学習能

第 4 章 脂質（油脂）

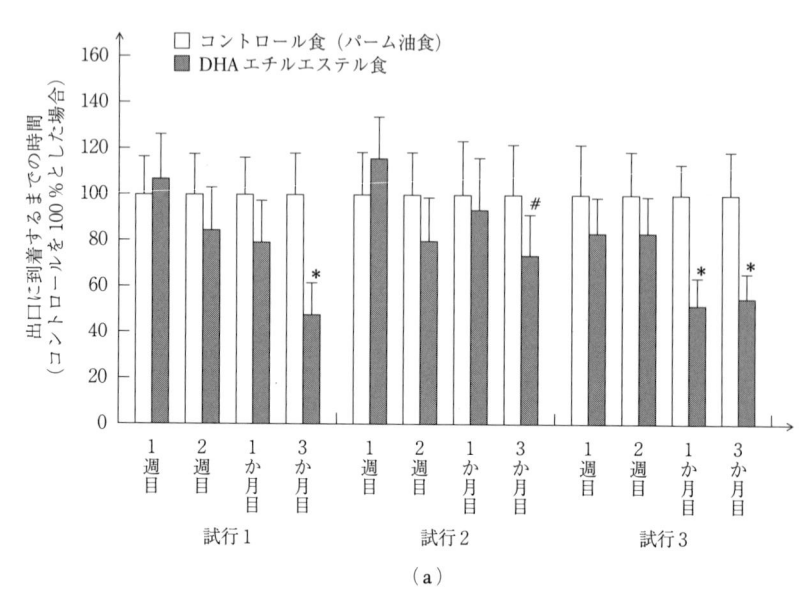

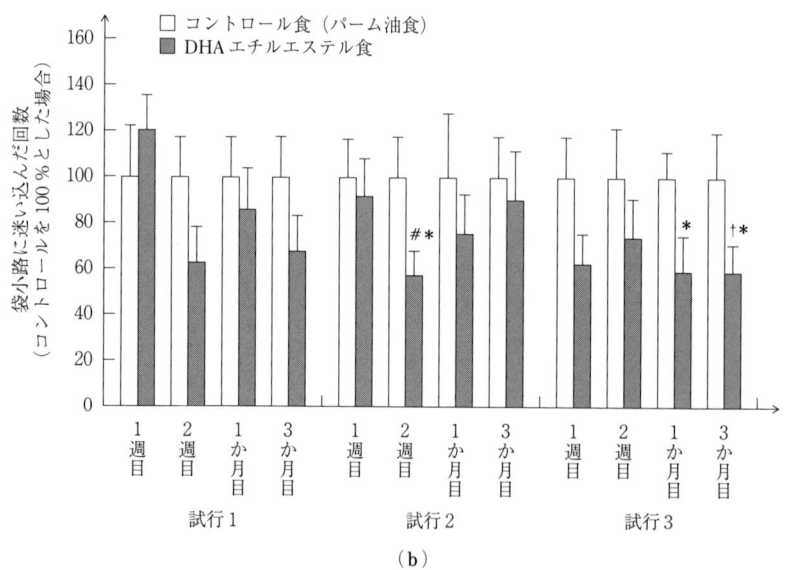

(a)

(b)

（注）　#　1 週目との比較　$p < 0.05$
　　　 †　2 週目との比較　$p < 0.05$
　　　 *　コントロール食との比較　$p < 0.05$

図 4.7　DHA エチルエステル 2％ 含有食を摂取したマウスの記憶学習能と摂取期間の関係[156]

4.3 魚油, DHA と脳視覚機能

```
      □ コントロール食
      ▦ DHA エチルエステル 0.5％食
      ▨ DHA エチルエステル 1％食
      ■ DHA エチルエステル 2％食
```

(注) ＊ コントロール食との比較 $p < 0.05$

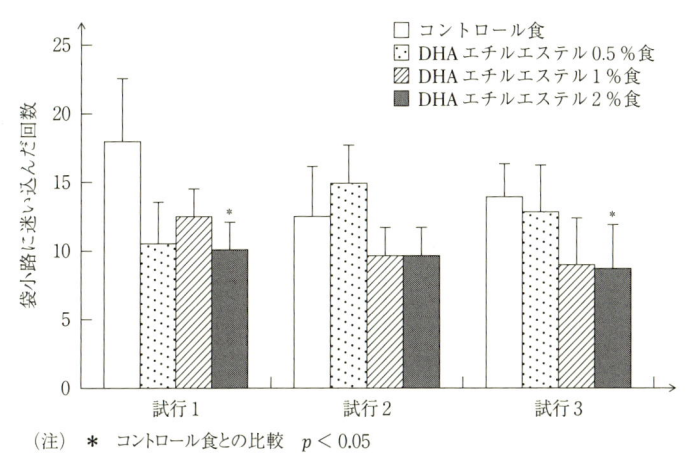

図 4.8 マウスの記憶学習能（袋小路に迷い込んだ回数）に及ぼす飼料中の DHA エチルエステル含量の影響[157]

向上効果があることが報告されている（図 4.8）[157].

DHA 欠乏と視覚機能についての動物実験も比較的多く行われている．これは，視覚機能にとって重要な目の網膜のリン脂質中に，DHA が豊富に含まれていて，その機能とかかわりがあるためである．モルモットの網膜リン脂質中にある DHA の割合を 2.5～30.8％ に変化させてみたところ，適正な割合である 19％ 以上の DHA レベルの上昇はむしろ網膜電位図の応答を弱めることが示されている[158]．しかし，n-3 脂肪酸欠乏食を与えたモルモットでは，網膜電位図の PⅡ と PⅢ に関する機能低下が見られ，この低下は加齢や網膜の DHA レベルと関係があること，また，これらの機能低下は n-3 脂肪酸を 10 週間摂取することで回復することが報告されている[159]．近年のアカゲザルによる実験では，網膜電位図の振幅に及ぼす網膜内の DHA 量の影響は認められていない[160]．しかし，n-3 脂肪酸欠乏ラットでは網膜の感受性が低下し，b 波の出現が遅延することが明らかにされている[161]．

4.3.3 早産児の脳・視覚機能の発達

ヒトを研究対象とした臨床研究では，早産児（未熟児）を用いた研究例が比較的多く発表されている．DHA を強化（添加）していない人工乳を与えられた早産児では，その脳の発達や機能が悪いとの報告がある．例えば，8 歳になったと

きの知能指数（IQ）を調べた研究では，DHA を強化していない人工乳を与えられて育てられた早産児に比べ，母乳（DHA が含まれている）で育てられた早産児のほうが若干ではあるが，有意に IQ が高い[162]．また，DHA を 0.5％含む人工乳を与えた早産児では，DHA 無添加の人工乳を与えたものよりも血漿中や赤血球中の DHA 量が多く，リノール酸から AA への変換が低下する[163]．さらに，通常の人工乳に母乳レベルの DHA や AA を加えることで，早産児の成長を損なわずに，血漿リン脂質の n-3 および n-6 脂肪酸のレベルが母乳で育てられた早産児と同等になることが認められている[164]．

早産児の視力の発達と DHA 摂取との関係についても，比較的多くの研究が行われている．早産の超低体重出産児に母乳，コーン油を含む人工乳，大豆油を含む人工乳，大豆油＋魚油を含む人工乳，計 4 種の乳をそれぞれ与えたところ，大豆油＋魚油を含む人工乳を与えられたものでは，視覚性誘発電位の鋭敏性が母乳を与えられたものに匹敵し，コーン油や大豆油のものより鋭敏性が高く，網膜電位反応もコーン油のものよりも大豆油＋魚油のもののほうが鋭敏であったことが報告されている[165]．

Teller 視力カード法による評価でも，魚油を添加した人工乳の摂取は，4 か月目までの早産児の視力を改善すること[166]，さらに，Fagan テスト（視覚による注意力検査）による評価でも，DHA 添加の人工乳を生後 2 か月まで与えられた早産児では，慣れた刺激によく注意を注ぐこと[167]が認められている．また，18 名の早産児による調査では，母乳を摂取する頻度と血漿や赤血球中の DHA レベルとの間に相関が見られたが，網膜の感受性においては母乳を摂取する頻度とは関係がないとされている．しかし，このとき，網膜電位図の暗反応における b 波の出現までの時間と血漿や赤血球の DHA レベルとの間には正の相関があり，網膜電位図の振幅と AA との間にも正の相関が認められている[168]．

4.3.4　正常出産児の脳・視覚機能の発達

正常出産児においても，早産児と同様に，母乳で育てられたもののほうが大脳皮質リン脂質中の DHA レベルが高いこと[169]，n-3 および n-6 脂肪酸とコレステロールを添加した人工乳を与えると，母乳で育てられた場合と同様な脂質や脂肪酸のレベルを血液中で維持できること[170]，さらに，母親が出産 3 か月前から魚

4.3 魚油,DHA と脳視覚機能

油を摂取することで,乳児は出産時から DHA レベルを高く保つことができ,脳機能の発達に有利であること[171]が明らかにされている.

9歳になったときの神経学的機能に及ぼす母乳または通常の人工乳の影響を検討した結果でも,母乳の有効性が若干認められている[172].また,n-3 および n-6 脂肪酸を添加した人工乳を与えた乳児でも,通常の人工乳を与えたものに比べ,Brunet-Lezine テストの得点が高いことが示されている[173].さらに,DHA を強化した人工乳により,子供の問題解決能力が高まる可能性があることが報告されている[174].正常出産児の脳の発達においては,大脳皮質のみならず,小脳皮質や小脳白質の DHA 量も,母乳児のほうが人工乳児よりも高いことが知られている[175].

19名の母乳の脂肪酸組成とその子供(1~3か月齢)の脳の成長度との関係を検討した報告では,AA と DHA の比率は母乳と子供の脳でほぼ同じ値であり,母乳の AA と DHA の比率は子供の頭の周囲長や重量の増加と正の相関があることが示されている[176].さらに,新生児に DHA 0.35% または DHA 0.36%+AA 0.72% を添加した人工乳や無添加の人工乳を17週間与えたところ,DHA+AA 添加人工乳で育った幼児は Bayley Scales of Infant Development II の精神発達指標が平均で7ポイント高く,DHA や DHA+AA 添加人工乳で育った幼児は無添加人工乳のものより認知能力においても高いことが認められている[177].

18週目の妊婦に毎日 10mL のタラ肝油(1.18g の DHA と 0.8g の EPA を含有)を出産後3か月目まで摂取させ,その子供が4歳になったとき,Kaufman Assessment Battery for Children で知能テストを行った結果,対照のコーン油を摂取したものに比べ,精神発達スコアが若干高く,このスコアは妊娠期の DHA や EPA の摂取と相関があることが報告されている[178].

正常出産児の視覚機能についても,いくつかの研究例が報告されている.早産児と同様,正常出産児でも,母乳で育てられたもののほうが通常の人工乳で育てられたものに比べ,網膜反射および赤血球膜の DHA レベルが高く,DHA を添加した人工乳で育てられたものの視覚機能は母乳で育てられたものと同様であることが確かめられている[8].また,母乳,DHA 0.1%+AA 0.43% を強化した人工乳,または通常の人工乳で生後2か月間育てた乳児について,Teller 視力カード法で視覚機能を評価したところ,母乳と DHA+AA 強化人工乳で育てられた乳

第4章　脂質（油脂）

児は通常の人工乳で育てられた乳児に比べ，視覚機能が高いことが認められている[179]．さらに，このとき，DHA 0.1 ％ + LNA 2 ％を強化した人工乳で育てた場合のほうが，LNA 2 ％のみを強化した人工乳で育てた場合よりも2か月齢のときの視力がよいことも示されている．また，母乳児のほうが人工乳児よりも，Teller 視力カード法で測定した視力の向上が著しく，人工乳児の赤血球のDHAレベルの低値と視力の向上が悪いことは対応していることが認められている[180]．

しかし，リノール酸とLNAを含む人工乳，それにDHA 0.12 ％とAA 0.43 ％を強化したもの，また，DHA 0.2 ％を強化した3種の人工乳を1年間乳児に与えた場合，母乳児に比べリノール酸とLNAを含む人工乳で育てられたものは，赤血球リン脂質中のDHAやAAが10～40 ％少なく，DHA + AAを強化した人工乳で育てられたものは，その値が10 ％以内であり，DHAを強化した人工乳で育てられたものは母乳児よりもDHAが25～55 ％多くなり，AAが15～40 ％少なくなったが，これらの人工乳による成長や視覚機能への影響は認められていない[181]．また，通常の人工乳で育った7か月齢の乳児では，母乳児に比べ，血漿および赤血球中のリン脂質のDHA量は少なかったが，これら両者の視力には差がなく，血漿および赤血球リン脂質中のDHA量と視力の間には相関がないことが示されている[182]．

一方，79名の人工乳児にDHA 0.35 ％またはDHA 0.36 ％ + AA 0.72 ％を強化した人工乳を生後1年間与えたところ，6週目から視覚誘発電位が改善され，母乳児のものと差がなくなるとの報告もある[183]．さらに，近年発表された83名の母乳児の調査では，生後2か月および12か月の乳児で，視力と赤血球ホスファチジルエタノールアミンのDHAレベルとの間に相関があり，乳児（9か月）の音を聞き分ける能力と血漿リン脂質のDHAレベルや赤血球ホスファチジルエタノールアミンのDHAレベルとの相関も認められている[184]．また，39名の4か月齢の母乳児を対象とした研究では，魚食の頻度と母乳中のDHAレベルとは相関があり，検査の前日に魚を食べた母親の乳では，習慣的に魚を食べることで期待できる以上に高いDHAレベルにあり，視力と母乳中のDHAレベルとの間に関連性があることが報告されている[185]．

以上のように，DHAの摂取は，正常出産児でも，その視覚機能の発達にとって重要であることが明らかにされているが，子供や若者の視力とDHA摂取の関

係については，ほとんど研究報告がない．唯一，報告されている研究では，視力が1.0以下の4〜22歳の27名に無臭魚油含有パン（1日当り，DHA 300 mg）を1か月間毎日摂取させ，このパン摂取前後の裸眼視力を測定したところ，左右どちらかの視力が0.2以上向上したヒトは11名（約41%）であった．また，長期摂取による効果について検討した結果では，6名中5名が改善した視力を維持したが，摂取を中断した1名は，向上した視力を維持できなかったことが示されている．さらに，1か月の摂取試験で視力が向上しなかった7名では，長期摂取により視力が向上したのは1名のみであったことが報告されている[186]．

4.3.5　加齢と脳・視覚機能維持向上効果

　脳神経系の細胞は，他の多くの細胞と同様，ステロールやリン脂質などからなる疎水性の二重層膜でできており，加齢により脂質成分の量が変わることが知られている．脳脂質に占めるDHAの割合を基本食で飼育した若齢ラットと高齢ラットで比較すると，高齢ラットのほうが低い傾向にある．また，脳リン脂質の紫外部吸収（脂肪酸の不飽和度により大きく影響される）も高齢ラットで低い（図4.9)[187]．この理由については，十分説明できるデータはないが，高齢ラットではDHAの脳内への取り込みが低下しているのか，または，代謝されやすくなっているのかのどちらかと思われる．いずれにしても，この結果は，n-3脂肪酸を同じ量含む食事を一生涯摂取していると脳内のDHAは低下する傾向にあることを示している．そこで，DHA量が比較的多いイワシ油を含む飼料で高齢ラットを飼育すると，脳脂質内のAAやn-6ドコサペンタエン酸が減少し，DHAが増加する．この増加の程度を見ると，DHAは若齢ラットのレベルまで上昇し，リン脂質の紫外部吸収も若齢ラットのレベルまで上昇することが報告されている（図4.9)[187]．

　ヒトの場合，このような介入試験はできないが，スウェーデン人の脳海馬リン脂質におけるDHAの割合について調べたデータがある．このデータでは，加齢によるDHAの割合の変化は認められていない（表4.3)[188]．しかし，このデータには食事内容の記述がないため，その原因を明らかにすることはできない．ただし，前述のように，脳内のDHA量はDHAの多い食事により上昇するため，加齢に伴いDHAの多い魚介類の摂取量や頻度が増えている可能性もある．

第4章　脂質（油脂）

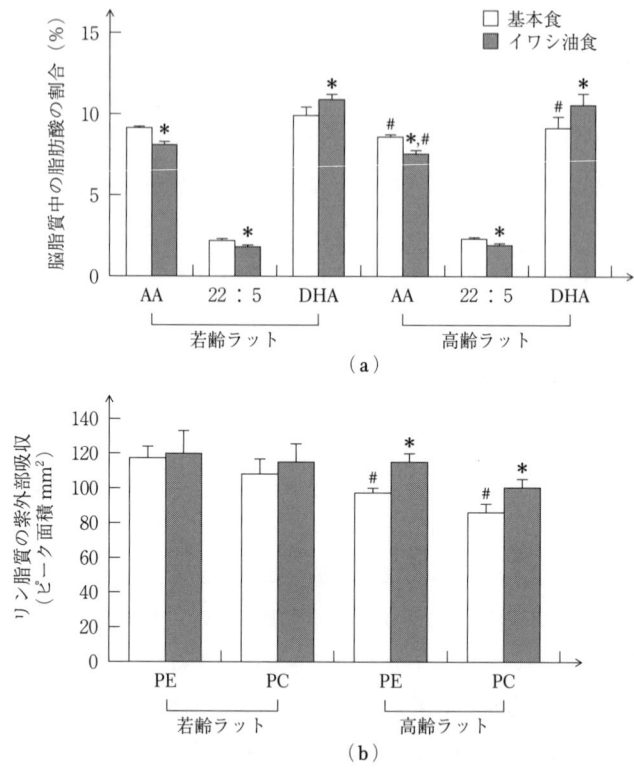

（注）　# 若齢ラットとの比較　$p < 0.05$，　* 基本食との比較　$p < 0.05$

図4.9　基本食またはイワシ油食を摂取した若齢および高齢ラットの脳内高度不飽和脂肪酸と脳リン脂質の紫外部吸収[187]

表4.3　脳海馬ホスファチジルエタノールアミンの脂肪酸組成（%）[188]

脂肪酸	年齢				アルツハイマー型痴呆症患者	対照者
	33～36	54～57	69～72	89～92		
16：0	9.1	7.9	9.0	8.7	14.1*	8.6
18：0	27.7	27.8	25.5	25.9	33.0*	25.6
18：1	20.0	19.7	22.1	19.9	23.2	21.3
20：1	2.0	2.3	2.1	1.8	1.8	1.8
20：4（AA）	11.4	12.4	11.6	12.2	8.1*	12.4
22：4	12.9	12.5	12.2	13.8	7.0*	11.9
22：6（DHA）	15.3	15.9	16.0	16.4	7.9*	16.9

（注）　* 対照者との比較　$p < 0.05$

4.3 魚油,DHA と脳視覚機能

近年では,2か月齢(若齢)と18か月齢(高齢)のラット脳内リン脂質の相違を測定し,高齢ラットの前頭皮質で,ホスファチジルエタノールアミンが少なく,リン脂質中の18:1や20:1が多いが,DHAは少ないこと,また,特に海馬ホスファチジルエタノールアミンのDHAが少なくなっていることが報告されている[189]。さらに,このとき,前頭皮質のプラズメニルエタノールアミン中のDHAやAAも少なくなっていることが認められている。若齢(約6歳)と高齢(約18歳)のサルに体性感覚刺激を与えたときの局所脳血流量をPET(ポジトロンエミッショントモグラフィ)で測定したところ,若齢なサルでも高齢なサルでも体性感覚刺激による局所脳血流量は上昇したが,その程度は高齢サルのほうが低いこと,また,1日当りDHAを150 mg/kg体重で1週間摂取させると,高齢サルの局所脳血流量が増加することが報告されている[190]。

高齢者に魚油やDHAを与えた介入試験がわが国を中心にいくつか行われているが,大規模なものはなく,小規模なものに限られている。このような研究が行われるきっかけとなったのは,魚を毎日食べるヒトとほとんど食べないというヒトについて,アルツハイマー型痴呆症を発症してから死亡する割合を調べた疫学調査結果[83]と,アルツハイマー型痴呆症を発症したヒトの脳海馬等のリン脂質中のDHAやAAの割合についての分析結果(表4.3)[188]の報告である。すなわち,魚を毎日食べるヒトではアルツハイマー型痴呆症になるヒトは少なく,アルツハイマー型痴呆症のヒトでは海馬リン脂質中のDHAやAAの割合が少ないというものである。

痴呆症患者に1日当りDHA 1.4 gを毎日精製魚油として与えたところ,脳血管型痴呆症患者13名中10名が改善傾向を示し,アルツハイマー型痴呆症患者5名中5名がやや改善したことが報告されている[191]。また,1日当り0.72 gのDHAを精製魚油として中等度の脳血管型痴呆症患者12名に1年間与えたところ,痴呆度の改善が認められている[192]。さらに,痴呆でない健常者97名(平均64歳)に1日当り0.9 gのDHAを上記と同様の魚油を用いて6か月間与え,長谷川式痴呆度テストのスコアを投与前後で比較すると,46.4%のヒトのスコアが増加し,15.5%のヒトは不変,38.1%のヒトが減少することが報告されている[193]。また,1日当りDHAを0.5 g摂取できるようにしたDHA入り豆腐を12名の脳血管型痴呆症患者に毎日与え,長谷川式痴呆度テストで評価したところ,改善が3名,不

変が3名，悪化が5名，中止が1名，という結果となり，十分な効果が認められていない[193]．これには，豆腐として摂取したDHA量が少ないことが原因していると考えられる．

特別養護老人ホームの高齢者30名（平均78歳）の朝食（みそ汁）に無臭の精製魚油（DHA）を1日当り0.64～0.8g毎日加え，6か月間与えた介入試験で，摂取前と6か月後に長谷川式痴呆度テストを行ったところ，スコアが上昇したヒト，すなわち，症状が改善したヒトは30名中18名，そのうち，痴呆症のヒトでは，22名中12名が改善，健康なヒトでは，8名中6名のスコアが上昇したことが報告されている[194),195]．このとき，スコアが7以上上昇したヒトが3名，5～6以上上昇したヒトが5名いることも示されている．

高齢者の視覚機能に及ぼす魚油やDHAの影響についての介入試験はほとんど行われていないが，唯一，前述の子供から若者の近視に及ぼす影響を検討したわが国のグループにより高齢者の視力に及ぼす影響が検討されている．15名の白内障や緑内障患者（平均72歳）に，1日当り0.54gのDHAを精製魚油として3か月間毎日強化した結果，白内障患者11名中8名，緑内障患者1名中1名，両疾患合併症患者3名中1名，計10名の視力が改善されたことが報告されている[194),196]．この結果は，白内障や緑内障が治癒したためではなく，網膜や神経系の機能が向上したことによると考えられている．

魚油やDHAの摂取と高齢者の脳視覚機能との関係についての疫学的研究は少なく，国際学会での発表が若干見られるのみである．高齢者85名による前向きの疫学研究が行われ，5～6年経過した時点でまとめた結果，痴呆症になったり死亡した人は28名いたが，血漿n-6／n-3脂肪酸比やn-6脂肪酸の割合が高いほど痴呆症や死亡と正の相関があった[197]．また，1188名の高齢者（平均75歳）の血清ホスファチジルコリン中のDHAの割合を調べたところ，DHAの割合が平均値以下の人々では，平均値以上の人々に比べ，アルツハイマー型痴呆症のヒトが2倍であり，現在アルツハイマー型痴呆症でなくても，10年以内に60％以上のヒトがアルツハイマー型痴呆症になることが見込まれるとの発表も行われている[198]．さらにこの発表では，高齢者は魚食などにより，血清のDHAレベルを適正に保つことが重要との見解を示している．

一般に，油脂の酸化安定性試験を行うと，魚油やDHAは二重結合を多くもつ

4.3 魚油，DHA と脳視覚機能

ことから，他の油脂に比べ不安定であることはよく知られた事実である．20世紀の終わり頃まで，生体内でも DHA などは酸化しやすく，生体内に過酸化脂質を増やす可能性があるため，DHA は老化を促進したり，有害であるとの考えをもっていた研究者・学者も多い．しかし，近年では食品中で酸化された DHA などの脂肪酸を摂取した場合，その吸収は少なく，また体内で酸化されたものでも，生体内の酸化物消去システムにより，ほぼ完全に除去されることが明らかにされている[199),200)]．むしろ DHA などは，生体の過酸化を抑制する効果も認められるようになり，脳視覚機能においても，DHA の抗酸化効果が関係しているのではないかとの報告も見られる．

前述のように，DHA 食を摂取したラットの脳で脂質過酸化物の低下が認められている[148),201)]．また，25か月齢のラットに高コレステロール＋高 DHA 食を与えた実験では，大脳で AA に対する DHA の量比が増加し，カタラーゼ活性，グルタチオン量，グルタチオンペルオキシダーゼ活性の上昇が認められている[202)]．さらに，DHA エチルエステルを羊膜内投与したラットでは，脳内でヒドロキシラジカルのスカベンジャー効果があり，DHA 等が豊富なリン脂質画分で脂質過酸化物の生成が 58 ％に低下することが報告されている[203)]．

一方，9名のアルツハイマー型痴呆症患者と11名の対照者で，脳内のイソプロスタンとニューロプロスタンを比較したところ，大脳においてイソプロスタンには差がなかったが，ニューロプロスタンがアルツハイマー型痴呆症患者で多いことが認められている[204)]．このことは，アルツハイマー型痴呆症では，大脳の脂質過酸化が生じており，この脂質過酸化を抑制する DHA の摂取は，アルツハイマー型痴呆症の予防や症状改善に有効かもしれないことを示唆している．さらに，ニューロ2A細胞を用いた *in vitro* の実験では，膜の成分である DHA は血清欠如により生じるアポトーシスを抑制することも示されている[205)]．

これらの研究成果から，加齢による脳内の DHA の減少，記憶学習能の低下，神経細胞の減少，脳内脂質過酸化物の増加，アルツハイマー型痴呆症の発症・症状悪化の間には，多くの関連性があるものと思われ，DHA の摂取が高齢者の脳機能の維持向上に役立つ可能性が高いと考えられる．

4.3.6 精神活動

魚油やDHAの摂取と精神活動や精神疾患の症状改善効果等との関係についても明らかにされつつある．うつ病の場合，ハミルトンの抑うつ尺度を用いた症状の程度と赤血球膜リン脂質のAA/EPA比との間に正の相関があり，うつ病とn-3脂肪酸の低値との間には何らかの関係があることが示唆されている[206]．一方，近年では，うつ症状がない452名の男性が参加した介入試験で，脂肪が豊富な魚の摂取は気分に影響しないことが報告されている[207]．しかし，統合失調症の患者にMax EPAを1日当り10g，6週間摂取させたところ，その症状が有意に改善されたとの発表がある[208]．

ペルオキシソーム病の患者ではDHAが欠乏状況にあり，この欠乏とこの疾患特有の認識能力や網膜機能の低下とが関係している可能性が示唆された[209]ことから，ペルオキシソーム病の患者6名にDHAを投与したところ，視覚機能が改善されたことが発表されている[210]．また，ペルオキシソーム病の代表的疾患であるツェルウェガー症候群の患者では，X連鎖副腎脳白質ジストロフィー患者，アルツハイマー型痴呆症患者および，健常者とは異なり，その皮膚細胞ではDPA（n-3）は多くなるが，EPAからDHAは合成されないことが報告されている[211]．そこで，ペルオキシソーム病の患者5名に1日当り90％の純度のDHAエチルエステルを0.1〜0.6g与えたところ，2〜3週間後には血中のDHAが正常レベルに回復し，視覚や肝機能の改善が認められている．なお，このとき，MRIにより，脳のミエリン画像が正常化していることも確かめられている[212]．

13名のペルオキシソーム病患者に1日当り0.1〜0.5gのDHAエチルエステルを与えたところ，2〜3週間で血中のDHAが正常レベルに回復すると同時に，赤血球のプラスマローゲンの上昇や多数のヒトの肝酵素活性が正常化し（図4.10），ほとんどのヒトで視力，肝機能，筋力，社会性の改善が認められ，13名中3名で，脳のミエリンが正常化し，他の3名でミエリン発生が改善され，他の7名でも改善傾向が見られている[213]．さらに，20名のペルオキシソーム病患者に1日当り0.1〜0.5gのDHAエチルエステルを摂取させたところ，ほとんどのヒトで，DHAレベルと肝機能が改善され，約半数のものでは視力の改善が見られ，また，9名は有髄化が改善される傾向にあることが示されている．また，生後6か月以

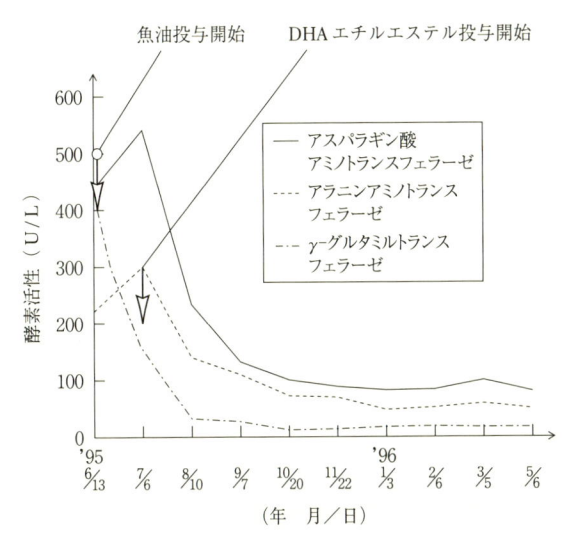

図4.10 DHAエチルエステル摂取によるペルオキシソーム病（乳児型レフサム症候群）乳児の肝酵素活性の変化[213]

内にDHAエチルエステルの摂取を行うと症状改善効果が高いことも明らかにされている[214]．

　心理的なストレス下にある学生53名を対象とした敵意性（他人に対する攻撃性）テストが行われている．1日当り1.5〜1.8 gのDHAを濃縮魚油として3か月間毎日与え，その摂取前後でP-Fテスト（敵意性を評価するための心理テスト）を行ったところ，対照の大豆油を摂取した学生で敵意性が強まったが，DHAを摂取した者では変化がなかったことが報告されている[215]．また，2か月の摂取試験では，DHAを摂取した学生の血漿中のコルチゾールには変化がなかったが，ノルエピネフリンの低下が明らかにされている[216]．さらに近年では，中高年の大学職員が参加した研究も行われ，魚油（DHA）による敵意性抑制作用が報告されている[217]．

4.4　魚油，DHA，EPA の抗腫瘍効果

　脂肪の大量摂取と発がんとの間には正の相関があることが知られている．特に，大腸がんや乳がんなど欧米型のがんでは，単に摂取脂肪量が関係するだけではな

第4章 脂質（油脂）

く，摂取した脂肪酸の違いが大きく影響していることが明らかにされている[8]．ここでは，in vitro の試験や動物実験とヒトを対象とした疫学調査や介入試験を分けて記述する．

4.4.1 in vitro および動物実験の結果

特に大腸がんでは，n-6 脂肪酸の多い油脂（植物油）やリノール酸などは発がんの促進因子と考えられ，n-3 脂肪酸が豊富な魚油や DHA，EPA は抑制因子とされている．これは，DHA や EPA が，AA からできるプロスタグランジン E_2 の産生を抑えること，細胞膜を修飾し，腫瘍壊死因子産生を促進し，がん細胞内での脂質過酸化物生成を増加させることなどにより，発がんの進行を抑えているためである．また，魚油や DHA は発がんを抑制するだけではなく，がん腫の増大を遅らせ，転移を低減することが明らかにされている．この現象は，魚油，DHA，EPA によるがん細胞のアポトーシスの増加が原因であるといわれている[5),8)]．

近年では，in vitro 実験も多く行われ，興味深い報告も見られる．DHA は，パピローマウイルス不死化角化細胞の脂質過酸化を介して，その増殖を EPA よりも強力に阻害することが認められている[218]．また，メラノーマ細胞を用いた実験では，DHA 濃度の上昇に伴い，約60％の細胞の増殖が阻害され，約40％の細胞はその増殖に若干の影響があったとの報告がなされている[219]．さらに，DHA はプロテインホスファターゼが関与したアポトーシスを誘導し，Jurkat 白血病細胞の生存を阻害すること（図4.11）[220]や，Caco-細胞の増殖を阻害し，大腸がん細胞のアポトーシスを誘導すること[221]，結腸腫瘍細胞のペルオキシソーム増殖活性化受容体の活性を抑制すること[222]が示されている．

一方，EPA は HL-60 ヒト白血病細胞にのみアポトーシスを誘導し，K-562 細胞にはアポトーシスを誘導しないこと[223]，また，翻訳の始まりを阻害する抗がん物質の一つであること[224]，WiDr 腺がん細胞の増殖を用量や時間に比例して阻害すること[225]が知られている．この WiDr 腺がんの場合には，脂肪酸の過酸化反応が関係しており，EPA の増殖阻害効果とマロンジアルデヒドのレベルが $β$-カロテンにより低下する[225]．また，Raji リンパ腫細胞を EPA とインキュベートすると，細胞内へのスーパーオキサイド陰イオンの蓄積が認められる（図4.12）が，このことが Raji 細胞の壊死の誘導にとって重要である可能性が示されている[226]．

4.4 魚油, DHA, EPA の抗腫瘍効果

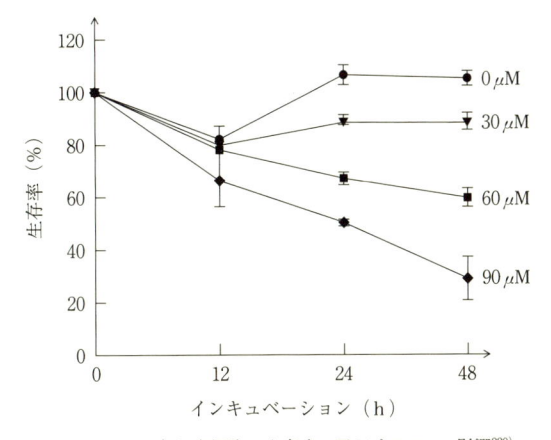

図4.11 Jurkat 白血病細胞の生存率に及ぼす DHA の影響[220]

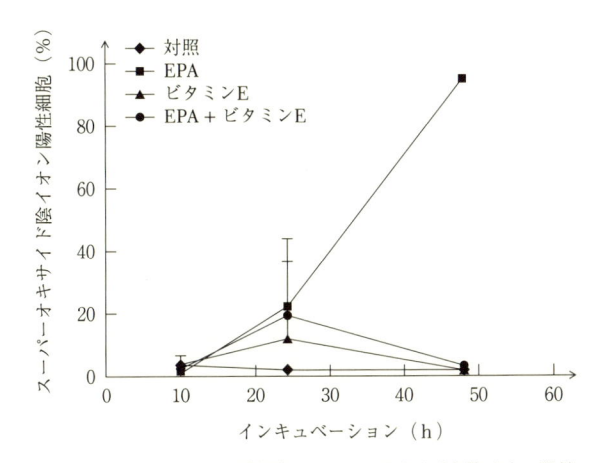

図4.12 Raji リンパ腫細胞のスーパーオキサイド陰イオン陽性に及ぼす EPA とビタミン E の影響[226]

150 μM の EPA は, Walker256 がん肉腫細胞の増殖を低下させ, アポトーシス指標を増加させるが, このとき, 活性酸素種や脂質過酸化物生成の上昇, チトクロームCの遊離, カスパーゼの活性化, ミトコンドリア膜電位の低下, DNA の切断などが認められている[227]. また, ヒト結腸腺がん細胞においては, EPA との短期間のインキュベーションはギャップジャンクションの細胞間コミュニケーションに影響を与えないが, 脂質酸化による細胞毒性が関係していることが示されている[228]. エールリッヒ腹水がん細胞では, DHA はホスファチジルコリンに,

第4章 脂質（油脂）

EPAはトリアシルグリセロールに取り込まれる[229]．このとき，細胞毒性と関係したDHAやEPAは遊離型であり，この遊離型のDHAはEPAよりも細胞内小器官への取り込みがよい．

DHAやEPAはヒト乳がん細胞のプロテインキナーゼの発現を強力に減少させること[230]や，魚油の強化は，Caco-2やHT-29結腸直腸がん細胞のアポトーシスや細胞分化を誘導し，細胞増殖を低下させ，Bcl-2発現を低下させることによるCOX-2（シクロオキシゲナーゼ-2）の調節能の低下を生じることも報告されている[231]．

実験動物にがんを移植したり，発がん物質を与えてがんを誘導したりして発がん動物をつくり，これらの動物を用いて，魚油，DHA，EPAの有効性を明らかにする研究が行われている．大腸がんについては，遺伝因子よりも食事因子のほうが影響が大きいことや，高脂肪食が発がんのプロモーション過程に強く作用し発がんを促進することが明らかにされている[232]．また，n-3脂肪酸（EPA）の摂取は大腸がんおよび大腸粘膜における発がんを抑制する．乳がんも大腸がんと同様に，高脂肪食でその発生が促進されるが，n-3脂肪酸の摂取でその発生が抑制される[233]．

EPAを2.5％，DHAを5.0％含む飼料で，ヒト肺粘膜表皮がん細胞をヌードマウスに皮下移植する9日前から移植後82日まで飼育し，がんの発生と増殖について検討したところ，対照食に比べ，がんの発生が少なく，その増殖が抑制されることが認められている．また，このとき，がん細胞中のプロスタグランジンE_2量を測定したところ，EPAとDHA含有食群では対照群に比べ，その量が少なかった[234]．

ヒト乳がん細胞を皮下移植したヌードマウスに，7〜10日後から6〜8週間試験食を与えると，コーン油食に比べ魚油食ではがんの大きさは小さく，がん細胞のTBA（チオバルビツール酸）値が高くなる．また，抗酸化剤を与えるとがんの増殖が進み，クエン酸鉄を与えるとTBA値が高くなり，がんは小さくなることが報告されている[235]．発がん物質であるジエチルニトロソアミンによる肝がんの発生においても，過酸化脂質やその二次過酸化物は発がんを抑制することが発表されている[236]．これらの実験結果は，過酸化脂質ががんの細胞内で代謝除去されず残存することにより，がん細胞の発生や増殖を抑制している可能性を示している．

4.4 魚油，DHA，EPA の抗腫瘍効果

　動物実験でも，近年多くの研究成果が発表されている．ラットに EPA を 18.7％，DHA を 8％含む魚油を 18 週間摂取させると，アポトーシスによるがん細胞死の増加と結腸クリプトの増殖抑制が生じ，1,2-ジメチルヒドラジン（発がん物質）を投与後 48 時間目には，対照群のラットに比べて，魚油食群では異所性クリプト病巣が少ないことが認められている[237]．この結果は，魚油はジメチルヒドラジンの発がん作用を抑制することが可能であることを示している．

　魚油 10％＋ラード 10％食を 13 週間摂取したマウスでは，ヒマワリ油 10％＋ラード 10％食のものより，アゾキシメタン投与による異所性クリプト病巣が少ない[238]．また，高魚油食はラットの酸化ストレスの原因となっており，ジエチルニトロソアミンにより発生した肝がんの病巣の数や面積はその TBARS と逆相関を示している[239]．また，コイ脂質やマグロ油を 1 匹のマウス当り 0.4 mL 経口投与した場合，腫瘍（肉腫）の増殖に対してはほとんど効果がなかったが，5-フルオロウラシルとコイ脂質またはマグロ油を併用したときには，5-フルオロウラシル単独以上の腫瘍増殖抑制効果が認められている[240]．

　乳がんを移植したマウスに 3％の魚油濃縮物を与えた実験では，グルタチオンペルオキシダーゼ活性が低く，脂質過酸化現象が高まり，がんの増殖が抑制され（図 4.13），カヘキシーが減少することも報告されている[241]．また，ヒト結腸が

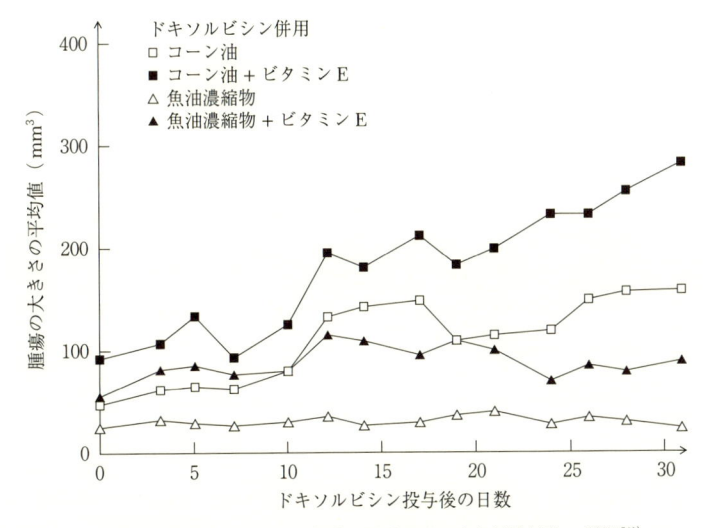

図 4.13　移植した乳がん細胞の増殖に及ぼす魚油濃縮物の影響[241]

第 4 章　脂質（油脂）

ん細胞をヌードマウスに移植し，種々の脂質食を 53 日間摂取させた後に，その
がん細胞の重量を測定したところ，高および低コーン油食に比べ，高メンヘーデ
ン油食でその重量が少ないことが報告されている[242]．さらに，20％魚油食を摂
取したマウスでは，n-3 脂肪酸が血管新生に影響することで，がんの増殖を阻害
することが発表されている[243]．また，魚油 4 ％＋コーン油 1 ％食をマウスに与
えたところ，5 ％大豆油食に比べ，すべてのパラメーターで n-3 脂肪酸が抗がん
活性をもつことを示し，ルイス肺がんの進展が抑制されることが認められてい
る[244]．さらに，6 ％または 10 ％の魚油食をマウスに 18 〜 22 週間与えた実験でも，

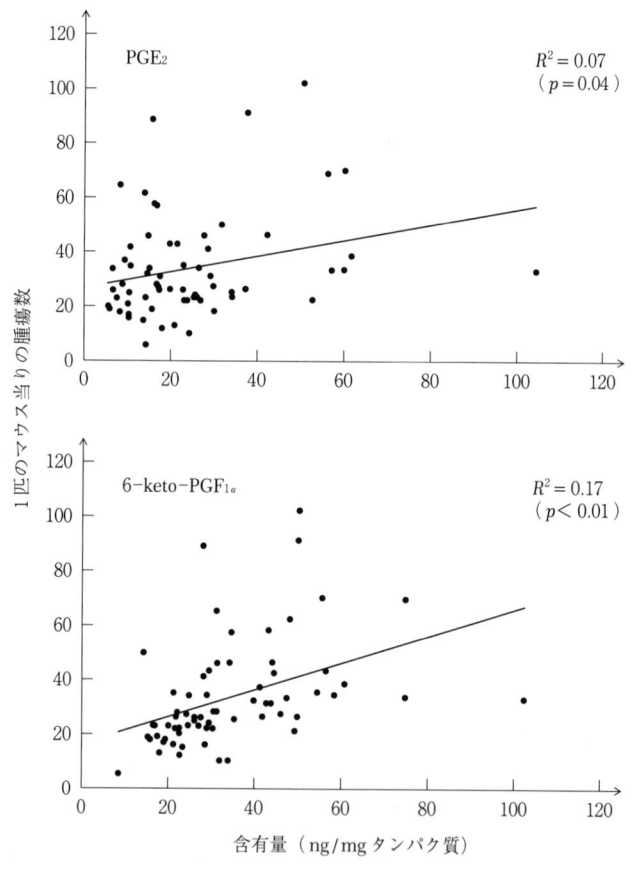

図 4.14　各種の脂肪酸エチルエステルを 7 週間摂取した Apc$^{Min/+}$ マウスの
腫瘍数と小腸の正常部位のプロスタグランジン含量の関係[247]

n-3 脂肪酸が豊富な魚油は明らかな抗発がん促進活性をもつことが示されている[245]．

ジエチルニトロソアミン等の発がん物質を 7 週間投与し，その後，1 週間に 3 回，1 匹当り 1 mL の DHA や EPA を 30 週間胃内投与した実験では，オレイン酸に比べ，DHA は大腸中の腫瘍の大きさと数を有意に減少させ，小腸や肺の発がんを抑制する傾向にあり，EPA も腸の発がんを抑制する傾向にあることが認められている[246]．一方，3％の DHA では効果が認められないが，容易に EPA に代謝されるステアリドン酸（18：4, n-3）や EPA は腫瘍の数を少なくする効果が認められ，これはプロスタグランジン量の低下と関係があるとの報告がある（図 4.14）[247]．また，メチルクロルアンスレンによる繊維肉腫を発生したラットに EPA 0.5％食を摂取させたところ，腫瘍の大きさが対象に比べ小さく，肝重量や肝タンパク質量が増加することが認められている[248]．

4.4.2 疫学および臨床研究（介入試験）

魚食とがん等の疾病との関連性を明らかにしようとした疫学研究は比較的多く，1970 年代末から報告されている．しかし，魚油，DHA，EPA とがんとの関連性については，1990 年代に入ってから報告されるようになってきた．魚油や DHA，EPA と大腸がんとの関係では，20 か国の国際間比較を行ったところ，大腸がんの発生頻度は n-3 脂肪酸の摂取と負の相関が見られたが，有意差は認められていない[249]．また，大腸がん患者，ポリープ患者，正常者を対象としたスペインでの疫学調査では，良性腺腫からがんになるに従い，病変部粘膜の EPA 濃度が低下する傾向にあることが認められている[250]．さらに，ヨーロッパ 24 か国の国際間比較では，23 年前，10 年前，調査時の魚油／動物脂比は大腸がんによる死亡率と逆相関することが報告されている[251]．

乳がんについては，30 か国による国際間比較の報告があり，そのなかでどの年齢層でも 10 年前に摂取した魚油のレベルは乳がんによる死亡率と逆相関があることを見出している[252]．また，フィンランドでは，閉経後の乳がん患者で食事中の DHA や EPA は少なく，乳房脂肪組織リン脂質の DHA は少ない[253]．さらに，上述の 24 か国による国際間比較でも，大腸がんと同様に，乳がんの死亡率は魚油／動物脂比と逆相関にあることが報告されている[251]．

しかし，ボストンでの疫学調査では，乳がんと皮下脂肪リン脂質の DHA や EPA とは関連がないこと[254]，また，ノルウェーやスウェーデンにおける調査でも，乳がんと血清リン脂質の DHA や EPA レベルとの間の関連は認められていない[255],[256]．

近年では，フランスのトゥールにおけるケースコントロールスタディーで，乳がんの危険性と脂肪組織中の DHA などの n-3 脂肪酸レベルとの間に逆相関があることが認められている[257]．また，乳がん患者では乳房脂肪組織中に n-6 脂肪酸が多く，n-3／n-6 脂肪酸は乳がんと逆相関にあり，DHA や EPA などの n-3 脂肪酸は乳がんに対する予防効果があることも報告されている[258]．

前立腺がんについても疫学研究の結果が報告されている．その大部分は，前立腺がんと魚油や DHA，EPA とは関連性がないことを示している．しかし，ニュージーランドのオークランドで行われたケースコントロールスタディーでは，前立腺がんの危険性の減少は赤血球ホスファチジルコリン中の高 DHA や EPA レベルと関係していることが示されている[259]．また，大韓民国での調査では，良性の前立腺過形成や前立腺がん患者の血清 n-3 脂肪酸レベルは低く，n-3／n-6 脂肪酸比は正常者＞良性の前立腺過形成患者＞前立腺がん患者の順にあることが認められている[260]．

肺がん，子宮がん，膵臓がん等と魚油や DHA，EPA との関係も検討されている．肺がんでは，イギリス南西部でのケースコントロールスタディーがあり，その報告では，肝油を摂取しているヒトで肺がんの危険性が低下することが認められている[261]．子宮内膜がんでは，スウェーデンでの大規模なケースコントロールスタディー（がん患者 709 名，対照者 2 888 名が参加）があり，サーモンやニシンのような脂肪の多い魚の摂取は子宮内膜がんの危険性と逆相関があることが報告されている[262]．また，オランダでの疫学研究では，糖尿病でない膵臓がん患者や体重減少を伴う肺がん患者の場合，特に，血漿リン脂質やコレステロールエステルの n-3 脂肪酸が少ないことが明らかにされている[263]．しかし，この調査では，食道がん患者における血漿 n-3 脂肪酸レベルの低下は認められていない．

がん患者における魚油，DHA，EPA の介入試験の結果は，1990 年代から報告されている．魚油または偽カプセルを 1～6 か月間，大腸腺腫や大腸がん治療後の患者および健常者に摂取させ，その摂取前後の大腸粘膜を採取し，DNA 合成

4.4 魚油,DHA,EPA の抗腫瘍効果

期上皮細胞を検出して,粘膜上皮の増殖への影響を見たところ,発がんの初期に発現する粘膜腺窩上皮の増殖が魚油投与群で正常化することが認められている[8]. また,このとき,粘膜中の n-6 脂肪酸は減少し, n-3 脂肪酸は増加することが明らかにされ, n-3 脂肪酸を1日当り 2.5 g, 6 か月間摂取すれば,十分な効果が現れると考えられている[264].

一方,体重が減少したがん患者 17 名に EPA エチルエステルを1日6g,7日間摂取させた試験では,全身の脂肪分解,パルミチン酸の放出,パルミチン酸の酸化に対する EPA エチルエステルの効果は認められていない[265]. また,進行がん患者 23 名に1日当り 12±1 g の魚油を 14 日間与えたところ,血漿リン脂質中の DHA や EPA が上昇し,体重変化と血漿 EPA の増加とは関連があることが認められている[266]. しかし,進行がんで食欲がなく,体重が低下した患者 30 名に,DHA 1.2 g,EPA 1.8 g を含む魚油を2週間与えても,食欲,疲労,悪心,安寧,摂取カロリー,栄養状態,機能の改善は認められていない[267].

3名の家族性大腸腺腫症の患者に,1日当り DHA 2.2 g と EPA 0.6 g を魚油を用いて2年間与えたが,明らかなポリープ数の変化は認められず,12か月後には2名がそれぞれ子宮内膜がんと肺がんに,24か月後には1名が大腸がんになったことが報告されている[268]. さらに,大腸がん患者 49 名にその手術前 12 日から手術後 12 週間,1日当り DHA 1.0 g と EPA 1.4 g を魚油で与えた試験では,大腸粘膜脂質の EPA が増加したが,腸間膜の脂肪組織では EPA の割合に変化がなく,手術前から魚油サプリメントを使用していたことを自己申告したものでは,脂肪組織でも EPA の上昇が認められている. しかし,このとき大腸上皮の細胞質分裂には影響がないことも報告されている[269].

近年では,魚油や DHA,EPA を単独ではなく,アミノ酸と組み合せることでよい成績が得られている. 消化器がん患者 48 名が参加した介入試験では,グルタミン,アルギニン, n-3 脂肪酸を強化した食事を8日間与えたところ,貪食作用活性や呼吸バーストが高まり,窒素酸化物,リンパ球,T-リンパ球,T-ヘルパー細胞,NK 細胞のレベルが上昇することが確かめられている[270].

大腸がん患者 200 名が参加した介入試験で,大腸切除術前の5日間と手術後までアルギニンと n-3 脂肪酸を強化した食事を摂取したものは,免疫機能が改善し,感染症にかかる割合が低下することが示されている[271]. 前立腺がん患者9名に

第4章　脂質（油脂）

低脂肪の魚油食を3か月間与えた結果，血漿および脂肪組織の n-3 / n-6 脂肪酸比は上昇し，7名中4名で前立腺組織中のシクロオキシゲナーゼ-2 の発現が低下したことが報告されている[272]．

がん患者への魚油，DHA，EPA の介入試験は，特に，膵臓がん患者に対し，精力的に行われている．膵臓がん患者18名に，1日当り DHA 1 g と EPA 2 g を3週間与えたところ，急性期タンパク質濃度の変化としては，トランスフェリンの増加が認められ，急性期タンパク質応答は魚油の摂取により安定化できる可能性が示されている[273]．体重減少を伴う膵臓がん患者20名に，1日当り2 g の EPA を3週間摂取させたところ，単球のインターロイキン-6 産生が低下し，血清インスリンが上昇，コルチゾル／インスリン比が低下し（図4.15），プロテオリシス誘導因子排出患者の割合が減少するとともに，体重の増加も認められている[274]．

20名の膵臓がん患者に，1日当り 2.18 g の EPA を魚油として摂取させたところ，1か月当り体重が 2.9 kg 減少していた患者が3週および7週目には体重の増加に転じ，摂取カロリーは1日当り 400 kcal 上昇し，休息時のエネルギー消費量が低下することが観察されている[275]．さらに，体重減少を伴い，手術ができない膵臓がん患者16名に，1人1日当り2 g の EPA を魚油として3週間与えたと

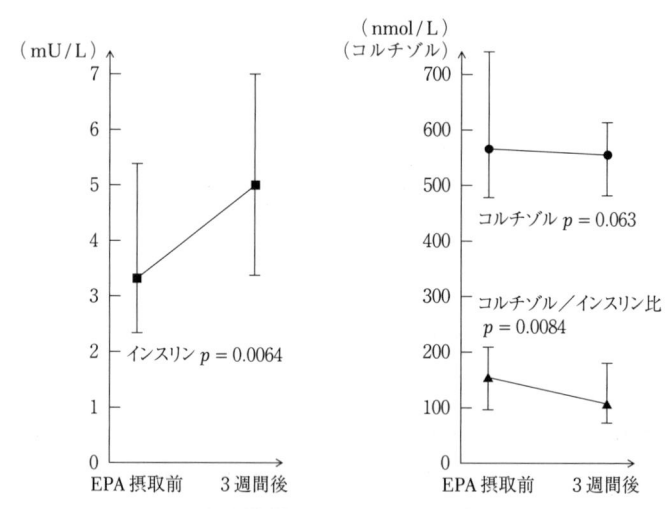

図4.15　膵臓がん患者の血清インスリン，コルチゾル，コルチゾル／インスリン比に及ぼす EPA 摂取（2 g/日）の影響[274]

ころ,体重や休息時のエネルギー消費量が正常者のレベルまで回復し,絶食時の脂質酸化の状態も正常化することが認められている[276]. また, 膵臓がん患者26名に,95%の純度のEPAを1人1日当り6g, 12週間与えた介入試験では,摂取前には1か月当り2kgの体重減少であったが,4週間後には0.5kgの体重増加があり,この体重の安定は12週目まで持続したことが報告されている[277].

膀胱繊維症患者30名にDHA＋EPAを1.3 kcal%の摂取量で8か月間与えたところ,赤血球膜リン脂質中のDHAやEPAは上昇したが,アラキドン酸は低下し,血清IgGとα1抗トリプシン濃度は低下することが認められている[278]. この介入により,患者の強制吸収量が改善されたり,抗生物質療法の日数を減らすことができるとしている. このように,がん患者への魚油,DHA,EPAの介入試験では,若干の症状改善効果は認められるものの,未だ十分な治療効果を示すには至っていない.

4.5 魚油,DHA,EPAの抗炎症作用

魚油やDHA,EPAの摂取は,急性,慢性,アレルギー性の炎症症状の軽減にも役立つことが知られている. この作用メカニズムとしては,魚油のDHAやEPAが白血球膜リン脂質中のアラキドン酸を減少させたりして,アラキドン酸から生成するロイコトリエンA_4やB_4などを少なくするとともに,白血球の働きを抑制することによるとされている[2].

4.5.1 動物実験の結果

79%の純度のEPAを1日当り240 mg/kg体重の量で,4週間,ラットに摂取させてから,カラゲニンによる浮腫を起こさせた実験で,EPA群は対照群に比べ,浮腫の炎症性浸出液中のプロスタグランジンE_2, トロンボキサンB_2, ロイコトリエンB_4の産生が抑制されていることが明らかにされている[279]. また, n-3脂肪酸(DHAやEPA)エチルエステルをマウスにほぼ8週間投与した後,ザイモザンを腹腔内投与して急性炎症を起こさせた場合も, n-3脂肪酸群で炎症の抑制が見られ,炎症部位の血小板凝集因子やロイコトリエンB_4の産生が抑制され,生物活性が低いロイコトリエンB_5(EPAから生成)産生の増加が認められている[280].

第4章 脂質(油脂)

全身性エリテマトーデス自然発症モデルのNZB × NZW F_1マウスでは，タンパク尿が生後8か月から出始め，12か月になるとすべてのマウスでタンパク尿が見られ，約60％が死亡し，17か月にはすべてのマウスが死亡したが，メンヘーデン油を与えたものでは，生後12か月までタンパク尿が出ず，すべてのマウスが生きていた[281),282)]．また，5か月齢のこのマウスに，DHAエチルエステルやEPAエチルエステルを14週間与えたところ，タンパク尿の出現率は，魚油食群＞EPAエチルエステル食群＞DHAエチルエステル食群の順であること，DHAエチルエステルが6％および10％含有されている飼料を摂取したものでは，3％のものに比べより強くタンパク尿の出現を抑えることが認められ，6％および10％DHAエチルエステル食を与えたマウスでは，その93％が正常な糸球体像を示すことが報告されている[283)]．さらに，このマウスにメンヘーデン油を与えたときには，血中のプロスタグランジンE_2，プロスタグランジン$F_{2\alpha}$，トロンボキサンB_2，ヒドロキシエイコサテトラエン酸濃度が低下することも確認されている[282)]．

NZB × NZW F_1マウスと同様に，糸球体腎炎を自然発症するMRL/1prマウスに多量のメンヘーデン油を摂取させると，腎臓でAAからのエイコサノイドの産生が抑制され，腎炎が抑えられ，延命効果が見られる[284)]．このほか，マウス耳介へのAAの塗布，紫外線B波照射，小腸切除，ストレプトゾトシン，アポフェリチン，糸球体基底膜への抗体注入，Ⅱ型コラーゲン注射，トリニトロベンゼンスルホン酸の注入などにより炎症を起こさせ，魚油やDHA，EPAの有効性について検討した結果が報告されている[2)]．

近年でも，創傷治癒中のビーグル犬に1日1回種々のn-6／n-3脂肪酸比の飼料を12週間食べさせたところ，炎症の状態と関係するAA/EPA比やプロスタグランジンE_2/E_3比は，飼料中のn-6／n-3脂肪酸比により大きく影響されることから，n-3脂肪酸が豊富な食事は皮膚の炎症抑制に利用可能であることが示唆されている[285)]．また，アトピー性皮膚炎のイヌを用いた実験でも，魚油＋ボリジ油を8週間与えると，皮膚の紅斑や自己による皮膚のすりむきについてのスコアが低くなり，総合スコアが改善することが観察されている[286)]．

トリニトロベンゼンスルホン酸により生じる実験的潰瘍性大腸炎のラットでは，n-3脂肪酸の摂取により，大腸の狭窄スコアが低下し，組織学的変化の回復

が早く，アルカリホスファターゼやγ-グルタミルトランスペプチダーゼ活性が低下し，粘膜のPGE$_2$やLTB$_4$レベルも低下する[287]．また，この実験モデルラットに魚油を1週間与えたところ，血漿や粘膜でn-3脂肪酸が増え，大腸の組織学的な変性が少なくなり，粘膜の壊死(えし)部分が減少し，アルカリホスファターゼ活性やLTB$_4$レベルが低下していることが認められ（表4.4），n-3脂肪酸を含むバランスのとれた食事は大腸の炎症や粘膜の損傷を改善することが推測されている[288]．

肺や肝臓の炎症を引き起こすモノクロタリンをラットに皮下注射する4週間前から，魚油13％＋コーン油2％を含む飼料を与えた実験では，モノクロタリン注射の3週後には肺炎の進行が抑えられ，肝細胞の空胞化（脂肪症），肝炎，脈管炎などを効果的に抑制することから，魚油の抗炎症作用が示されている[289]．

表4.4　魚油を摂取した実験的潰瘍性大腸炎ラットの大腸粘膜中のアルカリホスファターゼ活性およびLTB$_4$レベル[288]

	摂取実験1週間目		摂取実験2週間目	
	非大腸炎ラット	大腸炎ラット	非大腸炎ラット	大腸炎ラット
アルカリホスファターゼ活性 (u/mg粘膜タンパク質)				
魚油群	0.10 ± 0.01	0.50 ± 0.12*	0.13 ± 0.02	0.18 ± 0.04*
オリーブ油群	0.15 ± 0.03	2.23 ± 0.43	0.22 ± 0.04	0.57 ± 0.11
LTB$_4$ (pg/g粘膜)				
魚油群	17.0 ± 5.6	13.4 ± 3.0*	15.2 ± 3.9	12.0 ± 1.7*
オリーブ油群	17.6 ± 4.8	24.2 ± 1.7	16.8 ± 1.3	17.0 ± 2.7

（注）　＊　オリーブ油群との比較　$p < 0.05$

4.5.2　疫学および臨床研究（介入試験）

心血管系疾患やがんの疫学研究に比べ，炎症性疾患と魚油，DHA，EPAとの関係を調査した疫学研究は少ない．しかし，炎症性疾患と魚食との関係についてはいくつかの報告がある．古くは，グリーンランドのイヌイットとデンマーク人を比較した疫学調査で，アザラシや魚をよく食べているイヌイットに喘息，リウマチ様関節炎，乾癬，潰瘍性大腸炎が少ないことが明らかにされている[5]．喘息と魚食との関係については，オーストラリアでの468名の小学生を対象とした研究がある．このアンケートによる食事調査では，脂っこい魚を食べている子供は，喘息になる危険性が低い[290]．また，30歳以上のアメリカ人2 526名を対象とし

た調査(First National Health and Nutrition Examination Survey I ; NHANES I)[291])や20～44歳のノルウェー・ベルゲンの住民による調査[292])でも,魚食が肺機能に関係があり,肺の症状を抑えることが示されている.一方,魚食と肺機能とは関係がないとする報告もあるが,魚食は喘息の予防に有効との疫学研究結果のほうが多い.さらに,動脈硬化についての前向き研究のなかで,n-3脂肪酸と肺機能を調べた結果でも,n-3脂肪酸の摂取量が多いヒトほど,慢性気管支炎や肺気腫になりにくいことが認められている[293]).

リウマチ様関節炎については,女性を対象としたケースコントロールスタディーがあり,煮魚や焼き魚を週に1～2回または2回以上摂取した場合には,1回以下の場合に比べて,リウマチ様関節炎の危険性が低く,n-3脂肪酸によるリウマチ様関節炎の予防効果が推定されている[294]).近年では,39名のリウマチ様関節炎患者での調査が行われ,血漿や滑液でそれぞれEPAやn-3脂肪酸が低レベルであること,炎症が起きている患者ではn-3脂肪酸が低下していることが認められ,魚油摂取の有効性が推定されている[295]).

29名のアトピー性皮膚炎の母親について,その母乳中のn-6およびn-3脂肪酸と生後1年以内の乳児のアトピー性皮膚炎感作との関係を調査した結果では,その母乳中に$α$-LNAやn-3脂肪酸は少なく,ジホモ-$γ$-LNAが多いことが認められ,この$α$-LNAやn-3脂肪酸の低レベルが生後の早い時期のアトピー性皮膚炎感作と関係があることが示唆されている[296]).さらに,男性46名と女性92名のアトピー性皮膚炎外来患者を対象とした食事内容のアンケート調査では,特に女性の場合,n-3脂肪酸の摂取が少ないことが報告されている[297]).

炎症性疾患患者への魚油,DHA,EPAを用いた介入試験は比較的多く行われている.喘息への介入試験では,1日当りDHA 2.2g + EPA 3.2gを10週間,EPA 4gを8週間,DHA 1.8g + EPA 2.7gを10週間,また,n-6／n-3脂肪酸比が低い油脂を6か月間与えても,その臨床症状の改善が見られないことが報告されている[8]).また,スペインの試験では,EPAを1日当り3gで6週間与えたところ,最大呼気流量が低下し,気管支拡張薬の使用も増加し,臨床症状が悪化したことが発表されている[298]).

しかし,気管支拡張薬を使用している17名の患者に,DHA 2.2g + EPA 3.2gを,10週間与えた試験では,気道抵抗が有意に低下することが観察されている[299]).

4.5 魚油, DHA, EPA の抗炎症作用

また, 喘息患者12名にDHA＋EPAで1gを毎日1年間摂取させた結果, 9か月目で肺機能が改善することが認められている[300]. さらに, n-3／n-6脂肪酸比を0.5とした食事にしてから4週間後には, 19名中9名で気道過敏性が改善されたとの報告が見られる[301].

近年では, 29名の子供の気管支喘息患者に, DHAを7〜12 mg/kg体重およびEPAを17〜27 mg/kg体重の摂取量を魚油で10か月間毎日与えたところ, 喘息症状と気道過敏性の改善が見られている[302]. また, 急性呼吸窮迫症候群の患者43名にEPA＋γ-LNAを7日間与えた場合も, 気管支肺胞洗浄液中のセルロプラスミンやインターロイキン-8が低下し, 腫瘍壊死因子, 総タンパク質, 好中球, ロイコトリエンB_4が低下する傾向にあり, 臨床症状の改善が認められている[303].

活動性のリウマチ様関節炎患者21名に1日当り, DHAを1.8 g, EPAを2.7 g含む魚油を14週間摂取させた結果, 痛みのある関節の数が減少し, 起床したときから疲労を感じるまでの時間が長くなり, 好中球でのロイコトリエンB_4の産生が抑制されることが報告されている[304]. また, 同様の患者に毎日20 gの魚油を6週間与えたところ, 痛みのある関節の数が減少し, 日常生活や関節指数の改善が見られている[305]. さらに, リウマチ様関節炎患者17名に, 1日当り36 mg/kg体重のDHAと54 mg/kg体重のEPAを24週間与えたところ, 痛みがあったり, 膨れている関節の数が少なくなり, 症状の改善が認められている[306]. また, このとき, 前述の試験結果と同様に好中球でのロイコトリエンB_4の産生が抑制されたり, マクロファージのインターロイキン1の産生が低下する現象も見られている.

リウマチ様関節炎患者22名にEPAエチルエステルを1日当り1.8 g, 10週間与えた結果, 朝のこわばりや関節症状の改善が見られ, 全体的な評価としては, 22名中13名で改善したことが報告されている[307]. 同様に, リウマチ様関節炎患者20名にEPAエチルエステルを1日当り1.8 gまたは2.7 g与えたところ, 2.7 gの摂取で, 朝のこわばり時間が短くなり, 握力が改善傾向を示し, 痛みがあったり, 膨れている関節の数が少なくなり, 中等度改善以上が65％との報告も見られる[308]. さらに, 軽度のリウマチ様関節炎患者64名による試験では, 1日当りDHAを1.1 g, EPAを1.7 g, 1年間摂取することで非ステロイド抗炎症剤の利用を減らすことが可能であるとしている[309].

近年でも, 50名のリウマチ様関節炎患者に40 mg/kg体重の魚油を15週間与え

第4章　脂質（油脂）

た結果，血漿および単球の脂質でEPAが増加し，臨床症状の改善が認められている[310]．また，同様の患者43名にタラ肝油を1日当り1g，3か月間摂取させたところ，朝のこわばり，関節の痛みや膨れ，痛みの強さが低下し（図4.16），「よい」または「大変よい」という評価を68％の患者が行ったとの報告がある[311]．さらに，34名のリウマチ様関節炎患者に抗炎症食（低AA食）+魚油を3か月間与えたところ，欧米食+魚油に比べ，痛みと膨れが少なくなり，その後2か月間摂取せず，再度3か月間同上の食事と魚油を与えたところ，赤血球中のEPAが高く，ロイコトリエンB_4や11-デヒドロ-トロンボキサンB_2およびプロスタグランジン代謝産物が低下することが認められている[312]．

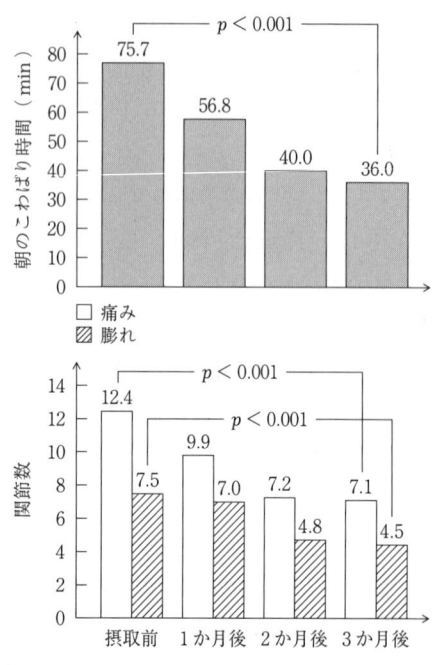

図4.16　リウマチ様関節炎患者の朝のこわばり，関節の痛みや膨れに及ぼすタラ肝油摂取（1g/日）の影響[311]

アトピー性皮膚炎に関しての介入試験報告はいくつかあり，魚油の摂取で症状の改善が認められないとする報告と，摂取前後での症状の観察では，軽度改善以上が認められるとする報告がある[2]．また，リノール酸の摂取を減らし，n-3脂肪酸を増やす食事療法を6～12か月間行うことで，皮膚の重症度スコアと好酸球の割合が改善され，多くの患者で正常域になることが観察されている[313]．さらに，アトピー性皮膚炎患者にDHA 18 mg + EPA 30 mg + α-LNA 60 mg/kg体重を与えたところ，皮膚症状の改善が認められている[314]．

乾癬についても，患者への魚油，DHA，EPAの投与実験が行われている．乾癬患者28名に1日当りMax EPAを10カプセル，8週間与えたところ，紅斑，落屑，瘙痒が改善されることが観察されている[315]．しかし，患者30名に，1日当りEPA 1.8 gを8週間与えた場合には，症状の改善は認められていない[316]．さ

4.5 魚油，DHA，EPA の抗炎症作用

らに，中等度から重度の乾癬患者145名による介入試験でも，DHAエチルエステル＋EPAエチルエステルを5g，4か月間毎日摂取させると，血漿中のトリアシルグリセロール濃度は低下したが，臨床症状の改善は認められていない[317]．

IgA腎症患者への介入試験もいくつか行われている．IgA腎症患者20名に，1日当りDHA 1.0g，EPA 1.6gを魚油で1年間与えたところ，対照群で見られた腎機能の悪化が認められず，魚油にはIgA腎症の進行を遅らせる可能性があることが示唆されている[318]．また，アメリカで行われたほぼ同様の介入試験でも，魚油にはIgA腎症の腎機能を保護する効果があることが確認されている[319]．しかし近年では，73名のIgA腎症患者による介入試験が行われ，DHA 1.47g＋EPA 1.88g または DHA 2.94g＋EPA 3.76gを2年以上摂取させ，血清クレアチニンを指標として見ると，低用量でも高用量でも腎機能障害の程度には差がないことが報告されている[320]．また，この腎症患者12名に魚油を3g，6か月間与えた場合でも，クレアチニンクリアランス，アルブミンの尿中排泄，尿中のIgG，α1-マイクログロブリン，腫瘍壊死因子等の改善は認められていない[321]．

以上のほか，慢性肝疾患患者6名に，DHA 33%，EPA 10%を含むサーモン卵のリン脂質を1日当り1.6g，6か月間摂取させたところ，肝機能に関係する血中の指標では，グロブリンの低下以外には影響が見られなかったが，HDL-コレステロール，アポリポタンパク質A-1およびEの上昇が認められ，その有効性が推察されている[322]．

炎症性の大腸疾患に対しても魚油等の投与が行われている．クローン病患者29名と潰瘍性大腸炎患者10名に，DHA＋EPA 3.2gを毎日魚油として7か月間与えたところ，クローン病患者で29名中13名に，潰瘍性大腸炎患者で10名中8名に内視鏡的な改善が認められている[323]．また，潰瘍性大腸炎患者96名に，4.5gのEPAを1年間摂取させた場合には，活動期の患者のステロイド投与量を減らすことができたが，寛解期の患者では再発の予防には効果が見られていない[324]．

潰瘍性大腸炎患者18名に1日当りDHA 2.16g，EPA 3.24gを魚油として4か月間与えた試験では，直腸透析物中のロイコトリエンB_4レベルが低下し，組織学的な所見も改善され，体重の増加も見られたことが報告されている[325]．さらに，活動期の潰瘍性大腸炎患者11名にDHA＋EPA 4.2gを3か月間与えた場合にも，症状の改善が見られている[326]．また，再発の危険度が高いクローン病患

者78名に1日当りDHA＋EPA 2.7 gを腸溶カプセルで1年間与えたところ再発率が低くなることが確認されている[327]．

実験的に歯肉炎を起こし，1日当り6gの魚油（n-3脂肪酸は1.8 g）を8日間摂取した結果，炎症を抑制する傾向は認められたが，有意差はないことが報告されている[328]．また近年では，歯周炎患者に1日当り魚油を3g，12週間与えたところ，歯肉炎の症状や歯周炎の深さに改善傾向が認められている[329]．

健常者に1日当り魚油を18 g（EPAとして2.8 g）を6週間与えた試験では，単核球のインターロイキン-1や腫瘍壊死因子の産生抑制が認められている[330]．また，1日当りDHA 0.72 g＋EPA 1.6 gを魚油濃縮物として3か月間与えた場合にも，インターロイキン-1βや腫瘍壊死因子の産生が抑制されることが報告されている[331]．しかし，健康な修道師58名に1日当り0～3.19 gのn-3脂肪酸を1年間摂取させたところ，赤血球膜の脂肪酸はn-3脂肪酸摂取量を反映していたが，血中のサイトカイン濃度や ex vivo のサイトカイン産生には影響が認められていない[332]．また，55～75歳の健常者に，0.7 gのDHAや1gのDHA＋EPA（DHAは0.28 g，EPAは0.72 g）を毎日，12週間与えた試験でも，炎症細胞数および好中球や単球の反応には影響が見られていない[333]．

一方，健常者7名に1日当り6gのDHAを3か月間与えたところ，単球中のDHAが上昇し，そのAAが低下し，プロスタグランジンE_2やロイコトリエンB_4が減少し，NK細胞活性，インターロイキン-1βおよび腫瘍壊死因子αの分泌能も低下することが報告されている[334]．しかし，このとき，B細胞やT細胞の機能には変化がないことが確かめられている．さらに，健康な若年男性111名に魚油を1日当り6g，12週間摂取させた試験により，単球での腫瘍壊死因子αの産生を低下させる魚油の機能は，腫瘍壊死因子α産生能やこの因子およびリンフォトキシンαの遺伝子の多形性により影響されることが示唆されている[335]．

4.6 魚油，DHA，EPAと糖代謝および糖尿病

4.6.1 血糖および糖代謝の変化（動物実験の結果）

ラットやマウスを用いた動物実験では，多くの場合，魚油（DHA，EPA）の摂

4.6 魚油, DHA, EPA と糖代謝および糖尿病

取により, 血漿脂質の低下を伴う血糖値の低下が認められている. ストレプトゾトシンを投与することにより作製した実験的糖尿病ラットに EPA エチルエステルを与えると, 尿中アルブミン量は減少するが, 尿中クレアチニン量や尿素窒素量には影響がないこと[336]や, 魚油を摂取させると, タンパク尿は減少し, 糸球体でのプロスタグランジン E_2 やトロンボキサン B_2 の産生量が減少すること[337]が報告されている. このことは, 魚油や EPA を摂取することで, 糖尿病性腎症の症状改善に役立つ可能性を示している.

フルクトース食で高トリアシルグリセロール血症, 高インスリン血症, 高血糖, 高血圧を発症したラットに魚油を摂取させると, 代謝異常が若干改善され, インスリンの感受性や血圧が正常化することから, 魚油の糖尿病に対する有効性が推察されている[338]. さらに, アロキサン投与による実験的糖尿病動物では, n-3 脂肪酸摂取により, 抗酸化能が高まり, 生体内の酸化状態を正常化し, サイトカインの産生を抑制することにより糖尿病を予防する効果があるとしている[339].

高血圧自然発症ラットに 20% の魚油食を 14 週間与えた実験により, 魚油は膵臓の β 細胞からのインスリンの分泌を高めることで耐糖能を改善することが示されている[340]. また, 高インスリン血症を伴うインスリン非依存性糖尿病(NIDDM, Ⅱ型糖尿病)のモデル動物の一つで遺伝的に糖尿病になる *db/db* マウスに, 20% 魚油食を与えたものでは, 糖負荷試験時の 30 分, 60 分目の血糖値は低く, 血漿インスリンレベルは高いことが認められている[341]. この結果は, 魚油摂取により, 膵臓 β 細胞からのインスリン分泌が高まったり, インスリンの抵抗性が改善されたりするためと考えられている.

同様に NIDDM モデルで, 遺伝的に糖尿病を発症する KK-Ay マウスに DHA を 0.5 g/kg 体重で単回経口投与したところ, その 10 時間後には血糖値と血漿中の遊離脂肪酸が低下し, また, 0.1 g/kg 体重で 30 日間連続経口投与した場合にも, 血糖値や血漿トリアシルグリセロール濃度の上昇が抑制され, 遊離脂肪酸の低下が認められている[342]. この作用機構としては, DHA がインスリンの感受性を高めることが推定されている. さらに, この KK-Ay マウスに, 魚油添加食を摂取させると, 摂取エネルギーや体重には変化がなかったが, 腹部の脂肪が少なくなり, レプチンのレベルも低下し, 血糖値や総コレステロールのレベルが低下することが認められている[343].

第4章 脂質(油脂)

　高ショ糖食を摂取した食塩過敏性の Dahl ラットに，EPA エチルエステルを 16 週間与えた実験でも，EPA は経口グルコース投与後のインスリンと血糖値の上昇を抑えることが報告されている[344]．また，WBN/Kob ラットを用いた場合も，EPA エチルエステルは用量作用的に血糖値の上昇を抑制し，1日当り 0.3 g/kg 体重以上であると，その糖尿病を 50 % 以上予防する効果があるとしている[345]．*ob/ob* マウスを用いた実験でも，23 % の魚油を含む飼料で 12 か月間飼育したところ，3〜6 か月目まで血漿インスリンレベルが上昇し，3, 6, 8, 10 か月目の耐糖能試験では，インスリンの分泌が増加し，細胞内への糖の取り込みが高まることが報告されている（図 4.17）[346]．

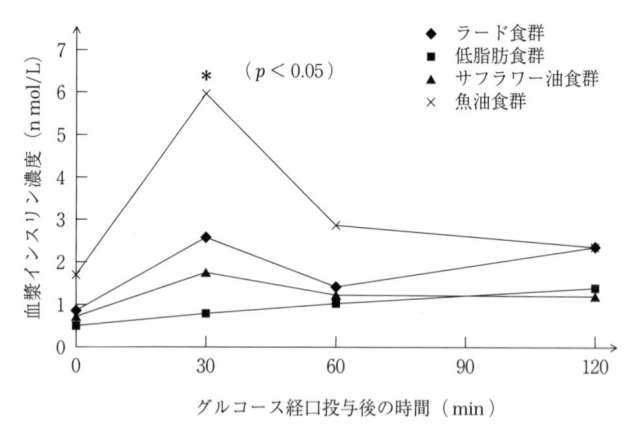

図 4.17　*ob/ob* マウスに種々の油脂を 8 か月間摂取させた後の耐糖能試験時における血漿インスリン濃度の変化[346]

　1日当り 10 g の EPA オイル/kg 体重を摂取できるように配合した飼料で，NIDDM モデルラットを約 6 か月間飼育した実験では，血漿脂質や肝臓のトリアシルグリセロール濃度の減少とともに，糖処理の向上が見られたことから，EPA には耐糖能の改善傾向が認められている[347]．しかし，この NIDDM モデルラットでは，EPA の投与により，血漿中のコレステロールやトリアシルグリセロールは低下するが，筋肉中のこれらの脂肪は増加すること，さらに，EPA は糖やインスリンのレベルには影響しないことが報告されている[348]．

4.6.2 疫学および臨床研究（介入試験）

　魚油，DHA，EPA と糖尿病の関連を検討した疫学研究は少ないが，古くは，デンマーク人に比べ，グリーンランドのイヌイットは糖尿病が少ないという報告が行われている[5]．また，175名の非糖尿病の高齢者についての疫学調査により，魚を食べるヒトでは，魚を食べないヒトよりも，耐糖能異常の頻度が低く，魚食は糖尿病予防に有効である可能性が示されている[349]．

　近年では，アラスカのイヌイットの調査により，耐糖能異常を示したヒトでは，n-3 および n-6 脂肪酸の割合が低く，このことは魚や海獣を食べる伝統食から，欧米食へと変化したことと関係があるとしている[350]．また，ノルウェーの疫学調査では，妊娠中にタラ肝油をサプリメントとして利用していた母親から生まれた子供は，インスリン依存性糖尿病（IDDM，I型糖尿病）の危険性が低いことが認められている[351]．

　一方，糖尿病患者への魚油，DHA，EPA を用いた多くの介入試験が行われている．インスリン依存性糖尿病（IDDM）患者に魚油を3か月間与えることで，血漿トリアシルグリセロールは低下し，HDL_2-コレステロール，アポリポタンパク質 A-1 は増加するが，LDL-コレステロール，アポリポタンパク質 B，HDL_3-コレステロールには影響しないことが報告されている[352]．さらに，IDDM 患者に魚油を10週間与えると，血液粘度が低下することが認められている[353]．また，NIDDM 患者に，1日当り魚油10gを2週間与えたところ，VLDL は減少し，HDL-コレステロールは増加することが確かめられている[354]．このほか，多くの糖尿病患者への介入試験で魚油，DHA，EPA の脂質代謝改善効果は明らかにされている．さらに，糖尿病患者に EPA エチルエステルを6か月間与えると，尿中アルブミン排泄量が減少すること[355]や，アルブミン尿がある IDDM 患者に魚油を8週間与えると，毛細管アルブミン漏出量が低下することが報告されている[356]．

　しかし，49名の NIDDM 患者が行った試験では，1日当り n-3 脂肪酸として3.6gをフィッシュミールで8週間摂取したところ，血糖値や糖化ヘモグロビン（HbA1c）が上昇することが認められている[357]．また，NIDDM 患者に，Max EPA を1日当り10g与えた場合には，3週後に血糖値の上昇が見られたが，6週

第 4 章　脂質（油脂）

目には上昇してないこと[358]，さらに，魚油を4週間摂取させた場合には，空腹時血糖が上昇し，インスリンが低下するなど，糖代謝を悪化させるため，NIDDM 患者には魚をすすめないほうがよいとの考えもある[359]．また，EPA エチルエステルを1日当り1.8 g，8週間与えても空腹時血糖は変化せず[360]，魚油を1日当り10 g，2週間与えても，血糖値およびインスリンの感受性や分泌に影響しないこと[354]が報告されている．

このように，糖尿病患者に魚油や DHA，EPA の介入試験を行っても，血糖値やインスリンへの影響はなく，糖代謝を改善しないとの報告が多く見られる[361]〜[373]．しかし，これらの報告の大部分は，魚油等の摂取期間が，2〜8週間と短く，長いものでも6か月である．

一方，魚油等の介入試験で糖代謝が改善されるとの報告もわずかながら存在する．例えば，イワシ油2.4 g とマツヨイグサの油4 g を4か月間 NIDDM 患者に与えたところ，血糖値，糖化ヘモグロビン，総コレステロール，体重の減少が認められている[374]．また，NIDDM 患者に魚を多く含む日本の伝統食を4か月間食べるような食事指導を行ったところ，血清の $n-3 / n-6$ 脂肪酸比が上昇し，糖化ヘモグロビンが低下したことが発表されている（表4.5）[375]．

近年では，NIDDM 患者に，DHA + EPA を1日当り0.6 g，6週間摂取させたところ，酸化ストレスの低下と糖代謝，血圧，脂質代謝の改善が認められたとの報告もある[376]．このように，糖尿病患者への魚油，DHA，EPA の介入試験では，悪化，不変，改善と相矛盾する結果が報告されており，今後は，大規模で長期間の介入試験を行い，その効果の有無を明らかにする必要がある．

表 4.5　日本人の健常者および糖尿病患者の血清脂肪酸と糖化ヘモグロビンに及ぼす加齢と食事指導の影響[375]

	健常者		NIDDM 患者（$n=44$）	
	30代（$n=97$）	50代（$n=93$）	食事指導前	食事指導後
n-3/n-6 脂肪酸比	0.19 ± 0.05	0.27 ± 0.08*	0.23 ± 0.05+	0.27 ± 0.06#
EPA/AA 比	0.29 ± 0.13	0.61 ± 0.21*	0.28 ± 0.09+	0.38 ± 0.08#
糖化ヘモグロビン（%）	5.38 ± 0.25	5.45 ± 0.31	6.52 ± 0.05+	6.16 ± 0.35#

（注）　＊　30代との比較　$p<0.01$，＋　50代との比較　$p<0.01$，＃　食事指導前との比較　$p<0.01$

4.7 海獣油等(DPA)の栄養機能

この節では，DHA や EPA とともに，魚油より 2～3 倍多くドコサペンタエン酸（22：5 n-3，DPA）を含むアザラシ油（シールオイル）や海ヘビ油の栄養機能性について述べる．

4.7.1 動物実験の結果

海獣油の脂質代謝に及ぼす影響については，若干の報告があり，魚油と同等またはそれ以上の有効性が動物実験で示されている．トド油を 15 ％含む飼料をラットに 25 日間与えた実験では，比較対照としたコーン油を与えたラットに比べ，血液中の総コレステロールやトリアシルグリセロール濃度が低く，これらの脂質の排出機構が高まることが認められている[377]．

シールオイル，魚油，混合植物油をそれぞれ 10 ％含む飼料をラットに 3 週間与えた実験から，シールオイルは魚油や混合植物油よりも効果的に血清トリアシルグリセロール濃度を下げること，混合植物油よりも肝臓の脂肪酸合成酵素活性が低いこと，プロスタサイクリン／トロンボキサン A_2 比が高いことが示されている[378]．また，シールオイルはイカ油よりも動脈硬化指数を下げる作用が強く，肝臓，血小板，大動脈のアラキドン酸を下げる効果も強いことが認められている[379]．さらに，シールオイルまたは魚油を 10 ％含む飼料をハムスターに 3 週間与えた実験でも，シールオイル群は魚油群に比べ血清中のリン脂質濃度が低く，肝臓中のリン脂質含量が高かったが，魚油と同様に脂肪酸合成酵素の働きを弱めることが確かめられている[380]．また，同様の飼料をモルモットに 23～28 日間与えた実験でも，シールオイルは心臓のリン脂質の DPA を増やし，AA を減らす効果が魚油よりも強いことが報告されている[381]．

ラットを用いて，脳リン脂質中の n-3 脂肪酸と学習能との関係を調べた研究では，シールオイルの摂取によっても，魚油摂取の場合と同様に，記憶学習能の維持向上効果が期待できることが示されている[382]．また，無菌の仔ブタを用いた実験で，シールオイルは免疫に関係する末梢血中のリンパ球を増やしたり，成長因子を高く保つ作用があることが認められている[383]．

第4章　脂質（油脂）

わずかではあるが，海ヘビ油の脂肪酸組成を調べ，海ヘビ油をマウスに与え，脂質代謝や血糖値に及ぼす影響を検討した報告がある．海ヘビ油の脂肪酸組成は，捕獲された場所による差はほとんどなく，DHAが10.7〜13.4％，DPAが2.2〜3.1％，EPAが2.2〜2.9％の割合である[384]．この海ヘビ油と同様のDHAの割合になるように調製した混合魚油を対照として，海ヘビ油の栄養機能性を検討したところ，海ヘビ油はマウス血漿中の総コレステロール，トリアシルグリセロール，リン脂質，血糖値，および肝臓中の総コレステロールやリン脂質を低下する効果が混合魚油よりも強いことが認められている（図4.18）[385]．また，海ヘビ油には，混合魚油と同様の迷路学習能改善効果があることも確認されている[386]．

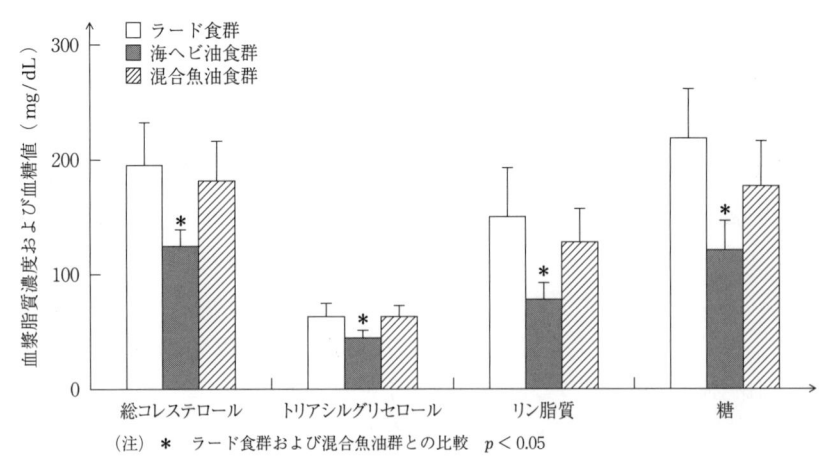

図4.18　マウスの血漿脂質および血糖に及ぼす海ヘビ油摂取（4か月）の影響[385]

4.7.2　疫学および臨床研究（介入試験）

アラスカの原住民666名を対象とした疫学調査を行った結果，シールオイルやサケの消費量が多いことと，耐糖能異常や糖尿病が少ないこととの間には，関連があることが示されている[387]．また，この結果から，耐糖能異常や糖尿病の予防には1週間に5回のシールオイル（1日当り30 mL）の摂取が必要であるとしている[387]．

トロムソに住む健康なノルウェー人134名が参加した介入試験で，ハープシー

4.7 海獣油等(DPA)の栄養機能

ルオイルを1日当り15mL, 10週間摂取した27名では, HDL-コレステロールが上昇し, トリアシルグリセロールが低下したが, 血液凝固系への影響は認められていない[388]. しかし, 健康で正常なコレステロール値の男性9名に1日当り20gのシールオイルを42日間摂取させたところ, 血液中のDHA, DPA, EPAが増加し, AAが減少するとともに, 血液凝固阻害因子が増え, 血液凝固因子が少なくなることが認められている[389].

健康な学生ボランティア5名または10名にシールオイルをそれぞれ1日5または10gを6週間与えた試験では, 血漿中のトリアシルグリセロールが減少し, n-6／n-3脂肪酸比が低下した (図4.19). なお, このとき, リンパ球中の腫瘍壊死因子αは2週間目に低下し, 抗炎症効果も期待されている[390]. さらに, 約40名の高コレステロール血症 (270～360 mg/dL) 患者に, シールオイルを1日当り15mL, 14か月間摂取させたところ, 血清中のEPAが高くなり, 血小板凝集能低下効果が認められている[391]. 今後は, 多人数が参加する大規模で長期間の前向きの疫学研究や介入試験を行い, シールオイルの有効性をさらに明らかにする必要がある.

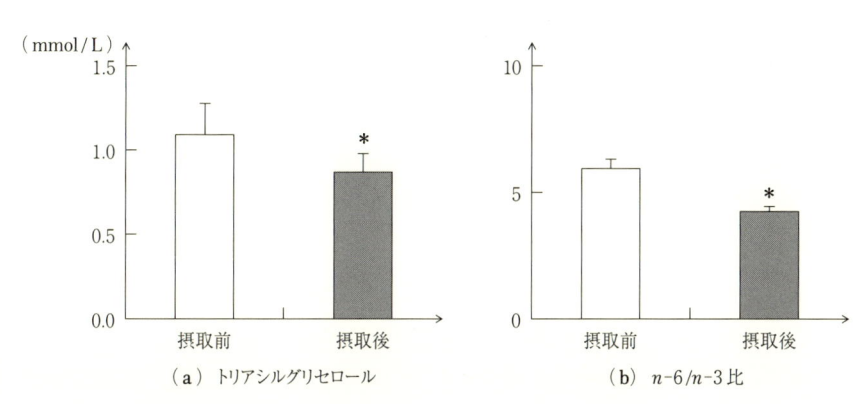

(注) ＊ 摂取前との比較 $p < 0.05$

図4.19 シールオイルカプセルを摂取 (5g／日, 6週間) した前後の血漿トリアシルグリセロール濃度とn-6／n-3脂肪酸比[390]

4.8 スクアレンの栄養機能

　スクアレンは，サメ肝油に多く含まれており，β-カロテンに構造が似ているイソプレン化合物である．また，スクアレンはオリーブ油などの植物油にも若干含まれている[392]．スクアレンはコレステロールと同様にリンパから吸収され，吸収されたスクアレンの20％は腸内皮細胞中でステロールに変換される．また，スクアレンはコレステロールよりも胆汁として糞便中に排泄されやすい[393]．

　スクアレンは動物の血液中のコレステロールやトリアシルグリセロール濃度を下げるとされている[394]．しかし，スクアレンを0.05％，0.1％，0.5％およびサメ肝油を0.05％含む飼料でハムスターを飼育すると，スクアレン食でもサメ肝油食でも血清コレステロール値が上昇し，トリアシルグリセロール濃度も上昇傾向にあるとの結果から，健康の維持増進を目的としたスクアレンやサメ肝油のサプリメントには注意を要するとの報告が見られる[395]．

　一方，γ線照射14日前から2％スクアレンを含む飼料を与えられたマウスでは，対照食を与えられたマウスの18～119％多い白血球およびリンパ球数を示し，核の面積も対照食のものより大きく，生存率が50％になるまでの時間も長いことが観察されている[396]．また，2％スクアレン食のマウスでは，メチルニトロソアミノピリジルブタノンにより生じる肺腫瘍の数を58％まで低下し，肺の過形成を70％まで減少することが報告されている[397]．さらに，1％スクアレン食で飼育されたラットでは，アゾキシメタンにより生じる大腸の異常な病巣発生が抑制され，その数がほぼ46％まで減少することが認められている[398]．しかし，このとき，血漿コレステロール濃度には変化が見られていない．

　スクアレンについては疫学研究やヒトでの臨床研究（介入試験）はほとんど行われていない．唯一，1gのスクアレンを9週間摂取した介入試験では，血清の総コレステロール値，VLDL-，IDL-，LDL-コレステロールが，それぞれ12％，34％，28％，12％上昇したとの結果[399]であり，ヒトに対する健康効果については不明である．

　魚油やその成分であるDHAおよびEPAの健康効果については，心血管系疾患

予防効果のように動物実験，疫学研究，臨床試験（介入試験）が十分行われ，その有効性がほぼ確立されたものから，糖代謝改善や糖尿病予防効果のようにヒトでの研究成果が未だ十分でないものもある．また，海獣油等の栄養機能については，まだまだデータが不足しているのが現状である．このため，各種疾患の予防を目的とした魚油，DHA，EPA 等の摂取推奨量については，公的に明らかにされたものはない．

そこで，本章で紹介した臨床・介入試験を見直してみると，心血管系疾患患者や炎症疾患患者では，魚油または DHA や EPA を比較的多量に摂取している．しかし，健常者での摂取試験や痴呆症および眼科疾患の患者では比較的少量の摂取が行われている．実際問題として，正確な適正摂取量を決めるには，多くの研究者による討議を経る必要があるが，2003 年までに発表されたデータを見て，大雑把な推定をすると，種々の疾患を予防するためには，1 日当り，DHA や EPA の摂取量はそれぞれ 1.0〜1.5 g 程度となり，この程度であれば重篤な副作用は認められず，安全性が確保できるものと思われる．しかし，DHA + EPA の摂取量が 1 日当り 2.0 g に達しているヒトは少なく，この目標をクリアーしようと考えると，魚介類の摂取量を増すか，または DHA や EPA のサプリメントを用いる必要がある．

今後は，上述の適正な摂取量の問題も含めて，多人数による大規模な介入試験データの充実が重要な課題となる．

文献

1) 熊谷　朗：EPA の医学，中山書店(1994).
2) 原　健次：生理活性脂質 EPA・DHA の生化学と応用，幸書房(1996).
3) 鈴木　修，佐藤清隆，和田　俊編：機能性脂質の新展開，シーエムシー(2001).
4) (独)食品総合研究所編：老化抑制と食品，アイピーシー(2002).
5) 浜崎智仁：EPA/DHA 誰もが必要な栄養素，メディカルトリビューン(2002).
6) (財)日本水産油脂協会：DHA の生理機能と必要量(2002).
7) 横越英彦編：脳機能と栄養，幸書房(2004).
8) 鈴木平光：日本油化学会誌，**48**, 1017(1999).
9) 鈴木平光：*FOOD Style* 21, 7(7), 64(2003).
10) 鈴木平光：食の科学，No. 161, 20(1991).
11) Chen, I. S., et al. : *J. Nutr.*, **115**, 219(1985).

12) Christensen, M. S., et al. : *Am. J. Clin. Nutr.*, **61**, 56(1995).
13) Kanazawa, A., et al. : *Nippon Suisan Gakkaishi*, **47**, 1649(1981).
14) Reicks, M., et al. : *Lipids*, **25**, 6(1990).
15) Boustani, S. E., et al. : *Lipids*, **22**, 711(1987).
16) 内田智信, 坂田正樹：治療学, **25**, 133(1991).
17) Christensen, M. S., et al. : *Biochim. Biophys. Acta*, **1215**, 198(1994).
18) Sinclair, A. J. : *Lipids*, **10**, 175(1975).
19) Babcock, R., et al. ; *Proc. Soc. Exp. Biol. Med.*, **152**, 298(1976).
20) Lawson, L. D., Hughes, B. C. ; *Biochim. Biophys. Acta*, **152**, 328(1988).
21) Krokan, H. E., et al. ; *Biochim. Biophys. Acta*, **1168**, 59(1993).
22) Lawson, L. D., Hughes, B. C. : *Biochim. Biophys. Acta*, **156**, 960(1988).
23) Hansen, J. B., et al. : *Lipids*, **33**, 131(1998).
24) Boehm, G., et al. : *Ann. Nutr. Metab.*, **41**, 235(1997).
25) Carnielli, V. P., et al. : *Am. J. Clin. Nutr.*, **67**, 97(1998).
26) Moya, M., et al. : *Eur. J. Clin. Nutr.*, **55**, 755(2001).
27) Poovaiah, B. P., et al. : *Lipids*, **11**, 194(1976).
28) Hagve, T.-A., Christophersen, B. O. : *Biochim. Biophys. Acta*, **796**, 205(1984).
29) Voss, A., et al. : *J. Biol. Chem.*, **266**, 19995(1991).
30) Poumes-Ballihaut, C., et al. : *Lipids*, **36**, 793(2001).
31) Schlenk, H., et al. : *Biochim. Biophys. Acta*, **187**, 201(1969).
32) Christophersen, B. O. : *Biochim. Biophys. Acta*, **1081**, 85(1991).
33) Brossard, N., et al. : *Am. J. Clin. Nutr.*, **64**, 577(1996).
34) Conquer, J. A., Holub, B. J. : *Lipids*, **32**, 341(1997).
35) VanRollians, M., et al. : *J. Biol. Chem.*, **259**, 5776(1984).
36) Chen, L. Y., et al. : *J. Cardiovasc. Pharmacol.*, **35**, 502(2000).
37) Suzuki, H., et al. : *Biochim. Biophys. Acta*, **836**, 390(1985).
38) Suzuki, H., et al. : *Fish. Sci.*, **61**, 525(1995).
39) Saynor, R., Gillott, T. : *Lipids*, **27**, 533(1992).
40) Rousseau, D., et al. : *Mol. Cell. Biochem.*, **178**, 353(1998).
41) Frenoux, J-M. R., et al. : *J. Nutr.*, **131**, 39(2001).
42) Ruiz-Gutierrez, V., et al. : *Biosci. Rep.*, **21**, 271(2001).
43) Billman, G. E., et al. : *Circulation*, **99**, 2452(1999).
44) PePe, S., McLennan, P. L. : *Circulation*, **105**, 2303(2002).
45) Kromhout, D., et al. : *N. Engl. J. Med.*, **312**, 1205(1985).
46) Shekelle, R. B., et al. : *N. Engl. J. Med.*, **313**, 820(1985).
47) Norell, S. E., et al. : *Br. Med. J.*, **293**, 426(1986).
48) Dolecek, T. A. : *Proc. Soc. Exp. Biol. Med.*, **200**, 177(1992).
49) Kromhout, D., et al. : *Int. J. Epidemiol.*, **24**, 340(1995).
50) Rodriguez, B. L., et al. : *Circulation*, **94**, 952(1996).
51) Daviglus, M. L., et al. : *N. Engl. J. Med.*, **336**, 1046(1997).

52) Zhang, J., et al. : *Prev. Med.*, **28**, 520(1999).
53) Oomen, C. M., et al. : *Am. J. Epidemiol.*, **151**, 999(2000).
54) Curb, J. D., Reed, D. M. : *N. Engl. J. Med.*, **313**, 821(1985).
55) Lapidus, L., et al. : *Am. J. Clin. Nutr.*, **44**, 444(1986).
56) Fraser, G. E., et al : *Arch. Int. Med.*, **152**, 1416(1992).
57) Ascherio, A., et al. : *N. Engl. J. Med.*, **332**, 977(1995).
58) Egeland, G. M., et al. : *Int. J. Circumpolar Health*, **60**, 143(2001).
59) Hu, F. B., et al. : *JAMA*, **287**, 1815(2002).
60) Bjerregaard, P., Dyerberg, J. : *Int. J. Epidemiol.*, **17**, 514(1988).
61) Morris, M. C., et al. : *Am. J. Epidemiol.*, **142**, 166(1995).
62) Guallar, E., et al. : *Arterioscler. Thromb. Vasc. Biol.*, **19**, 1111(1999).
63) Rissanen, T., et al. : *Circulation*, **102**, 2677(2000).
64) Salonen, J. T., et al. : *Circulation*, **91**, 645(1995).
65) Torres, I. C., et al. : *Br. J. Nutr.*, **83**, 371(2000).
66) Pedersen, J. I., et al. : *Eur. J. Clin. Nutr.*, **54**, 618(2000).
67) Hallgren, C. G., et al. : *Br. J. Nutr.*, **86**, 397(2001).
68) Yuan, J. M., et al. : *Am. J. Epidemiol.*, **154**, 809(2001).
69) Lemaitre, R. N., et al. : *Am. J. Clin. Nutr.*, **77**, 319(2003).
70) Wood, D. A., et al. : *Lancet*, i, 177(1987).
71) Siscovick, D. S., et al. : *JAMA*, **274**, 1363(1995).
72) Albert, C. M., et al. : *JAMA*, **279**, 23(1998).
73) Albert, C. M., et al. : *N. Engl. J. Med.*, **346**, 1113(2002).
74) Yamada, T., et al. : *Atherosclerosis*, **153**, 469(2000).
75) Bulliyya, G. : *Clin. Nutr.*, **19**, 165(2000).
76) Bulliyya, G. : *Asia Pac. J. Clin. Nutr.*, **11**, 104(2002).
77) Bjerregaard, P., et al. : *Eur. J. Clin. Nutr.*, **54**, 732(2000).
78) Dewailly, E., et al. : *Am. J. Clin. Nutr.*, **74**, 464(2001).
79) Dewailly, E., et al. : *Am. J. Clin. Nutr.*, **74**, 603(2001).
80) Dewailly, E., et al. : *Am. J. Clin. Nutr.*, **76**, 85(2002).
81) Archer, S. L., et al. : *Arterioscler. Thromb. Vasc. Biol.*, **18**, 1119(1998).
82) Orencia, A. J., et al. : *Stroke*, **27**, 204(1996).
83) 平山　雄：中外医薬, **45**, 157(1992).
84) Jamrozik, K., et al. : *Stroke*, **25**, 51(1994).
85) Keli, S. O., et al. : *Stroke*, **25**, 328(1994).
86) Gillum, R. F., et al. : *Arch. Int. Med.*, **156**, 537(1996).
87) Caicoya, M. : *Neuroepidemiology*, **21**, 107(2002).
88) Iso, H., et al. : *JAMA*, **285**, 304(2001).
89) He, K., et al. : *JAMA*, **288**, 3130(2002).
90) Burr, M. L., et al. : *Lancet*, ii, 757(1989).
91) Vacek, J. L., et al. : *Biomed. Pharmecother.*, **43**, 375(1989).

92) Grigg, L. E., et al. : *J. Am. Coll. Cardiol.*, **13**, 665(1989).
93) Bairati, I., et al. : *Circulation*, **85**, 950(1992).
94) Kaul, U., et al. : *Int. J. Cardiol.*, **35**, 87(1992).
95) Leaf, A., et al. : *Circulation*, **90**, 2248(1994).
96) Singh, R. B., et al. : *Cardiovasc. Drugs Ther.*, **11**, 485(1997).
97) von Schacky, C., et al. : *Ann. Int. Med.*, **130**, 554(1999).
98) Johansen, O., et al. : *J. Am. Coll. Cardiol.*, **33**, 1619(1999).
99) GISSI-Prevenzione Investigators : *Lancet*, **354**, 447(1999).
100) Marchioli, R., et al. : *Lipids*, **36**, S119(2001).
101) Marchioli, R., et al. : *Circulation*, **105**, 1897(2002).
102) Fernandez-Jarne, E., et al. : *Med. Clin. (Barc)*, **118**, 121(2002).
103) Maresta, A., et al. : *Am. Heart J.*, **143**, E5(2002).
104) Steiner, A., et al. : *J. Hypertens.*, **7**, S73(1989).
105) Knapp, H. R., FitzGerald, G. A. : *N. Engl. J. Med.*, **320**, 1037(1989).
106) 西宮孝敏, 他：臨床と研究, **69**, 2345(1992).
107) Toft, I., et al. : *Ann. Int. Med.*, **123**, 911(1995).
108) Prisco, D., et al. : *Thromb. Res.*, **91**, 105(1998).
109) Mori, T. A., et al. : *Hypertension*, **34**, 253(1999).
110) Conquer, J. A., Holub, B. J. : *J. Lipid Res.*, **39**, 286(1998).
111) Mehta, J. L., et al. : *Am. J. Med.*, **84**, 45(1988).
112) Zucker, M. L., et al. : *Atherosclerosis*, **73**, 13(1988).
113) Haglund, G., et al. : *J. Int. Med.*, **227**, 347(1990).
114) Harris, W. S., et al. : *J. Am. Coll. Nutr.*, **10**, 220(1991).
115) 五島雄一郎, 他：臨床医薬, **8**, 1293(1992).
116) Balestrieri, G. P., et al. : *Recenti. Prog. Med.*, **87**, 102(1996).
117) Davidson, M. H., et al. : *J. Am. Coll. Nutr.*, **16**, 236(1997).
118) Ramirez-Tortosa, M. C., et al. : *Clin. Nutr.*, **18**, 167(1999).
119) Ando, M., et al. : *J. Am. Soc. Nephrol.*, **10**, 2177(1999).
120) Volek, J. S., et al. : *J. Am. Coll. Nutr.*, **19**, 383(2000).
121) Stark, K. D., et al. : *Am. J. Clin. Nutr.*, **72**, 389(2000).
122) Mezzano, D., et al. : *Thromb. Res.*, **100**, 153(2000).
123) Durrington, P. N., et al. : *Heart*, **85**, 544(2001).
124) Nilsen, D. W., et al. : *Am. J. Clin. Nutr.*, **74**, 50(2001).
125) Marckman, P., et al. : *Arterioscler. Thromb. Vasc. Biol.*, **17**, 3384(1997).
126) Hansen, J., et al. : *Thromb. Res.*, **98**, 123(2000).
127) Johansen, O., et al. : *Arterioscler. Thromb. Vasc. Biol.*, **19**, 1681(1999).
128) Mantzioris, E., et al. : *Am. J. Clin. Nutr.*, **72**, 42(2000).
129) Mori, T. A., et al. : *Redox. Rep.*, **5**, 45(2000).
130) Higdon, J. V., et al. : *Am. J. Clin. Nutr.*, **72**, 714(2000).
131) Higdon, J. V., et al. : *J. Lipid Res.*, **42**, 407(2001).

132) Suzuki, H., et al. : *Int. J. Vit. Nutr. Res.*, **67**, 272(1997).
133) 鈴木平光, 他：日本衛生学雑誌, **43**, 495(1988).
134) Su, H. M., et al. : *Pediatr. Res.*, **45**, 87(1999).
135) Ward, G. R., et al. : *Lipids*, **34**, 1057(1999).
136) Rapoport, S. I., et al. : *J. Lipid Res.*, **42**, 678(2001).
137) Spector, A. A. : *J. Mol. Neurosci.*, **16**, 159(2001).
138) Lagarde, M., et al. : *J. Mol. Neurosci.*, **16**, 201(2001).
139) Philbrick, D-J., et al. : *J. Nutr.*, **117**, 1663(1987).
140) Yonekubo, A., et al. : *Biosci. Biotech. Biochem.*, **58**, 799(1994).
141) Minami, M., et al. : *Pharmacol. Biochem. Behav.*, **58**, 1123(1997).
142) Wainwright, P. E., et al. : *J. Nutr.*, **129**, 1079(1999).
143) Ikemoto, A., et al. : *Neurosci. Lett.*, **285**, 99(2000).
144) Moriguchi, T., et al. : *J. Neurochem.*, **75**, 2563(2000).
145) Greiner, R. S., et al. : *Physiol. Behav.*, **72**, 379(2001).
146) Ikemoto, A., et al. : *J. Lipid Res.*, **42**, 1655(2001).
147) Takeuchi, T., et al. : *Behav. Brain Res.*, **131**, 193(2002).
148) Gamoh, S., et al. : *Clin. Exp. Pharmacol. Physiol.*, **28**, 266(2001).
149) Carrie, I., et al. : *Nutr. Neurosci.*, **5**, 43(2002).
150) Sugimoto, Y., et al. : *Biol. Pharm. Bull.*, **25**, 1090(2002).
151) Zaouali-Ajina, M., et al. : *J. Nutr.*, **129**, 2074(1999).
152) 関久美子, 他：日本衛生学雑誌, **47**, 341(1992).
153) Suzuki, H., et al. : *Mech. Ageing Dev.*, **101**, 119(1998).
154) Lim, S-Y., Suzuki, H. : *J. Nutr.*, **130**, 1692(2000).
155) Lim, S-Y., Suzuki, H. : *Int. J. Vit. Nutr. Res.*, **70**, 251(2000).
156) Lim, S-Y., Suzuki, H. : *J. Nutr.*, **131**, 319(2001).
157) Lim, S-Y., Suzuki, H. : *Int. J. Vit. Nutr. Res.*, **72**, 77(2002).
158) Weisinger, H. S., et al. : *Lipids*, **31**, 65(1996).
159) Weisinger, H. S., et al. : *Invest. Ophthalmol. Vis. Sci.*, **40**, 327(1999).
160) Jeffrey, B. G., et al. : *Invest. Ophthalmol. Vis. Sci.*, **43**, 2806(2002).
161) Weisinger, H. S., et al. : *Lipids*, **37**, 759(2002).
162) Lucas, A., et al. : *Lancet*, **339**, 261(1992).
163) Ghebremeskel, K., et al. : *Eur. J. Pediatr.*, **154**, 46(1995).
164) Koletzko, B., et al. : *J. Pediatr. Gastroenterol. Nutr.*, **21**, 200(1995).
165) Birch, E. E., et al. : *Invest. Ophthalmol. Vis. Sci.*, **33**, 3242(1992).
166) Carlson, S. E., Werkman, S. H. : *Am. J. Clin. Nutr.*, **58**, 35(1993).
167) Carlson, S. E., Werkman, S. H. : *Lipids*, **31**, 85(1996).
168) Leaf, A., et al. : *Early Hum. Dev.*, **45**, 35(1996).
169) Farquharson, J., et al. : *Lancet*, **340**, 810(1992).
170) Agostoni, C., et al. : *J. Am. Coll. Nutr.*, **13**, 658(1994).
171) van Houwelingen, A. C., et al. : *Br. J. Nutr.*, **74**, 723(1995).

第4章　脂質(油脂)

172) Lanting, C. I., et al. : *Lancet*, **344**, 1319(1994).
173) Agostoni, C., et al. : *Pediatr. Res.*, **38**, 262(1995).
174) Willatts, P., et al. : *Lancet*, **352**, 688(1998).
175) Jamieson, E. C., et al. : *Lipids*, **34**, 1065(1998).
176) Xiang, M., et al. : *Acta Paediatr.*, **89**, 142(2000).
177) Birch, E. E., et al. : *Dev. Med. Child. Neurol.*, **42**, 174(2000).
178) Helland, I. B., et al. : *Pediatr.*, **111**, e39(2003).
179) Carlson, S. E., et al. : *Pediatr. Res.*, **39**, 882(1996).
180) Jorgensen, M. H., et al. : *Lipids*, **31**, 99(1996).
181) Auestad, N., et al. : *Pediatr. Res.*, **41**, 1(1997).
182) Bakker, E. C., et al. : *Eur. J. Clin. Nutr.*, **53**, 872(1999).
183) Birch, E. E., et al. : *Pediatr. Res.*, **44**, 201(1998).
184) Innis, S. M., et al. : *J. Pediatr.*, **139**, 532(2001).
185) Jorgensen, M. H., et al. : *J. Pediatr. Gastroenterol. Nutr.*, **32**, 293(2001).
186) 高橋英敏，他：脂質栄養学, **6**, 166(1997).
187) Suzuki, H., et al. : *Mech. Ageing Dev.*, **50**, 17(1989).
188) Söderberg, M., et al. : *Lipids*, **26**, 421(1991).
189) Favrelere, S., et al. : *Neurobiol. Aging*, **21**, 653(2000).
190) Tsukada, H., et al. : *Brain Res.*, **862**, 180(2000).
191) 宮永和夫，他：臨床医薬, **11**, 881(1995).
192) Terano, T., et al. : 3rd Congress of ISSFAL, Abstract Book, p. 143(1998).
193) 宮永和夫：食の科学, No. 252, 84(1999).
194) Suzuki, H., et al. : *World Rev. Nutr. Diet.*, **88**, 68(2001).
195) 森川洋一，他：脂質栄養学, **8**, 96(1999).
196) 高橋英敏，他：脂質栄養学, **8**, 115(1999).
197) Connor, S. L., et al. : 3rd Congress of ISSFAL, Abstract Book, p. 262(1998).
198) Kyle, D. J., et al. : 3rd Congress of ISSFAL, Abstract Book, p. 116(1998).
199) 井上正康：活性酸素と病態－疾患モデルからベッドサイドへ, 学会出版センター(1992).
200) 奥山治美，菊川清見編：脂質栄養と脂質過酸化, 学会センター関西(1998).
201) Kubo, K., et al. : *Biosci. Biotech. Biochem.*, **62**, 1698(1998).
202) Hossain, M. S., et al. : *J. Neurochem.*, **72**, 1133(1999).
203) Green, P., et al. : *Biochim. Biophys. Acta*, **1532**, 203(2001).
204) Reich, E. E., et al. : *Am. J. Pathol.*, **158**, 293(2001).
205) Akbor, M., Kim, H-Y. : *J. Neurochem.*, **82**, 655(2002).
206) Adams, P. B., et al. : *Lipids*, **31**, S157(1996).
207) Ness, A. R., et al. : *Nutr. Neurosci.*, **6**, 63(2003).
208) Laugharne, J. D. E., et al. : 2nd Congress of ISSFAL, Abstract Book(1995).
209) Moser, H. W., Moser, A. B. : *Lipids*, **31**, S141(1996).
210) Martinez, M. : *Lipids*, **31**, S145(1996).
211) Petroni, A., et al. : *Neurosci. Lett.*, **250**, 145(1998).

212) Martinez, M., Vazquez, E. : *Neurology*, **51**, 26(1998).
213) Martinez, M., et al. : *Am. J. Clin. Nutr.*, **71**, 376S(2000).
214) Martinez, M. : *J. Mol. Neurosci.*, **16**, 309(2001).
215) Hamazaki, T., et al. : *J. Clin. Invest.*, **97**, 1129(1996).
216) Hamazaki, T., et al. : *Biofactors*, **13**, 41(2000).
217) Hamazaki, T., et al. : *Nutr. Neurosci.*, **5**, 37(2002).
218) Chen, D., Auborn, K. : *Carcinogenesis*, **20**, 249(1999).
219) Albino, A. P., et al. : *Cancer Res.*, **60**, 4139(2000).
220) Siddiqui, R. A., et al. : *Biochim. Biophys. Acta*, **1499**, 265(2001).
221) Narayanan, B. A., et al. : *Int. J. Oncol.*, **19**, 1255(2001).
222) Lee, J-Y., Hwang, D. H. : *Biochem. Biophys. Res. Commun.*, **298**, 667(2002).
223) Chiu, L. C., Wan, J. M. : *Cancer Lett.*, **145**, 17(1999).
224) Palakurthi, S. S., et al. : *Cancer Res.*, **60**, 2919(2000).
225) Palozza, P., et al. : *Free Radic. Biol. Med.*, **28**, 228(2000).
226) Heimli, H., et al. : *Lipids*, **36**, 613(2001).
227) Colquhoun, A., Schumacher, R. I. : *Biochim. Biophys. Acta*, **1533**, 207(2001).
228) Dommels, Y. E., et al. : *Nutr. Cancer*, **42**, 125(2002).
229) Kageyama, K., et al. : *Oncol. Rep.*, **7**, 79(2000).
230) Moore, N. G., et al. : *Breast Cancer Res. Treat.*, **67**, 279(2001).
231) Llor, X., et al. : *Clin. Nutr.*, **22**, 71(2003).
232) 高田秀穂, 浜崎智仁, 奥山治美編:脂質と癌, 学会センター関西(2000).
233) 鈴木平光:食の科学, No. 186, 6(1993).
234) de Bravo, M. G., et al. : *Lipids*, **26**, 866(1991).
235) Gonzalez, M. J., et al. : *Carcinogenesis*, **12**, 1231(1991).
236) 広瀬雅雄:脂質栄養学, **1**, 42(1992).
237) Latham, P., et al. : *Carcinogenesis*, **20**, 645(1999).
238) Coleman, L. J., et al. : *J. Nutr.*, **132**, 2312(2002).
239) Lii, C. K., et al. : *Nutr. Cancer*, **38**, 50(2000).
240) Kimura, Y., et al. : *Lipids*, **36**, 353(2001).
241) Hardman, W. E., et al. : *Cancer Cell Int.*, **2**, 10(2002).
242) Kato, T., et al. : *Cancer Lett.*, **187**, 169(2002).
243) Mukutmoni-Norris, M., et al. : *Cancer Lett.*, **150**, 101(2000).
244) Yam, D., et al. : *Cancer Chemother. Pharmacol.*, **47**, 34(2001).
245) Cremonezzi, D. C., et al. : *Prostaglandins Leukot. Essent. Fatty Acids*, **64**, 151(2001).
246) Toriyama-Baba, H., et al. : *Jpn. J. Cancer Res.*, **92**, 1175(2001).
247) Petrik, M. B. H., et al. : *J. Nutr.*, **130**, 2434(2000).
248) Jho, D. H., et al. : *J. Parenter. Enteral. Nutr.*, **26**, 291(2002).
249) Hursting, S. D., et al. : *Prev. Med.*, **19**, 242(1990).
250) Fernández-Bañares, F., et al. : *Gut*, **38**, 245(1996).
251) Caygill, C. P. J., et al. : *Br. J. Cancer*, **74**, 159(1996).

第4章 脂質（油脂）

252) Sasaki, S., et al. : *Prev. Med.*, **22**, 187(1993).
253) Zhu, Z. R., et al. : *Nutr. Cancer*, **24**, 151(1995).
254) London, S. J., et al. : *J. Natl. Cancer Inst.*, **85**, 785(1993).
255) Vatten, L. J., et al. : *Eur. J. Cancer*, **29A**, 532(1993).
256) Chajès, V., et al. : *Int. J. Cancer*, **83**, 585(1999).
257) Maillard, V., et al. : *Int. J. Cancer*, **98**, 78(2002).
258) Bagga, D., et al. : *Nutr. Cancer*, **42**, 180(2002).
259) Norrish, A. E., et al. : *Br. J. Cancer*, **81**, 1238(1999).
260) Yang, Y. J., et al. : *Clin. Biochem.*, **32**, 405(1999).
261) Darby, S., et al. : *Br. J. Cancer*, **84**, 728(2001).
262) Terry, P., et al. : *Cancer Epidemiol. Biomarkers Prev.*, **11**. 143(2002).
263) Zuijdgeest-van Leeuwen, S. D., et al. : *Clin. Nutr.*, **21**, 225(2002).
264) Anti, M., et al. : *Gastroenterol.*, **107**, 1709(1994).
265) Zuijdgeest-van Leeuwen, S. D., et al. : *Clin. Nutr.*, **19**, 417(2000).
266) Pratt, V. C., et al. : *Br. J. Cancer*, **87**, 1370(2002).
267) Bruera, E., et al. : *J. Clin. Oncol.*, **21**, 129(2003).
268) Akedo, I., et al. : *Jpn. J. Clin. Oncol.*, **28**, 762(1998).
269) Gee, J. M., et al. : *J. Nutr.*, **129**, 1862(1999).
270) Wu, G. H., et al. : *World J. Gastroenterol.*, **7**, 357(2001).
271) Braga, M., et al. : *Surgery*, **132**, 805(2002).
272) Aronson, W. J., et al. : *Urology*, **58**, 283(2001).
273) Barber, M. D., et al. : *J. Nutr.*, **129**, 1120(1999).
274) Barber, M. D., et al. : *Nutr. Cancer*, **40**, 118(2001).
275) Barber, M. D., et al. : *Br. J. Cancer*, **81**, 80(1999).
276) Barber, M. D., et al. : *Clin. Sci.*, **98**, 389(2000).
277) Wigmore, S. J., et al. : *Nutr. Cancer*, **36**, 177(2000).
278) de Vizia, B., et al. : *J. Parenter. Enteral. Nutr.*, **27**, 52(2003).
279) Terano, T., et al. : *Biochem. Pharmacol.*, **35**, 779(1986).
280) Lefkowith, J. B., et al. : *J. Immunol.*, **145**, 1523(1990).
281) Prickett, J. D., et al. : *J. Clin. Invest.*, **68**, 556(1981).
282) Prickett, J. D., et al. : *Arthritis Rheum.*, **26**, 133(1983).
283) Robinson, D. R., et al. : *J. Lipid Res.*, **34**, 1435(1993).
284) Kelley, V. E., et al. : *J. Immunol.*, **134**, 1914(1985).
285) Mooney, M. A., et al. : *Am. J. Vet. Res.*, **59**, 859(1998).
286) Harvey, R. G. : *Vet. Rec.*, **144**, 405(1999).
287) Nieto, N., et al. : *Dig. Dis. Sci.*, **43**, 2676(1998).
288) Nieto, N., et al. : *J. Nutr.*, **132**, 11(2002).
289) Baybutt, R. C., et al. : *Toxicology*, **175**, 1(2002).
290) Hodge, L., et al. : *Med. J. Austr.*, **164**, 137(1996).
291) Schwartz, J., Weiss, S. T. : *Eur. Respir. J.*, **7**, 1821(1994).

292) Fluge, O., et al. : *Eur. Respir. J.*, **12**, 336 (1998).
293) Shahar, E., et al. : *N. Engl. J. Med.*, **331**, 228 (1994).
294) Shapiro, J. A., et al. : *Epidemiology*, **7**, 256 (1996).
295) Navarro, E., et al. : *J. Rheumatol.*, **27**, 298 (2000).
296) Duchen, K., et al. : *Pediatr. Res.*, **44**, 478 (1998).
297) Solvoll, K., et al. : *Eur. J. Clin. Nutr.*, **54**, 93 (2000).
298) Picado, C., et al. : *Thorax.*, **43**, 93 (1988).
299) Arm, J. P., et al. : *Am. Rev. Respir. Dis.*, **139**, 1395 (1989).
300) Dry, J., Vincent, D. : *Int. Arch. Allergy Appl. Immunol.*, **95**, 156 (1991).
301) Broughton, K. S., et al. : *Am. J. Clin. Nutr.*, **65**, 1011 (1997).
302) Nagakura, T., et al. : *Eur. Respir. J.*, **16**, 861 (2000).
303) Pacht, E. R., et al. : *Crit. Care Med.*, **31**, 491 (2003).
304) Kremer, J. M., et al. : *Ann. Int. Med.*, **106**, 497 (1987).
305) Sperling, R. I., et al. : *Arthritis Rheum.*, **30**, 988 (1987).
306) Kremer, J. M., et al. : *Arthritis Rheum.*, **33**, 810 (1990).
307) 古澤一成, 他：新薬と臨床, **40**, 1098 (1991).
308) 川越光博：第23回日本医学会誌 III, 384 (1991).
309) Lau, C. S., et al. : *Br. J. Rheumtol.*, **32**, 982 (1993).
310) Volker, D., et al. : *J. Rheumatol.*, **27**, 2343 (2000).
311) Gruenwald, J., et al. : *Adv. Ther.*, **19**, 101 (2002).
312) Adam, O., et al. : *Rheumatol. Int.*, **23**, 27 (2003).
313) Kato, M., et al. : *J. Health Sci.*, **46**, 241 (2000).
314) 鳥居新平：脂質栄養学, **4**, 56 (1995).
315) Bittiner, S. B., et al. : *Lancet*, i, 378 (1988).
316) Bjorneboe, A., et al. : *Br. J. Dermatol.*, **118**, 77 (1988).
317) Soyland, E., et al. : *N. Engl. J. Med.*, **328**, 1812 (1993).
318) Hamazaki, T., et al. : *Lancet*, i, 1017 (1984).
319) Donadio, J. V., Jr., et al. : *N. Engl. J. Med.*, **331**, 1194 (1994).
320) Donadio, J. V., Jr., et al. : *J. Am. Soc. Nephrol.*, **12**, 791 (2001).
321) Branten, A. J., et al. : *Clin. Nephrol.*, **58**, 267 (2002).
322) Hayashi, H., et al. : *Curr. Med. Res. Opin.*, **15**, 177 (1999).
323) Lorenz, R., et al. : *J. Int. Med. Supple.*, **225** (731), 225 (1989).
324) Hawthorne, A. B., et al. : *Gut*, **33**, 922 (1992).
325) Stenson, W. F., et al. : *Ann. Int. Med.*, **116**, 609 (1992).
326) Aslan, A., Triadafilopoulos, G. : *Am. J. Gastroenterol.*, **87**, 432 (1992).
327) Belluzzi, A., et al. : *N. Engl. J. Med.*, **334**, 1557 (1996).
328) Campan, P., et al. : *J. Clin. Periodontol.*, **24**, 907 (1997).
329) Rosenstein, E. D., et al. : *Prostaglandins Leukot. Essent. Fatty Acids*, **68**, 213 (2003).
330) Endres, S., et al. : *N. Engl. J. Med.*, **320**, 265 (1989).
331) Meydani, S. N., et al. : *Adv. Prostaglandin Thromb. Leukot. Res.*, **21**, 245 (1991).

332) Blok, W. L., et al. : *Eur. J. Clin. Invest.*, **27**, 1003(1997).
333) Thies, F., et al. : *Lipids*, **36**, 1183(2001).
334) Kelley, D. S., et al. : *Lipids*, **34**, 317(1999).
335) Grimble, R. F., et al. : *Am. J. Clin. Nutr.*, **76**, 454(2002).
336) Fujikawa, M., et al. : *J. Nutr. Sci. Vitaminol.*, **40**, 49(1994).
337) Sinha, A. K., et al. : *J. Lipid. Res.*, **31**, 1219(1990).
338) Huang, Y. J., et al. : *Metabolism*, **46**, 1252(1997).
339) Krishna Mohan, I., Das, U. N. : *Nutrition*, **17**, 126(2001).
340) Ajiro, K., et al. : *Clin. Exp. Pharmacol. Physiol.*, **27**, 412(2000).
341) Miura, T., et al. : *J. Nutr. Sci. Vitaminol.*, **43**, 225(1997).
342) Shimura, T., et al. : *Biol. Pharm. Bull.*, **20**, 507(1997).
343) Hun, C. S., et al. : *Biochem. Biophys. Res. Commun.*, **259**, 85(1999).
344) Mori, Y., et al. : *Metabolism*, **48**, 1089(1999).
345) Nobukata, H., et al. : *Metabolism*, **49**, 912(2000).
346) Steerenberg, P. A., et al. : *Diabetes Nutr. Metab.*, **15**, 205(2002).
347) Minami, A., et al. : *Br. J. Nutr.*, **87**, 157(2002).
348) Kusunoki, M., et al. : *Metabolism*, **52**, 30(2003).
349) Feskens, E. J., et al. : *Diabetes Care*, **14**, 935(1991).
350) Ebbesson, S. O., et al. : *Int. J. Circumpolar. Health*, **58**, 108(1999).
351) Stene, L. C., et al. : *Diabetologia*, **43**, 1093(2000).
352) Bagdade, J. D., et al. : *Diabetes*, **39**, 426(1990).
353) Rillaerts, E. G., et al. : *Diabetes*, **38**, 1412(1989).
354) Annuzzi, G., et al. : *Atherosclerosis*, **87**, 65(1991).
355) Hamazaki, T., et al. : *Lipids*, **25**, 541(1990).
356) Jensen, T., et al. : *N. Engl. J. Med.*, **321**, 1572(1989).
357) Dunstan, D. W., et al. : *Diabetes Care*, **20**, 913(1997).
358) Hendra, T. J., et al. : *Diabetes Care*, **13**, 821(1990).
359) Zambon, S., et al. : *Am. J. Clin. Nutr.*, **56**, 447(1992).
360) Westerveld, H. T., et al. : *Diabetes Care*, **16**, 683(1993).
361) Pelikanova, T., et al. : *Ann. N. Y. Acad. Sci.*, **683**, 272(1993).
362) Axelrod, L., et al. : *Diabetes Care*, **17**, 37(1994).
363) Morgan, W. A., et al. : *Diabetes Care*, **18**, 83(1995).
364) McManus, R. M., et al. : *Diabetes Care*, **19**, 463(1996).
365) Fasching, P., et al. : *Horm. Metab. Res.*, **28**, 230(1996).
366) Rirellese, A. A., et al. : *Diabetes Care*, **19**, 1207(1996).
367) Sirtori, C. R., et al. : *Am. J. Clin. Nutr.*, **65**, 1874(1997).
368) Luo, J., et al. : *Diabetes Care*, **21**, 717(1998).
369) Sirtori, C. R., et al. : *Atherosclerosis*, **137**, 419(1998).
370) Montori, V. M., et al. : *Diabetes Care*, **23**, 1407(2000).
371) Kesavulu, M. M., et al. : *Diabetes Metab.*, **28**, 20(2002).

372) Chan, D. C., et al. : *Eur. J. Clin. Invest.*, **32**, 429(2002).
373) Woodman, R. J., et al. : *Am. J. Clin. Nutr.*, **76**, 1007(2002).
374) Takahashi, R., et al. : *Prostaglandins Leukot. Essent. Fatty Acids*, **49**, 569(1993).
375) Hasegawa, T., Oshima, M., : *Diabetes Res. Clin. Pract.*, **46**, 115(1999).
376) Jain, S., et al. : *J. Assoc. Physicians India*, **50**, 1028(2002).
377) Lutz, M., et al. : *Food Chem. Toxicol.*, **31**, 425(1993).
378) Yoshida, H., et al. : *Biosci. Biotechnol. Biochem.*, **60**, 1293(1996).
379) Ikeda, I., et al. : *Lipids*, **33**, 897(1998).
380) Yoshida, H., et al. : *J. Nutr. Sci. Vitaminol.*, **47**, 242(2001).
381) Murphy, M. G., et al. : *Lipids*, **34**, 115(1999).
382) Jensen, M. M., et al. : *Biochim. Biophys. Acta*, **1300**, 203(1996).
383) Revajorá, V., et al. : *Arch. Anim. Nutr.*, **54**, 315(2001).
384) Shirai, N., et al. : *Fish. Sci.*, **68**, 239(2002).
385) Shirai, N., et al. : *Nutr. Res.*, **22**, 1197(2002).
386) Shirai, N., et al. : *Fish. Sci.*, in press.
387) Adler, A. I., et al. : *Diabetes Care*, **17**, 1498(1994).
388) Osterud, B., et al. : *Lipids*, **30**, 1111(1995).
389) Conquer, J. A., et al. : *Thromb. Res.*, **96**, 239(1999).
390) Bonefeld-Jorgensen, E. C. : *Int. J. Circumpolar Health.*, **60**, 25(2001).
391) Brox, J., et al. : *Lipids*, **36**, 7(2001).
392) Ostlund, R. E., Jr., et al. : *Nutr. Rev.*, **60**, 349(2002).
393) Tilvis, R. S., Miettinen, T. A. : *Lipids*, **18**, 233(1983).
394) Kelly, G. S. : *Altern. Med. Rev.*, **4**, 29(1999).
395) Zhang, Z., et al. : *Int. J. Food Sci. Nutr.*, **53**, 411(2002).
396) Storm, H. M., et al. : *Lipids*, **28**, 555(1993).
397) Smith, T. J., et al. : *Carcinogenesis*, **19**, 703(1998).
398) Rao, C. V., et al. : *Carcinogenesis*, **19**, 287(1998).
399) Miettinen, T. A., Vanhanen, H. : *Am. J. Clin. Nutr.*, **59**, 356(1994).

第5章 ビタミン

5.1 ビタミンA

5.1.1 ビタミンAの化学

　ビタミンAの欠乏が夜盲症を引き起こすことはよく知られているが，すでに古代エジプトで，夜盲症の治療に肝臓のエキスが効くことが経験的に知られていた．科学的なビタミンAの研究は，1913年にMcCollumとDavis, およびOsbornとMendelの両グループが，バター，卵黄，タラ肝油中にラットの成長に必須な脂溶性成分を発見したことに始まる．その化学構造は，1930年にKarrerらによって決定された．発見から90年を経た現在，その生理作用，特に発生・分化にかかわる分子機構についての研究が盛んに進められている．

　ビタミンAは，レチノールの生物活性を示す一群の化合物である．代表的なものは，レチノール，レチナールおよびレチノイン酸である．ビタミンAの前駆体となるカロテノイドはプロビタミンAと呼ばれる．図5.1にビタミンA関連化合物の構造を示す．脂溶性のビタミンであり，ヘキサン，ジクロロメタン，エタノール等の有機溶剤によく溶解する．共役二重結合があるため，紫外部に強い光吸収を示す特徴的なスペクトルをもつ．代表的なビタミンA類（全トランス型）の紫外部吸収データを表5.1に示す．分子吸光係数が非常に高いため，高速液体クロマトグラフィーによってピコモルレベルの微量分析が可能である．また，光や熱によって異性化や酸化分解が起きやすい．共役二重結合は安定なトランス型が主体であるが，9-シス，11-シス，13-シス，9,13-ジシス等の幾何異性体が存在する．淡水魚には，共役二重結合が一つ多い3,4-デヒドロレチノール（ビタミンA_2

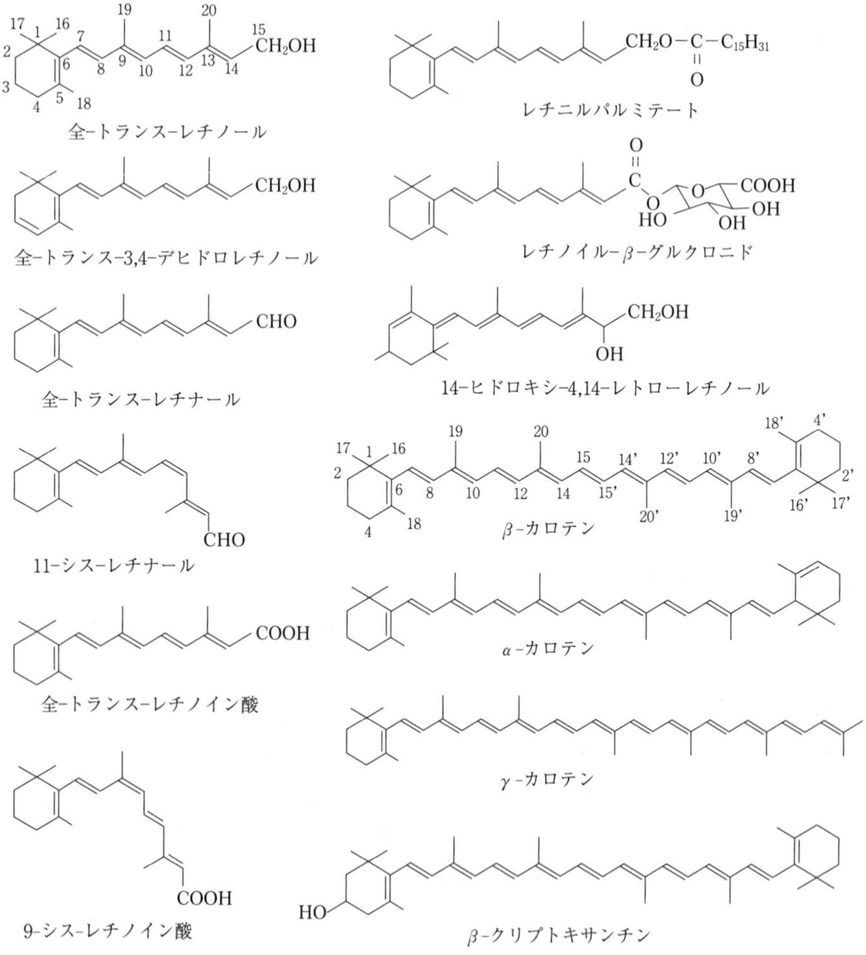

第5章 ビタミン

図5.1 ビタミンA，プロビタミンAおよびそれらの代謝産物

と呼ばれる．それに対しレチノールはビタミンA_1と呼ばれる）が存在する．生体内でビタミンAに変換される一群のカロテノイドがプロビタミンAであり，β-イオノン環をもつβ-カロテン，α-カロテン，γ-カロテン，β-クリプトキサンチンなどがある．

ビタミンA含量の多い食品は，ウナギ，アナゴ，ギンダラ，ホタルイカ，イクラ等の水産物，卵黄，チーズ，乳脂肪，バター等の畜産物である．また，レチノ

5.1　ビタミンA

表5.1　ビタミンAおよびプロビタミンAの紫外部吸収

化合物	分子式	λ_{max} (nm)	紫外部吸収 分子吸光係数 (ε mol)	溶媒
レチノール	$C_{20}H_{30}O$	325	51 770	n-ヘキサン
		325	52 770	エタノール
レチナール	$C_{20}H_{28}O$	368	48 000	n-ヘキサン
		383	42 880	エタノール
レチノイン酸	$C_{20}H_{28}O_2$	350	45 300	エタノール
3,4-デヒドロレチノール	$C_{20}H_{28}O$	350	41 320	エタノール
α-カロテン	$C_{40}H_{56}$	445	145 300	n-ヘキサン
β-カロテン	$C_{40}H_{56}$	450	138 900	石油エーテル
γ-カロテン	$C_{40}H_{56}$	462	147 900	n-ヘキサン
β-クリプトキサンチン	$C_{40}H_{56}O$	450	135 700	n-ヘキサン

ール脂肪酸エステル（レチニルエステル）が貯蔵されている肝臓およびその加工品は，きわめて含量が高い．プロビタミンA含量の多いものは，ホウレンソウ，春菊，小松菜，ニンジン，カボチャ等の緑黄色野菜，アマノリ，アオサ等の海藻，アンズ，温州ミカン，カキ，アプリコット等の果実である．

ビタミンAの生物活性の単位には，古くから用いられてきたIU（国際単位）がある．1 IUは，全-トランス-レチノールの0.3 μgに等しい．さらに，レチノール当量（RE）という単位も用いられる．1 μg REは，レチノール1 μg，全-トランス-β-カロテン6 μg，その他のプロビタミンAカロテノイド12 μgに等しいとされている．プロビタミンAのREは，カロテノイドの吸収やビタミンAへの変換を考慮され決められたものであるが，実際には，吸収や変換は条件によって著しく変動する．

5.1.2　消化・吸収

食品として摂取されるビタミンAとプロビタミンAカロテノイドは，消化の進行とともに食品から遊離され，その一部は共存する油脂に溶解する．さらに，胆汁から分泌される胆汁酸およびリン脂質の働きによってエマルションが形成されよく分散される．膵液として分泌されるリパーゼをはじめとする各種エステラーゼの働きで，レチニルエステルはレチノールへ加水分解される．さらに，脂質加水分解物と胆汁酸等から，粒径が4～60 nmの複合ミセルが形成される．この複合ミセルに可溶化されたレチノールやカロテノイドが，主として小腸上部の上皮

第5章 ビタミン

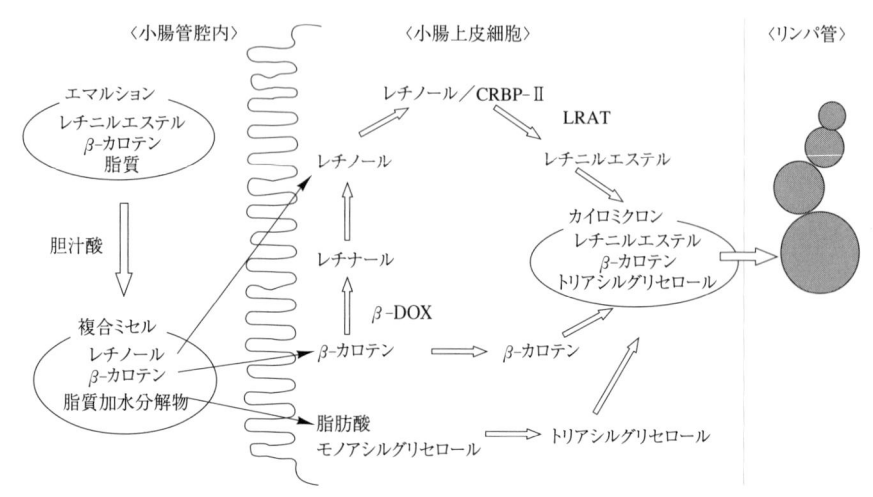

図5.2 ビタミンAの吸収

(注) β-DOX：β-カロテン-15,15′-ジオキシゲナーゼ，LRAT：レシチン-レチノールアシルトランスフェラーゼ，CRBP-Ⅱ：細胞内レチノール結合タンパクタイプⅡ

細胞から吸収される（図5.2）．レチノールは，低濃度では輸送担体を介して，高濃度では単純拡散によって取り込まれるものと考えられている[1]．カロテノイドは消化管中で可溶化されにくいため，レチノールに比べ吸収が悪い．その細胞への取り込みは，単純拡散によるものと考えられている．

小腸上皮細胞に取り込まれたレチノールは，細胞内レチノール結合タンパクタイプⅡ（CRBP-Ⅱ）に結合し，レシチン-レチノールアシルトランスフェラーゼの働きによって，レチニルエステルに変換される．その後，カイロミクロンに取り込まれてリンパ液中に分泌され，静脈に流れ込む．カイロミクロンは，トリアシルグリセロールが各組織に取り込まれた後，カイロミクロンレムナントとなって肝臓に取り込まれる．レチニルエステルは，肝細胞内で加水分解されレチノールとなり，細胞内レチノール結合タンパクタイプⅠ（CRBP-Ⅰ）と結合する．その後，種々の代謝経路へ分岐する．すなわち，血流への分泌，レチノイン酸への酸化，レチニルエステルへの再エステル化に分かれる．レチニルエステルは主にパルミチン酸エステルであり，肝実質細胞および星細胞内の脂肪球に蓄積される．

小腸上皮細胞に取り込まれたプロビタミンAカロテノイドの一部は，酸化開裂

酵素によってビタミンAへ変換される．この反応は，動物にビタミンAを供給するきわめて重要な反応である．ビタミンA生成に関しては，β-カロテン-15,15′-ジオキシゲナーゼ[2),3)]によって分子中央の二重結合が酸化開裂され2分子のレチナールへ変換された後，さらに還元されレチノールに至る経路（中央開裂）と，β-カロテンの共役二重結合の任意の位置で酸化開裂し，さらにβ酸化によってレチノイン酸に至る経路（エキセントリック開裂）が提唱されていた．多くの研究は中央開裂を支持し，ブタ小腸ホモジネートを酵素源として用いたビタミンA生成の精密な反応収支の解析[4)]では，1分子のβ-カロテンから1.88分子のレチナールが生成することが示されている．中央開裂を触媒する酵素は，1965年に発見された後，酵素タンパク質の分離が困難であったため，その詳細な解析がなされていなかった．しかし，2000年にはクローニングに成功し[5),6)]，分子レベルでの解析が現在進められている．一方，エキセントリック開裂に関しては，関与する酵素は不明のままであり，生体内でどれくらいビタミンA生成に寄与しているか明らかでない．しかし，中央開裂酵素の遺伝子と塩基配列が類似する遺伝子が発見され，カロテノイドの9-10位の二重結合を特異的に開裂する酵素が哺乳類で発現している可能性が示唆されている．したがって，中央開裂経路が主要なビタミンA生成経路ではあるが，他の特異的反応が関与している可能性も考えられる．

5.1.3 代謝

肝臓に貯蔵されているレチニルエステルの加水分解によって生成するレチノールは，レチノール結合タンパク（RBP；retinol binding protein）のアポ型と1：1のモル比で結合し，ホロ型となって血漿中に分泌される（図5.3）．ホロ型RBPは血漿中でトランスサイレチンと結合している．成人では，総RBP濃度は1.9～2.4μMであり，その80～90％がホロ型のRBPである．また，この血中濃度は一定になるように調節されている．ホロ型RBPに結合して運ばれたレチノールは細胞に取り込まれ，可逆的に酸化されレチナールになる．さらに，不可逆的に酸化されレチノイン酸になる．これらの一部は，レチノイルグルクロン酸やレチニルグルクロン酸等の抱合体に変換される．また，4-ヒドロキシレチノイン酸や5,6-エポキシレチノイン酸などに酸化され不活性化される．摂取したビタミンAの大部分は，最終的に，肝臓で酸化物あるいは抱合体に変換され，胆汁として腸管へ分

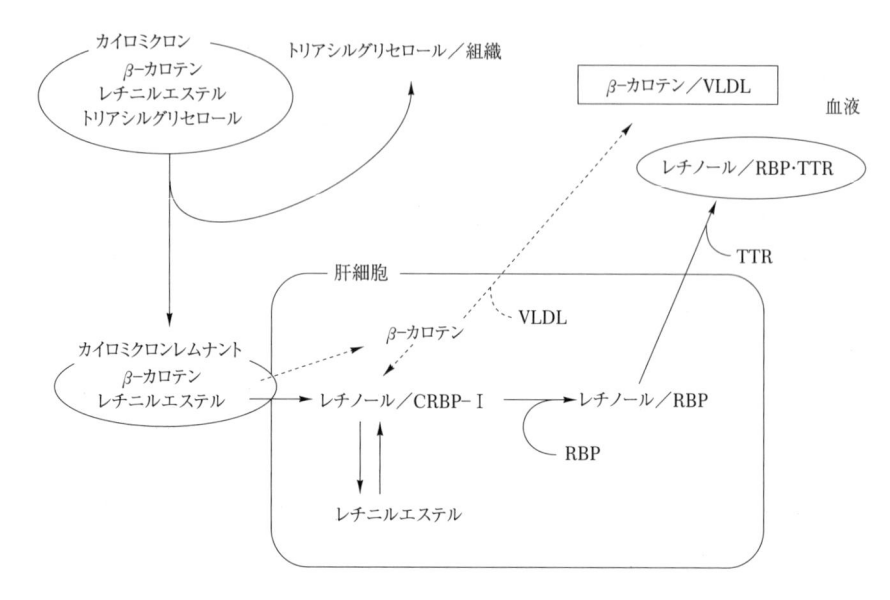

(注) CRBP-Ⅰ：細胞内レチノール結合タンパクタイプⅠ, RBP：レチノール結合タンパク
TTR：トランスサイレチン, VLDL：超低密度リポタンパク質

図5.3 肝臓におけるレチノールの取り込みと分泌

泌される．レチノイン酸グルクロニドなどの一部は，再び小腸から吸収される．ビタミンAが酸化され鎖長が短くなったものは尿に排泄され，同時に炭酸ガスとして呼気に出る．ほとんどの組織の細胞内には，細胞内レチノール結合タンパクタイプⅠ（CRBP-Ⅰ；cellular retinol binding protein I）と細胞内レチノイン酸結合タンパク（CRABP；cellular retinoic acid binding protein）が含まれる．小腸上皮細胞には細胞内レチノール結合タンパクタイプⅡ（CRBP-Ⅱ）が含まれる．これらの特異的な結合タンパクは，これらのレチノイドの移動，安定化，酵素反応への受け渡し等の機能を担っている．レチノイン酸は血漿ではアルブミンと結合している．

5.1.4 生物活性

(1) 栄養

ビタミンAは，哺乳動物のみならず，脊椎動物の必須微量栄養素である．昆虫などでは，視覚の発色団として用いられるが，生命維持に必須ではない．ビタミンAは，視覚，細胞分化，形態形成に重要な機能を担っている．さらに，成長，

生殖，免疫応答などの複雑な生理現象にも関与している．ビタミンAは，上述したようなレチノールの生物活性を示すものであるが，レチノールの代謝産物によって生物活性は異なっている．レチナールは，可逆的にレチノールに変換されるので，ほぼレチノールと同等の生物活性を示す．3,4-デヒドロレチノールはレチノールの約40％の活性を示す．レチノイン酸は，細胞分化や成長等に関与しているが，視覚および生殖には有効でない．レチノールの代謝産物である14-ヒドロキシ-4,14-レトロレチノールはリンパ球の増殖を促進する活性をもち，レチノイン酸とは異なる活性代謝産物として注目されている．また，レチノイン酸の一部は共有結合でタンパク質と結合していることが知られているが，その機能は未解明である．ビタミンA欠乏では，食欲減退，成長停止，感染に対する抵抗力の低下，夜盲症が起きる．また，上皮組織の角化が起き，眼球乾燥症，角膜軟化症等の眼に異常をきたし，濾泡性角化症，ガマ皮症などの皮膚に症状が現れる．「第六次改定日本人の栄養所要量」によれば，成人男性で600 μg レチノール当量/日，成人女性で540 μg レチノール当量/日が所要量とされている．現在では，欠乏症は主に開発途上国で認められ，特に乳幼児の盲目と低生存率の原因として問題となっている．先進国では，通常の食事で十分に供給されており，欠乏症は吸収障害等の患者で認められる程度である．

(2) 視覚

網膜視細胞には杆体と錘体(かんたい)の2種類の細胞があり，それぞれ明暗の認識と色覚に関与している．杆体の外節にはロドプシンが存在する．これは，膜結合タンパク質であるオプシンのリシン残基と11-シス-レチナールが結合し，プロトン化シッフ塩基を形成したものである．ロドプシンは498 nmに極大吸収をもつ．一方錘体には，同様な複合体ヨードプシンが3種類存在し，それぞれ420 nm（青色），534 nm（緑色），563 nm（赤色）に極大吸収をもち，個々の錘体細胞はいずれか1種類のヨードプシンを備えている．光がロドプシンにあたると11-シス-レチナールが全-トランス-レチナールへ異性化し，ロドプシンのコンホメーションに一連の変化を惹起し，最終的に全-トランス-レチナールとオプシンに解離する．このロドプシンの変化は，光伝達カスケードを経て杆細胞外節へのナトリウムイオンの流入を減少させ，膜の過分極を誘導し，神経細胞に伝達される．ヨードプシンも，光を受けると同様な変化を引き起こす．

第5章　ビタミン

ロドプシンから遊離された全-トランス-レチナールは還元され，全-トランス-レチノールになる．その後，視細胞に隣接する色素上皮細胞に運ばれ，脂肪酸エステルとして貯蔵される．全-トランス-レチニルエステルは，加水分解酵素による分解の際に同時に異性化され，11-シス-レチノールに変換される．その後，11-シス-レチナールに酸化されロドプシンに組み込まれる．視細胞と色素上皮細胞間のレチノールの移動は，光受容体間レチノール結合タンパクに仲介されている．このように，ビタミンAは視覚の光受容体として必須の機能を担っている．

（3）　転写制御

細胞内に取り込まれた全-トランス-レチノールは，細胞内レチノール結合タンパク（CRBP）と結合し，さらに酸化され，全-トランス-レチノイン酸になる．全-トランス-レチノールの一部は，9-シス-レチノイン酸に変換される．このレチノイン酸は細胞内レチノイン酸結合タンパク（CRABP）と結合し，核に運ばれる．そこで，レチノイン酸に特異的に結合する核内レセプターと複合体を生成し，さまざまな標的遺伝子の転写を調節することによって，生理活性を発現する．1987年に，Chambonら[7]によって，全-トランス-レチノイン酸が結合する核内レセプターとしてRARαが発見された．当時すでに，エストロゲンレセプター等の複数の核内レセプターが発見されていた．それらの遺伝子間で相同性の高い領域の塩基配列をプローブとして，ヒト培養細胞のcDNAライブラリーより，既知の核内レセプターと類似した配列をもつcDNAが得られた．このcDNAをHela細胞に導入し発現させたタンパク（RARα）に対しさまざまな物質の結合性が調べられ，全-トランス-レチノイン酸が特異的に結合することが明らかとなった．さらに，RARαのDNA結合ドメインをエストロゲンレセプターのものと代替したキメラレセプターを作成し，エストロゲン応答配列をもつレポーター遺伝子（CAT）とともにHela細胞に発現させると，レチノイン酸添加によってCAT活性が増加することが見出された．このようにして，RARαがレチノイン酸をリガンドとする転写制御因子であることが明らかにされた．さらに，RARと類似する核内レセプターRXRのリガンドとして，1992年9-シス-レチノイン酸が同定された[8),9)]．なお，9-シス-レチノイン酸はRARのリガンドでもある．RARおよびRXRにはα，β，γのサブタイプが存在する．さらに，N末端構造が少し異なるアイソホームも存在し，これらが発生段階や組織に特異的に発現し機能しているものと考えられる．

核内レセプターは，各標的遺伝子の調節領域にある応答性エレメントの特徴的な塩基配列を認識し結合する．核内レセプターはN末端側からA～Fまでの6ドメインから成り立ち，ドメインCはZnフィンガー構造が二つあり，DNAに結合する領域である．ドメインEはリガンド結合部位である．一方応答性エレメントには，AGGTCAのような配列が繰り返され（DR；direct repeat），その間に数個の塩基が介在する．核内レセプターのダイマーはこの配列を認識し，特異的に結合する．例えば，塩基が1個介在するDR1にはRXR-RXRのホモダイマーが結合し，塩基が3個介在するDR3にはRXRとビタミンDレセプターのヘテロダイマーが，DR5にはRXR-RARのヘテロダイマーが結合する．応答性エレメントに結合したリガンド／核内レセプターは，基本転写装置や転写共役因子を介して標的遺伝子の転写を調節する．RXRは，他の核内レセプターとヘテロダイマーを形成することによって，RARより広範囲の遺伝子の転写制御に関与している．このように，レチノイン酸は核内レセプターを通して転写を制御し標的遺伝子の発現調節に関与している．

(4) 細胞分化・形態形成

ビタミンA欠乏あるいは過剰によって，胚発生に異常をきたすことが知られており，ビタミンAが形態形成に関与していることが推測されていた．1982年にTickleら[10]によって，ニワトリ胚肢芽の腹部側にレチノイン酸を注入すると新たに肢芽が形成されることが見出され，レチノイン酸が胚発生を制御するモルフォゲンの一つであるとの考え方が提唱された．その後，レチノイン酸が核内レセプターのリガンドとして遺伝子の転写制御を担っていることが明らかにされ，胚発生においてレチノイン酸が遺伝子発現を調節することにより発生過程に関与しているものと考えられている．しかし，レチノイン酸の胚発生への影響が非生理的な高い濃度で観察されてきたことなどの問題点があり，現在，正常な胚発生におけるレチノイン酸生成やレチノイン酸レセプターの発現・分布を詳細に調べ，胚発生におけるビタミンAの役割が研究されている．

(5) 免疫

ビタミンA欠乏によって感染症にかかりやすくなり，ビタミンAの投与によって免疫応答が改善されることが知られており，ビタミンAが免疫応答において重要な機能を担っているものと推察される．キラーT細胞やナチュラルキラー細胞

を刺激し細胞性免疫を高めること，14-ヒドロキシ-4,14-レトロレチノールのように B 細胞の増殖促進[11]によって体液性免疫を高めること等が考えられている．

(6) 薬理作用

13-シス-レチノイン酸はにきびの治療に有効であり，副作用の少ないレチノイドも開発されている．レチノイン酸は急性骨髄性白血病（APL）の治療に有効である．APL では，15 番目と 17 番目の染色体に相互転座が起き，RARα と PML の遺伝子が融合し，このキメラ遺伝子産物が RARα の機能を抑制し，レチノイン酸による正常な分化が損なわれている．APL 患者にレチノイン酸を投与すると白血病細胞が分化誘導され，高率で寛解する．

(7) 過剰症

成人男性で一度に 200 mg 以上のビタミン A を摂取すると，吐き気，嘔吐，頭痛，脳脊髄圧の上昇，めまい，視力障害等の急性毒性が現れる．また，サプリメント等で所要量の 10 倍以上を摂取し続けると，脱毛症，運動失調，筋肉痛等さまざまな慢性毒性の症状が現れる．妊娠時，特に初期に過剰のビタミン A を摂取すると，先天異常等の催奇形性や流産を引き起こす．日本人の栄養所要量では，上限摂取量は $1500\,\mu g$ レチノール当量/日としている．

5.2　ビタミン D

ビタミンは，生体の生理機能を維持するうえで必須の栄養素で，ヒトの体内で合成することができないものと定義されている．

1645〜50 年代に，くる病が典型的なビタミン D 欠乏症であることが認知されて以来，ビタミン D は歴史的にビタミンに分類されてきた．しかし，ビタミン D は一群の代謝物に変換されることにより生理機能を発揮する．すなわち，生物学的に活性を示す形態は「ステロイドホルモン」の型で機能し，ビタミン D がそのままの形態で生物的活性を示すことは知られていない．

5.2.1　ビタミン D の化学構造(図 5.4)および国際単位

ビタミン D の化学的命名は，国際純正・応用化学連合（IUPAC）の命名則に基づき，母体化合物であるコレステロールの名称・番号がそのまま適用される．し

たがって，ビタミン D の公式名称はそれぞれ下記のように記述される．

　　ビタミン D_3（天然に存在する）

　　　　9,10-seco(5Z,7E)-5,7,10(19)cholestatriene-3β-ol

　　ビタミン D_2（合成）

　　　　9,10-seco(5Z,7E)-5,7,10(19),22-ergostatetraene-3β-ol

ここに，9,10-seco：9,10位の炭素間の結合が開裂の意

　　EおよびZ：二重結合の立体配座を示す

　　　E：Entgegen または Trans（逆方向）

　　　Z：Zusammen または Cis（同方向）

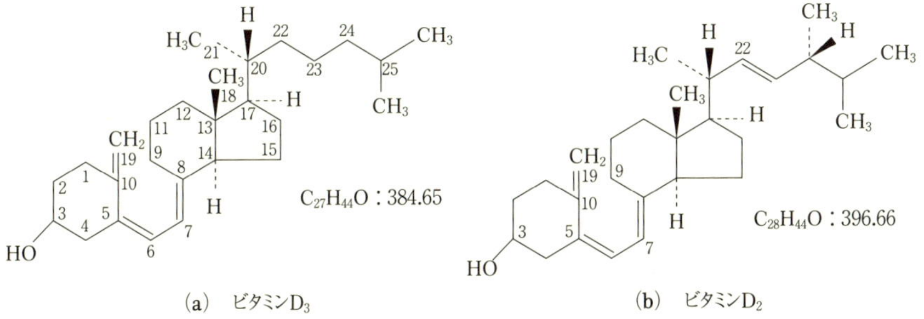

(a)　ビタミンD_3　　　　　　(b)　ビタミンD_2

図5.4　ビタミンD

また，ビタミン D_2 はビタミン D_3 と同様の代謝物に代謝され，同様な抗くる病活性を示すことが知られている．ビタミン D_3 の代謝産物として，これまでに37種類が単離され，化学的に同定されている[12]．いずれの代謝物も柔軟性の高い立体構造をとることができるので，*in vitro*（試験管内）および *in vivo*（生体内）ともに数多くの立体異性体構造をとることができる．

ビタミンDの1国際単位（1 international unit ＝ 1 IU）は，「国際標準品として用いられる結晶ビタミン D_3 ＝ cis-vitamin D（cholecalciferol）の25 ng（65 pmol）に相当するビタミンD活性」と定義されている[13]．したがって，実用上の活性型ビタミンDの1 IUは，ホルモン型：$1\alpha,25(OH)_2D_3$ ＝母体のビタミン D_3 の1 IUと等しい65 pmolとする定義が推奨されている．

5.2.2 食品中のビタミン D の定量方法

食品中のビタミン D 含有量は他のビタミンに比べ低い水準にあることから，通常その定量は脂溶性ビタミンの E および A の定量における試料調製法と同様に，試料に抗酸化剤を加えた後，アルカリ性でけん化処理を行うことにより脂質の大部分を除いた溶液について液体クロマトグラフィー（HPLC）を用いて行われる．HPLC による試料溶液の精製・定量は，まず逆相系 HPLC-UV 検出法でビタミン D 画分を分取，さらに順相系 HPLC-UV 検出法で定量する二段階 HPLC 法で行われてきた．しかし，HPLC 用の試料溶液には高濃度の不けん化物が含まれることから，最初に溶解度を向上させた状態の順相系 HPLC-UV 検出法で粗精製を行った後，逆相系 HPLC-UV 検出法で定量し，かつ定量精度を向上させるため内部標準物質（ビタミン D_2）を加える方法が提案されている[14]．

5.2.3 吸収・代謝および生理作用

経口的に摂取したビタミン D は，主として空腸で吸収され，十二指腸で吸収されるものは少ない．腸管におけるビタミン D の大部分は遊離した状態で急速に腸粘膜に取り込まれた後，緩やかにリンパ液へ移行する．ビタミン D に関する内分泌系の概念図を図 5.5 に示す．

生体内のビタミン D_3 は，ほとんどの高等動物の皮膚に存在する 7-デヒドロコレステロール（7-dehydrocholesterol；7-DHC）が日光および紫外線の作用により光化学的に転換されたものか，あるいは食餌の摂取により生体内に取り込まれたものである．次に，このビタミン D_3 は，肝臓の酵素：ビタミン D_3-25-ヒドロキシラーゼ（D_3-25-OHase）[15]により $25(OH)D_3$ に代謝され，さらに腎臓の近位細尿管のミトコンドリアに局在化する酵素：$25(OH)D_3$-1α-ヒドロキシラーゼ（D_3-1α-OHase）[16]および $25(OH)D_3$-24R-ヒドロキシラーゼ（D_3-24R-OHase）[17]により，それぞれ $1\alpha,25(OH)_2D_3$ および $24R,25(OH)_2D_3$ に転換されて初めて生物学的に活性なステロイドホルモンの形になる．

これらのビタミン D_3 および代謝物は血漿ビタミン D 結合タンパク（リポタンパク）質と結合し，次いで α-グロブリンと結合し標的器官へ移送される[18]〜[20]．ヒトにおけるビタミン D の生物学的半減期は 26 時間で，その代謝物の半減期は 7

5.2 ビタミンD

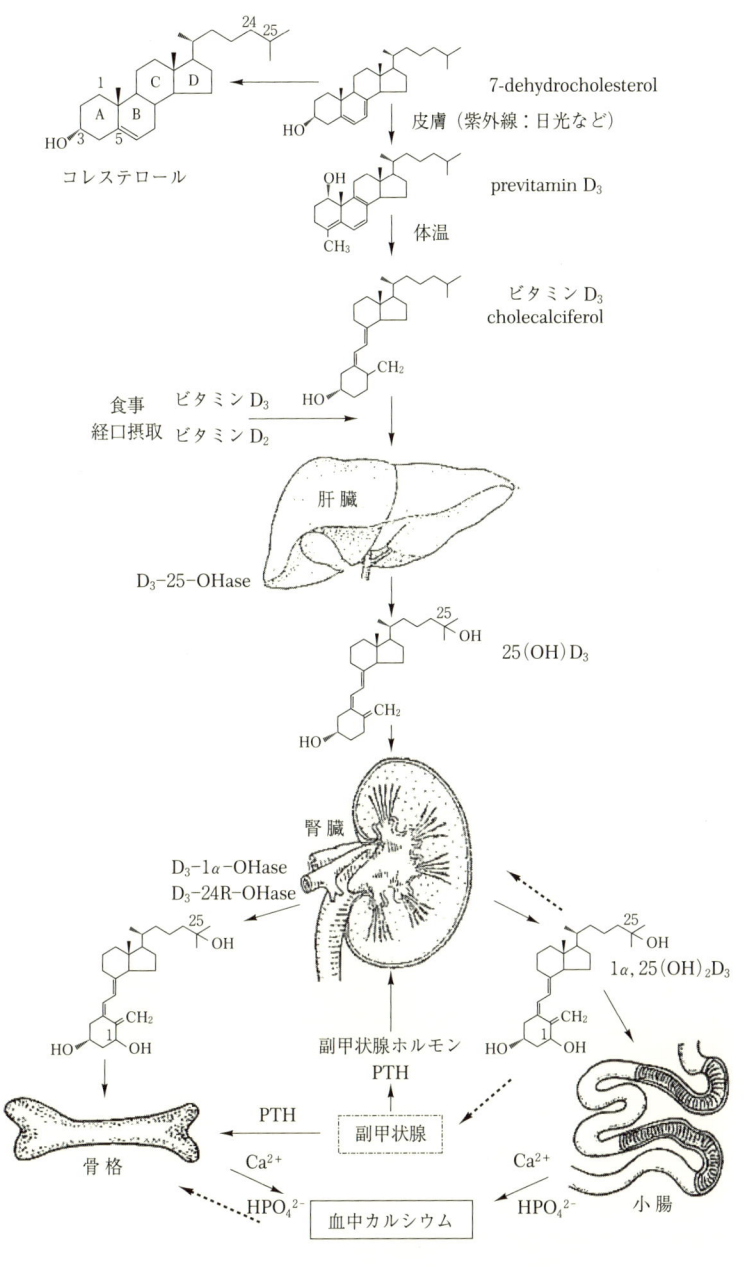

図 5.5 ビタミン D に関する内分泌系の概念図

~14日である[21]．また，標識ビタミンD_3を投与した場合，その2.4％が48時間以内に，結合型ビタミンD代謝物として尿中で観測され，糞便には投与量の3～6％が測定され，胆汁からはまったく検出されない[22]．そして，これらビタミンD代謝物が腸管におけるカルシウムおよび無機リンの吸収，カルシウムとリンの動的平衡を維持しながらクエン酸代謝を調節する．また，ビタミンDは骨組織の有機性マトリックスへのカルシウムの選択的取り込みによる軟骨および類骨組織へのカルシウムの沈着を調整している．

したがって，ビタミンDはカルシウムの恒常性維持にとって最も重要な生物的調節因子の一つといえる[13]．特に腎臓のD_3-1α-OHase活性は，1α,25(OH)$_2$$D_3$の産生量，甲状腺ホルモン（PTH），血清カルシウムおよびリン酸濃度等の調節因子により，厳密にコントロールされている[23]．ここで，1α,25(OH)$_2$$D_3$が関与する迅速な反応は，細胞の外則の膜に局在化するタンパク受容体（VDRmem）[24]と1α,25(OH)$_2$$D_3$との相互作用によって伝達されると考えられている[25]．これらの相互作用に刺激される生化学的作用

① 小腸の細胞膜におけるカルシウムの透過性の亢進[26),27]
② 電位関門型Ca^{2+}とCl^-チャンネルの開口[28),29]
③ 骨芽細胞への急速なCa^{2+}の取り込み[27]
④ 小腸におけるリン脂質セカンドメッセンジャー機能[27]
⑤ 骨格筋細胞における貯蔵－調節型Ca^{2+}流入[30]
⑥ プロキナーゼCの活性化[31]
⑦ マイトゲン活性キナーゼの活性化[32]

ただし，ビタミンD内分泌系は，単に肝臓，腎臓，小腸，骨だけではなく，広範囲な組織に存在することが明らかになっている[33]．

5.2.4 栄養機能

ビタミンDの摂取欠乏あるいは紫外線（日光）量の不足によって起こる古典的なビタミンD欠乏状態として代表される症状は，子供の「くる病」および大人での「骨軟化症」である．この症状の典型的な特徴は，骨における有機質の石灰化障害による非石灰化類骨の過剰形成である．

活性型ビタミンD（1α,25(OH)$_2$$D_3$）の主な作用を要約すると，次の三つとな

① 腸管におけるカルシウムの吸収の促進
　② 骨塩の溶出と骨の形成の促進（骨のリモデリング）
　③ 腎臓におけるカルシウムの再吸収促進等のカルシウム代謝の調整

5.2.5　栄養所要量

　ビタミン D_3 は，皮膚に存在するビタミン D_3 の前駆体である 7-DHC が日光の照射を受けて生合成されるため，正常なヒトおよび動物では規則正しく日光にあたっている限り，ビタミン D を食餌からとる必要はないとされている．また，生合成されたビタミン D の生体内での保持期間が長いことから，健常者のビタミン D 必要量は厳密には設定されていない[33]．しかし，ビタミン D が皮膚で日光等の照射を受けて生合成される条件が制限される環境，例えば衣類，住居，地理的環境，季節・天候等の条件で必要とする日照量が得られないヒトには，ビタミン D は真の「ビタミン」として必須の栄養素となる．

　日本人成人のビタミン D の 1 日当りの所要量[34]は，2.5 μg（100 IU）と設定されている．

5.2.6　食品（魚類および乳類）中のビタミン D[35]

　魚類・ヒトの血漿ならびに乳類および魚類の肝臓中のビタミン D および活性型ビタミン D を表 5.2 に示す[36]．牛乳と母乳のビタミン D 含量を国際単位で比較[37]すると，牛乳で 130.4 IU/L，母乳で 131.0 IU/L とほぼ等しい．しかし，この含量は，乳幼児の場合には 1 日に 1 L 飲用しても栄養所要量（400 IU/日）と比較すると不足量となる[34),38]．

　古くから魚の肝臓にビタミン A および D 含量が多いことが知られている．そのビタミン D 含量に関する詳しい調査研究から，魚の種に対する特異性が高く，特にブリ（264 μg），カツオ（90 μg），サワラ（49 μg），シイラ（25 μg），ビンナガマグロ（21 μg/wet g）などでビタミン D 含量が多いことが報告されている[39]．

　この魚の肝臓中のビタミン D 含量について，竹内らは[40]陸上にすむ哺乳類および鳥類の肝臓にはビタミン D がほとんど存在しないにもかかわらず，なぜ特定の魚類に含量が高いかを検討した結果，魚のビタミン D は，植物プランクトンの

第5章 ビタミン

表5.2 魚類・ヒトの血漿ならびに乳類および魚類の肝臓中のビタミンDおよびその代謝物含有量[36),39)]

魚類・ヒトの血漿	ビタミンD ng/mL	25-(OH)-D_3 ng/mL	24,25(OH)$_2D_3$ ng/mL	1,25(OH)$_2D_3$ ng/mL	
ブリ	202	2	1	54	
ヒラメ	127	ND	ND	ND	
アイナメ	25	ND	ND	256	
ハマチ(養殖)	38	ND	ND	60	
ヒト	2	21	1	42	
乳類	ng/L　IU/L	ng/L　IU/L	ng/L　IU/L	ng/L　IU/L	合計量:IU/L
母乳	114　4.6	363　72.6	227　45.4	21　8.4	131.0
牛乳	419　16.8	270　54.0	240　48.0	29　11.6	130.4
魚類の肝臓	ng/wet g				
ブリ	264 000	—	—	—	
ヒラメ	9 020	—	—	—	
アイナメ	831	—	—	—	
ハマチ(養殖)	11 500	—	—	—	
カツオ	89 920	—	—	—	
サワラ	48 900	—	—	—	

ビタミンD_2およびD_3ならびに動物プランクトンのD_3を起源とする食物連鎖および生物濃縮の繰返しの結果であることを明らかにしている.

5.2.7 薬理作用

　血中のカルシウムならびにリン酸イオンの濃度は,単に腸管から吸収される量のみに依存せず,物理的あるいはビタミンDなどの内分泌因子によって明らかに影響され,カルシウムとリン酸イオンの血中濃度は反比例の関係にある.すなわち,この両成分の濃度の積である溶解度積が動的平衡の指標と考えられている.さらにビタミンDは,無機リンの尿中排泄にも重要な役割を果たしており,ビタミンD投与は無機リンの尿中排泄を増加させる[41)].そして,カルシウム代謝に関与する甲状腺から分泌されるカルシトニンは骨からのカルシウムの放出を抑制し,それによって血中カルシウムを低下させる[42)].ビタミンDの薬理作用の応用として,活性型ビタミンDのもつカルシウム作用をさらに増強したビタミンD誘導体が,骨粗鬆症の治療剤として使用されている[43)].この誘導体は,主にカルシウムイオンに対する細胞膜の透過性を亢進させると考えられている[44)].また,ビタミンD誘導体を長期透析患者における二次性副甲状腺機能亢進および乾癬症の治療薬として用いるための臨床試験が進められている.

　疫学的調査によれば,ビタミンDを1日150 IU以上,カルシウムを1 200 mg

以上摂取しているヒトでは，結腸がんの発生率が大きく減少し，またビタミンDおよびカルシウムと結腸がんの発生の間には統計的に有意な逆相関が見られている．例えば，血清 25-OH-D の濃度が基準値の 24〜40 ng/mL の範囲にあるときには，結腸がんの発生が低減している[45]．また，$1\alpha,25(OH)_2D_3$ が骨髄性白血病細胞を正常なマクロファージに分化誘導させることが発見[46],[47]されたことにより，カルシウム作用と分化誘導作用とを分離して，カルシウム過剰症に基づく副作用を少なくした白血病やがんの治療法についての可能性が検討されている．

5.2.8 ビタミンDの過剰摂取およびその安全性

ビタミンDの安全性については，ビタミンのなかでは最も安全領域が狭い．しかし，肝臓における $25(OH)D_3$ から $1\alpha, 25(OH)_2D_3$ への転換は，血清カルシウム濃度および PHT 濃度によって厳密に代謝が調節されているため，健常者では若干多量のビタミンDを摂取しても過剰症に陥る心配は少ない[48],[49]．ビタミンDを長期にわたって過剰に摂取した場合，小腸からのカルシウムの吸収の増大に伴い高カルシウム血漿および軟組織のほか，血管，心臓，肺あるいは関節の周囲などの組織にカルシウムの沈着が見られ，組織に障害を与えるだけでなく，食欲不振，虚弱，便秘などの一般症状も併発する[50],[51]．

ビタミンDは，1日当り 25 000 IU の投与で中毒症状など各種の徴候が見られる[52]．幼児での少ない例ではあるが，1日当り 1 800 IU の摂取で高ビタミンDに基づく症状が認められている[53]．幼児や小児における過剰症の起こる危険性はビタミンDの単独あるいは継続投与だけでなく，同時に摂取するカルシウムやリンの量によっても左右される[54]とされ，経口投与の場合の1日許容量は，成人で推奨所要量（recommended dietary allowances；RDA）の5倍程度と考えられている[53]．また，日本の20代の健康な女性34名に対して，通常の食事をとりながら異なるビタミンD量（1日当り D を $0\mu g$, $100\mu g$, $200\mu g$）を6週間追加摂取した場合の調査結果により，その安全限界は $200\mu g$ とされている[55]．

日本人成人の栄養所要量（食事摂取基準，dietary reference intakes；DRI）[34]のなかでは，ビタミンDの1日摂取量の許容上限摂取量はビタミンD $50\mu g$（2 000 IU）と設定された．

5.3 ビタミンE

ビタミンEは，主に生体内のすべての細胞膜，脂質細胞中の脂肪滴および循環リポタンパク質に存在し，脂溶性抗酸化成分として機能する．ビタミンEの成分は，歴史的には雌ラットの生殖・出産時の必須栄養素として発見され，tocos（生む）およびpherein（運ぶ）の意味から"tocopherol"と命名された．

5.3.1 ビタミンEの化学構造および名称

（1） ビタミンEの化学構造の骨格

ビタミンEは，フェノール基を有するクロマン環に16個の炭素が連なるイソプレノイド型の側鎖で構成されている．

（2） ビタミンEの種類(型)（図5.6）

ビタミンEには，側鎖構造が異なるイソプレノイド型のトコフェロール類

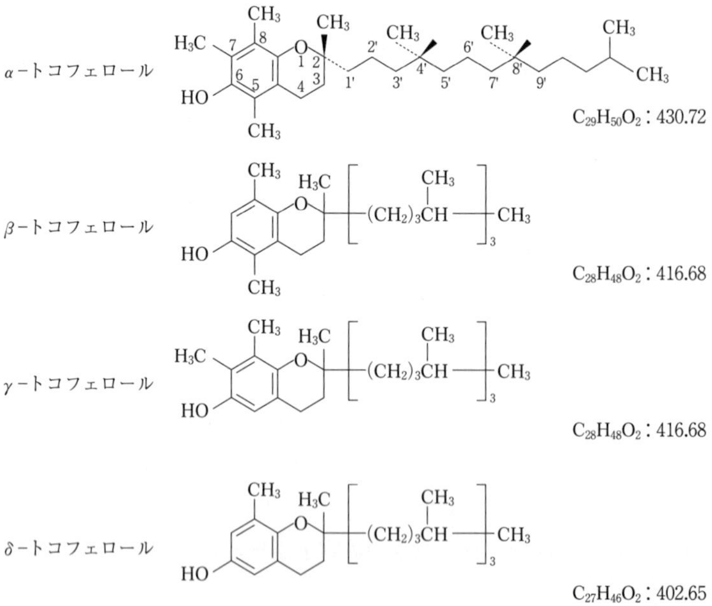

α-トコフェロール　　$C_{29}H_{50}O_2：430.72$

β-トコフェロール　　$C_{28}H_{48}O_2：416.68$

γ-トコフェロール　　$C_{28}H_{48}O_2：416.68$

δ-トコフェロール　　$C_{27}H_{46}O_2：402.65$

図5.6　ビタミンEの種類

(tocopherols) と，その側鎖の3か所に二重結合をもつトコトリエノール類 (tocotrienols, パーム油等に存在するが，食品ではその含量は少ない) の2系統が存在し，さらにクロマン環上のメチル基の位置および数によって，それぞれ α, β, γ および δ と呼ばれる型が存在する．

(3) ビタミンEの立体化学構造

ビタミンEの化学構造は，不斉分子が存在するためキラル（鏡像）中心をもち，R体とS体構造をとることが可能である．しかし，天然に存在するビタミンEのクロマン環の2位のメチル基のすべてはR構造をとり，側鎖の2か所のメチル基もR構造をとる．したがって，天然に存在する α-トコフェロールの化学構造を示す名称は，2R, 4′R, 8′R-α-トコフェロール（または RRR-α-トコフェロール）である．

天然物中で最も存在比率の高い型は，γ-トコフェロールである．そのメチル化によって得られる生理活性の高い α-トコフェロールは，8種類の立体異性体で構成されているため all-racemic-α-トコフェロールと呼び，その一般名は dl-α-トコフェロールである．

5.3.2 ビタミンEの生物活性

ビタミンEの1国際単位である1IUは，合成 all-racemic-α-トコフェロール・アセテートの1mgの活性として定義されてきた．しかし，この合成ビタミンEは立体異性体の等量混合物で，天然には存在しないため，近年では，実用上の立場から，ビタミンE活性は天然に存在し，かつ最も活性が高いRRR-α-トコフェロールの1mgを単位として α-トコフェロール当量（α-TE：mg）で示すようになった．RRR-α-トコフェロールの1mgは，1.49 IUに相当する．種々のビタミンEの生物活性を表5.3に示す．

表5.3 それぞれのビタミンE1mgに対するRRR-α-トコフェロール（α-TE）当量値および換算国際単位

	α-TE 当量	IU
all-rac-α-トコフェロール・アセテート（合成）	0.67	1
RRR-α-トコフェロール	1	1.49
RRR-β-トコフェロール	0.20	0.30
RRR-γ-トコフェロール	0.10	0.15
RRR-δ-トコフェロール	0.01	0.01

5.3.3 食品中のビタミンE誘導体の定量方法

食品中のビタミンE含有量は，他のビタミンと比べ高い水準にあることから，多くの測定方法が提案されている．ここでは，各誘導体の分別定量および脂溶性のビタミンE，AおよびDとの一斉分析を考慮した方法[56]の概略を示す．

ビタミンE，AおよびDは脂溶性であることから，通常その定量は，試料に抗酸化剤を加えた後，アルカリ性でけん化処理を行うことにより脂質の大部分を除いた溶液について液体クロマトグラフィー（HPLC）を行う．各成分の定量では，蛍光検出器を2台直列に接続し，それぞれビタミンEおよびビタミンAの測定条件を設定することにより同時分析が可能である．そして，HPLC用の溶液の一部をビタミンD定量用（5.2.2参照）の溶液にする方法で，ビタミンE，AおよびDとの一斉分析ができる[56]．

5.3.4 吸収，輸送，蓄積および代謝

食餌中のビタミンEは，主にα-およびγ-トコフェロールの型で存在する．ビタミンEは脂溶性であるため，その物性から，通常その約20〜50％程度が脂質と同様な機序で吸収される[57]．すなわち，摂取した脂溶性のビタミンEは，脂肪酸，モノアシルグリセロール，他の脂溶性物質とともに脂質－胆汁酸ミセルの形で可溶となり，受動拡散過程によって小腸粘膜細胞中に吸収されるものと，遊離ビタミンEの形でそのままミセルとともに粘膜細胞を通過吸収されるものがある．この場合，ビタミンEの吸収は小腸の中間部分で最大となり，大腸では吸収されない[58]．

遊離型のトコフェロールは，小腸細胞の内側で食餌成分から産生されたアポリポタンパク質とともにカイロミクロンに組み込まれ，腸間膜リンパ管と胸管を介して血流中へ輸送される．

血流中のビタミンEはリポタンパク質リパーゼで加水分解され，組織に放出されるか，あるいは高密度リポタンパク質（HDL）へ転送される[57]．しかし，吸収されたトコフェロールのほとんどは，カイロミクロンレムナント中で肝臓内に戻り，肝細胞に取り込まれる．肝細胞中でリポタンパク質から放出されたトコフェロールは，トコフェロール輸送タンパク質に結合する[59],[60]．このトコフェロール

輸送タンパク質は，RRR-α-トコフェロールを認識し，優先的に超低密度リポタンパク質（VLDL）中へ放出する働きがあると考えられている[61]．

RRR-α-トコフェロールは，ヒトの体内で素早く吸収され，他の非天然型立体異性体よりもより長く保持される．血漿中のRRR-α-トコフェロールの見かけの半減期は48時間で，他方，生体中に貯蔵されているトコフェロールのおよそ40～50％が毎日放出される[62]．また，動物の脳，脊髄，心臓，睾丸，筋肉におけるビタミンEの代謝回転率は，20～80日の範囲内で緩やかに進行する．他方，血漿，肝臓，肺，腎臓では，その代謝回転率は5～20日と比較的早い[63]．

5.3.5　ビタミンEの生体内評価および欠乏

ヒトにおけるビタミンEの栄養状態についての評価は，通常血漿のα-トコフェロール濃度に基づいて行われている．しかし，in vitro の実験結果から，血中のα-トコフェロールは主に血漿中のリポタンパク質と赤血球膜の間に分布していると考えられるので，α-トコフェロール値を決める第一因子は血漿中の脂質濃度とされている[64]．したがって，血漿脂質が正常な成人の血漿α-トコフェロール濃度は，5～20 μg/Lの範囲[65]にあり，正常範囲内での低値の限界値は0.8 mg/g 総脂質[66]とされ，この値以下では欠乏症を示す[67]．また血清中では，総脂質とトコフェロール含量との間には高い相関が見られる[66]．例えば，血清脂質が高い疾患：甲状腺機能減退，糖尿病，高コレステロール血症では高ビタミンE血症を招き，他方，血清脂質が低い疾患：栄養不良，囊胞性繊維症，無β-リポタンパク血症では，血清中のビタミンEレベルが低い傾向がある．

ヒトにおけるビタミンE欠乏症状の出現はきわめてまれである．これは，ビタミンEが自然界に普遍的に存在し，分布しているためと思われる．しかし，脂質の腸管吸収が悪い人では，吸収不良に伴い欠乏を起こすことがある[68]．低ビタミンE血症に関連する一般的な疾患としては，上記の囊胞性繊維症[69]，無β-リポタンパク血症[70]のほか，慢性の胆汁うっ滞による肝疾患[68),71]，小児脂肪便症，短腸症候群，慢性下痢症[72]などがある．成人でビタミンE欠乏状態が長びくと，その初期症状として脊髄小脳失調症，骨格筋病と色素網膜症が現れる．この場合，神経学的な症状には異常が認められない[73]．他方，ビタミンE欠乏により神経学的な症状を伴う代表的なものとしては，腱反射機能の損失，位置感覚・平衡・調和

運動の変調,眼筋麻痺による眼の動きの機能の損失,筋肉の衰え,視野障害等がある[71]. これらの症状は,小児の場合,生後の初期段階の治療により,回復あるいは予防することができる[74]. したがって,これら一連の症状は,ビタミンE欠乏初期の程度および状態によって異なると考えられている[73].

5.3.6 栄養・生理的機能・薬理作用

ビタミンEの作用としては,遊離型トコフェロールの形態で抗酸化物質として機能し,ホルモン,酵素,他のビタミンおよび脂質の安定化作用,細胞膜やリポソーム膜を強化する作用,過酸化脂質の生成を抑制する作用などが知られている.

(1) 動脈硬化症における初期段階の発症要因とビタミンE摂取量に関する事例

① 酸化された低密度リポタンパク質(low-density lipoprotein;LDL)の役割[75]を基盤とする疫学的調査では,血漿トコフェロール値と虚血性心疾患の発症率との間に負の相関が得られている[76].

② 積極的なビタミンEの摂取量と冠動脈心疾患の発症率とは負の相関を示している[77],[78].

③ 心疾患の被験者2000人を対象としたビタミンEに関する二重盲検法による介入試験の結果では,1日当り500 IUまたは800 IUを摂取した場合,その510日後には冠動脈心疾患による死亡および致命的ではない心筋梗塞状態が有意に47%減少する[79].

これらの動脈硬化症や冠動脈症では,LDL粒子の酸化が重要な役割を果たしていると考えられている[80]. すなわちLDL粒子は,これを構成する脂肪酸の約半量は酸化されやすい高度不飽和脂肪酸[81]であり,ビタミンEを5~9分子もっていることから,これらの結果の原因として,酸化・還元機構が決定的な役割を果たしているといえる. また,このときのビタミンEの生化学的基盤は,フリーラジカルによって開始される脂質の自動酸化反応の初期段階における防止作用(ラジカルスカベンジャー機能)にある. すなわち,ビタミンEの役割は酸化からLDLを保護することにある[82].

(2) これらの考え方を裏づける *in vivo* および動物実験

① ヒトのLDLが酸化される程度を *in vivo* で測定した結果,ビタミンEの投与はLDLの酸化を低減させることが示されている[83],[84].

② 動物における研究では，LDLの酸化を抑制することにより動脈硬化斑の進行も抑制される[83),84)]．

(3) その他のビタミンEの効果に関する事例

a. がん発症に対する予防効果

疫学的調査によると，低ビタミンE摂取および低ビタミンE血症群が，特に肺がんと乳がんの危険率を増加させることが報告されている[85)]．心疾患およびがんの発症の減少を期待するには1日当り400〜800 α-TE量の摂取の必要性が提案されている[83),86)]．しかし，積極的にビタミンEを補給した結果，がんの発生率が減少した事例報告はない．

b. 高齢な白内障患者に対する治療効果

ビタミンEの抗酸化作用に伴う薬理効果を示した例として，高齢な白内障患者にビタミンE 100 mgを1日2回の割合で30日間投与した結果，皮質白内障に対してプラセボ群と比較して減少率39.6％の治療効果が得られたとの報告[87)]がある．また，ラットにあらかじめビタミンEを50 IU/100 g含む餌を与えた場合，鉄錯体を腹腔内投与し誘発する腎細胞のアポトーシスを抑制したとの事例がある[88)]．

c. ビタミンE代謝物による薬理効果

ビタミンEが直接，通常の薬理作用を示した例は今のところ報告されていないが，その代謝物が薬理効果を示す例として，次のような報告がある．通常ビタミンEは，自然界では少なくとも8種類のビタミンEの型が見られるが，主としてγ-トコフェロールの形で存在する．そのγ-トコフェロールの代謝物（2,7,8-trimethy-(S)-2-(2'-carboxyethyl)-6-hydroxyl chroman）がナトリウム利尿ホルモンとして作用する[89),90)]．

d. 魚類に対するビタミンEの効果

ビタミンEは，ヒトと同様に魚類の産卵生理や卵質に重要な役割を担っている．アユ親魚にビタミンE含量の異なる飼料を産卵前3か月間給餌した結果，ビタミンE含量の低い飼料群ではその1/3は産卵せず，また産出卵においてもそのふ化率が悪く，さらにふ化仔魚の生存率も劣る[91)]．ただし，通常の飼料や飼育条件下では欠乏状態は起きない[92)]．また，ビタミンEを強化していない実用飼料を与えても，成長，飼料効率の低下，および生体組織の異常も観測されない[93)]．しかしながら，魚類用飼料中の酸化油脂のために間接的にビタミンEが著しく減少した

場合には，成長低下，筋萎縮，脂肪肝，貧血，食欲不振等の様々な症状を引き起こすことが知られている[94),95]．したがって，魚類に対するビタミンE要求量は飼料の状態によって異なることになる．ハマチの養殖時にしばしば高い死亡率をもたらすことで知られる類結節症菌（*Pasteurella picicida*）を感染させた1週間後の死亡率の調査では，要求量のビタミンEを摂取した対象群の生存率は20％であったのに対して，ビタミンE添加量を2倍または5倍強化した群では，それぞれ62％および73％の生存率に改善され，ビタミンEの抗菌作用が観察されている[96]．また，ビタミンE含量の異なる飼料（0～80 mg/100 g）で97日間養殖した魚を切り身にして3か月間冷凍貯蔵し，魚の体脂質の酸化をTBA値で評価した結果，ビタミンE含有率が低い群（0～5 mg/100 g）でTBA値が高いことが報告されている[97]．これは，養殖魚の品質保持の立場から，各組織に蓄積されるだけのビタミンEが養殖時の飼料中に含まれるほうが有利なことを示唆している．

5.3.7 抗酸化作用における相互作用

(1) 抗酸化ビタミンの生体内相互作用

抗酸化ビタミンといわれるビタミンE，ビタミンCおよびβ-カロテンについては，その抗酸化活性（表5.4）[98)～106]，あるいはβ-カロテンとその免疫応答に関する研究の総括[107]などから，がん化開始段階とその促進段階の両段階の抑制，ひいてはがんの予防・老化の遅延などの薬理的効果が考えられる．他方，Salganikら[108]のビタミンAおよびビタミンEの脳腫瘍に対するマウスの実験では，通常の餌に含まれる量を与えた場合，腫瘍細胞の3％が低減したのに対して，それよりも低レベルのビタミンAおよびビタミンEを与えた場合には，正常細胞には悪い影響を及ぼすことなく腫瘍細胞が19％低減したとしている．

そこで，これら抗酸化ビタミンを複数・同時に摂取した場合の栄養状態を評価するために，α-トコフェロール（α-Toc），β-カロテンおよびアスコルビン酸

表5.4 抗酸化性ビタミンと活性酸素種との2分子反応速度定数[98]

(単位：$M^{-1} \cdot L^{-1} \cdot s$)

抗酸化ビタミン	ROO・還元反応速度定数	（文献）	$^1O_2$消滅速度定数	（文献）
α-トコフェロール	5×10^8	99),101)	8×10^7	100)
L-アスコルビン酸	2×10^8	101),102)	1×10^7	103)
β-カロテン	1.5×10^9	104)	5×10^9	105),106)

5.3 ビタミンE

表5.5 抗酸化ビタミンを組み合わせて摂取した後の血漿 α-トコフェロールの変動[109]

群	摂取抗酸化ビタミン			血漿 α-トコフェロールの変動*
I	α-トコフェロール			→ 有意差なし
II	α-トコフェロール	+	アスコルビン酸	↑ 有意な上昇
III	α-トコフェロール + β-カロテン			↑ 有意な上昇
IV	α-トコフェロール + β-カロテン + アスコルビン酸			→ 有意差なし
ビタミンの酸化電位	0.5 V	0.4 V	0.1 V	

(注) * 摂取前値に対する摂取後値の変動.

(AsA) を摂取したときの血漿ビタミンの変動に関する臨床試験結果[109] を表5.5に示した. すなわち, この試験では, α-Toc 800 mg/日, β-カロテン 30 mg/日および AsA 1 000 mg/日について, I〜IVの4群に分け, ボランティア91人に対して14日間投与し, その間の血漿ビタミンE濃度を測定した. α-Toc と β-カロテン投与群 (III群) または α-Toc と AsA 投与群 (II群) では, 投与前値と比べたとき, 血漿 α-Toc 値が有意に高かった. すなわち, α-Toc の上昇から, α-Toc に対して AsA または β-カロテンが抗酸化作用を示していると考えれば説明できる. しかし, α-Toc のみ (I群) および3種類の抗酸化ビタミンを同時に投与した場合 (IV群) は, それぞれ投与前値に比べ投与後値の上昇は認められていない. このことは, 各種抗酸化ビタミンを同時に摂取した場合, 血漿中の α-Toc に対する相加・相乗効果が認められないことがありうることを示している.

(2) 多価不飽和脂肪酸に対する抗酸化作用

魚油の特長ともいえる多価不飽和脂肪酸の含有率が高い魚油は, 血中脂質の低下作用や血小板凝集抑制作用をはじめとする種々の特徴のある生理作用を示すことが知られている. しかし, その多価不飽和脂肪酸の摂取は, 特に血液や肝臓の過酸化脂質を若干上昇させることも知られている[110),111]. そこで, 多価不飽和脂肪酸含有率の高いイワシ油を中心に2週間ラット投与したときの生体内過酸化脂質の生成および抑制に関する検討結果[112] (表5.6) では,

① 不飽和度を異にする脂質を摂取した場合, 不飽和度に応じて血清および肝臓内の過酸化脂質が上昇し, α-トコフェロール濃度が減少する.

② イワシ (sardine) 油に α-トコフェロールまたは酢酸トコフェロールを飼料 100 g 当り 50 IU 強化することによって, 血清中の過酸化脂質

表5.6 抗酸化成分を含む多価不飽和脂肪酸構成脂質を2週間摂取した各ラット($n=6$)の血清ならびに肝臓中のα-トコフェロールおよび生体内過酸化物含量[112]

	脂質の種類 含有率10%	抗酸化成分の種類 100 g 飼料当り	α-トコフェロール		生体内過酸化物(malondialdehyde)	
			血清(μg/mL)	肝臓(μg/g)	血清(nmol/mL)	肝臓(μmol/100 g)
1	ベニバナ油	5 IU dL-α-酢酸トコフェロール	11.6 ± 1.0 ad	13.7 ± 0.6 a	12.9 ± 1.8 ac	10.0 ± 1.5 a
2	イワシ油	5 IU dL-α-酢酸トコフェロール	6.8 ± 0.7 b	12.7 ± 0.5 a	60.7 ± 14.8 b	40.9 ± 9.7 db
3	イワシ油	50 IU dL-α-酢酸トコフェロール	13.5 ± 0.7 a	77.4 ± 7.9 b	8.9 ± 1.05 ad	31.4 ± 7.8 bcd
4	イワシ油	3 mg Reboflavin tetrabutyrate	1.9 ± 0.2 c	2.6 ± 0.1 c	45.9 ± 16.3 bc	65.2 ± 13.6 d
5	イワシ油	50 IU dL-α-酢酸トコフェロール	11.5 ± 0.7 ad	60.8 ± 9.4 b	9.0 ± 0.5 ad	21.6 ± 6.7 ad
6	イワシ油	3 mg Reboflavin tetrabutyrate + 50 IU dL-α-酢酸トコフェロール	10.5 ± 0.6 d	74.4 ± 5.9 b	7.9 ± 0.9 d	30.3 ± 10.0 abd

(注) 同一カラム内の異符号(a, b, c, d)間は$p < 0.05$の有意さを示す.

(malondialdehyde量)およびα-トコフェロール濃度はベニバナ(safflower)油群と同程度の水準となる.しかし,肝臓中のα-トコフェロール濃度はベニバナ油より上昇するものの,過酸化脂質濃度はベニバナ群より高い水準にとどまる.

5.3.8 ビタミンEの過剰摂取およびその安全性

ビタミンEを,1日当り100～800 IU 平均3年間[113],1600 IU を6年間,3200 IU を9週間[114] または200～3000 IU を11年間摂取した場合[115],また1日当り3.2 gのビタミンEを摂取した場合においても,まれに軽度の消化管の不調が認められるものの,各臓器の機能には何ら有害な影響は認められていない[116].しかし,ビタミンEを多量に摂取した場合,例えば幼若ウサギ(体重:約1700 g)にビタミンE1～2 gを47～98日間与えた場合には,内分泌系バランスに影響を及ぼすと考えられているが,その機序は不明である[117].ビタミンEは血小板凝集能を低下させる.すなわち凝固作用を低下させる[118] ため,治療用として経口抗凝固剤を使用するときは禁忌になっている.

ビタミンEの許容範囲は,800 mg α-TE(約1200 IU)まで毒性学的に影響しないと結論づけられている[119].また,1日当り1000～3000 mg α-TE の投与で「胃腸症状の訴え」が始まるが,投与量の低減あるいは中止により速やかに回復することから,最低副作用発現量は1日当り3000 mg α-TE 付近にあると推定されている[119].

日本人(成人)の栄養所要量(食事摂取基準)[120]における許容上限摂取量は,

600 mg α-TE に設定された．また，1 日当りの所要量[120]は，それぞれ男性 10 mg α-TE および女性 8 mg α-TE である．

5.4 ビタミン B

5.4.1 ビタミン B_1

化学名はチアミン（thiamine）で，ピリミジン環とチアゾール環がメチレン基で結合した分子である．塩酸チアミンと硝酸チアミンがすべての分野で利用されている．その他の誘導体の多くは，わが国では医薬品のみへの使用しか認められていない．安定性については，粉末状態では安定，溶液状態では，酸性下で安定，アルカリ性下で不安定である．加熱によって分解は促進される．活性型としては，3 種のリン酸エステル体（TMP：チアミン一リン酸エステル，TPP，TTP：チアミン三リン酸エステル）がある．TPP（チアミンピロリン酸（チアミン二リン酸エステル）：コカルボキシラーゼ）がチアミンの主要な補酵素型である．TPP の生

表 5.7　B 群ビタミンの栄養学的特徴

ビタミン	補酵素	生理機能	欠乏症	主な食品
ビタミン B_1	α-ケト酸の脱炭酸反応 トランスケトラーゼ反応	神経の働きを調節	多発性神経炎(脚気) ウェルニッケ脳症	肉類 豚肉, 大豆, ウナギ, 玄米
ビタミン B_2	酸化還元反応 フラビン酵素の構成成分	発育に不可欠 細胞の物質代謝	口唇・口角炎 眼膜炎, 皮膚炎	レバー, 脱脂粉乳, ウナギ, のり
ビタミン B_6	トランスアミナーゼ デカルボキシラーゼ	タンパク質や必須脂肪酸の利用 中枢神経系の働き 皮膚を正常に維持	痙攣症(乳児) 皮膚炎	にんにく, ピスタチオ, マグロ, 鶏肉, 干し海苔
ナイアシン	酸化還元反応	細胞内の物質代謝	ペラグラ(皮膚炎, 下痢,精神神経症状)	米ぬか, 酵母, 魚類
ビタミン B_{12}	メチオニン合成酵素 メチルマロニル CoA ムターゼの 異性化反応	タンパク質や核酸の生合成 貧血の防止作用 生長促進・肝臓疾患の予防	巨赤芽球貧血 精子形成障害	魚貝類, 卵, 乳製品, レバー, 豚肉, サンマ, カキ
パントテン酸	補酵素コエンザイム A の 構成成分	熱量素の代謝 ステロイドホルモンの生合成	脱毛・皮膚炎 体重減少	レバー, 酵母, 鶏卵, ピーナッツ
葉酸	一炭素単位の転移酵素	核酸やヘモグロビンの生合成 腸粘膜の機能を正常に維持	巨赤芽球貧血 神経管閉鎖障害 動脈硬化症	野菜類, 豆類 サヤエンドウ, ホウレンソウ, 大豆, 牛レバー, 卵黄
ビオチン	カルボキシラーゼ (炭酸固定反応など)	糖新生, アミノ酸代謝 脂肪酸合成に関与	脱毛・皮膚炎 卵白障害	肉類, 豆・穀類, 魚類 牛レバー, 大豆, 卵黄, ローヤルゼリー

合成経路は，TMP→チアミン→TPP(酵母)と，TMP→TPP(腸内細菌)の2経路あり[121),122)．チアミンは前者の経路で生合成される．

消化・吸収については，チアミンのリン酸エステル体は腸内のホスファターゼで完全に加水分解されるために，小腸管腔内では遊離型で存在している．ちなみに，リン酸エステルの最大濃度は2μmol/Lと報告されている[123),124)．低濃度では能動輸送系，高濃度では受動拡散によって空腸で吸収される[125)〜127)．血中では，赤血球によってチアミンは輸送される．赤血球中には，遊離型とリン酸エステル型が共存しているが，血漿中では遊離型とTMPが中心である．正常人の血中濃度は$0.5〜1.3\mu$g/100 mL，成人の体内総チアミン量は最大30 mg，生物学的半減期は9.5〜18.5日とされている[128)．組織・臓器内分布はラットのデータであるが，肝臓，心臓，腎臓，筋肉，脳，小腸，白血球，赤血球の順に多い[129),130)．

代謝物としてのチアミンの尿中排泄量は66μg/gクレアチニン以上[131)で，TMP，TPP(少量)，ピリミジン，チアゾール等約30種の分解物が尿中に排泄される[132),133)．排泄量が20μg以下の場合にはチアミン欠乏症と診断される．

主な生理作用としては，まず糖代謝に必須であり，TPPは糖のエネルギー変換回路である解糖系，ペントース・リン酸系のトランスケトラーゼ反応の進行における鍵分子である．ペントース・リン酸経路は，核酸，脂肪酸合成に必要なNADPHのためのペントース供給源となっていることから，脂質等の代謝にも重要な役割を担っている．補酵素作用ではない，非補酵素作用としては，神経組織における役割が考えられており，イオンチャネルであるクロライドチャネルのTTPによる活性化作用が報告されている[134)．Leigh脳症(ピルビン酸脱水素酵素複合体異常)の患者(2歳男児)にB_1大量投与(200 mg/日)で1か月後に発症前状態に回復，4か月後には発症前より改善したという症例報告がある[135)．

栄養的機能としては，欠乏により，脚気，ウェルニッケ脳症，コルサコフ症候群を発症する．欠乏要因としては，摂取不足のほかには，アルコールの慢性多量摂取，イワシ等のある種の魚に存在するチアミナーゼ(チアミンの解裂を触媒)，ブロッコリー，芽キャベツ，茶葉等に含有されるポリヒドロキシフェノール(カフェイン酸，タンニン酸，没食子酸)が原因となっている．チアミンは，非常に安全域が広く，1日推奨量の100〜200倍を投与したときにのみアレルギー反応による健康障害が報告されている．魚類での欠乏症状としては，食欲不振，体色黒変，

5.4.2 ビタミン B_2

化学名はリボフラビンで，イソアロキサジン構造をしており，強い蛍光をもった黄色物質である．また，最も広範に存在するビタミンの一つである．すべての動植物にごく微量含まれている．組織フラビンとして，ラクトフラビン（乳），オボフラビン（卵），ヘパトフラビン（肝），フェルドフラビン（植物），ウロフラビン（尿）がある．リボフラビンは，中間代謝で作用する種々の酵素の補酵素であるFMN（フラビンモノヌクレオチド），FAD（フラビンアデニンジヌクレオチド）の前駆体としての重要な生理的役割を有する．リボフラビンの生合成経路は下記の6段階を経る[136]．

＜植物，酵母，糸状菌の場合＞

guanosine-5′-triphosphate(GTP) → 2,5-diamino-6-ribosylamino-4(3H)-pyrimidinone-5′-phosphate → 2,5-diamino-6-ribitylamino-4(3H)-pyrimidinone-5′-phosphate → 5-amino-6-ribitylamino-2,4(1H,3H)-pyrimidinedione-5′-phosphate → 5-amino-6-ribitylamino-2,4(1H,3H)-pyrimidinedione → 6,7-dimethyl-8-ribityllumazine →リボフラビン．

消化吸収については，上部消化管で加水分解され，胆汁酸の関与下，小腸上部での能動的飽和輸送機序（リン酸化・脱リン酸化機構を含む特別な輸送）で，ナトリウム依存性で飽和されるATPase能動輸送系を含んでいる[137]．小腸粘膜細胞でFMNに変換される．腸管吸収の上限は25 mgと推定されている．銅，亜鉛，鉄といった金属，カフェイン，テオフィリン等の薬物，トリプトファン，尿，ニコチンアミド，アスコルビン酸等はキレートや複合体を形成して，リボフラビンやFMNの生体利用能に影響する[138]．しかし，この複合体形成による臨床上の意義は明らかになっていない．門脈系で血漿アルブミンと緩く結合して（種々のイムノグロブリンに結合），肝臓に移送されFADに変換される．その後，フラボノタンパク質として特殊なタンパク質に結合する[139]〜[142]．主にFADとして全組織に分布しているが，貯蔵量は非常に少量で，主に肝臓に分布（全体の1/3量）している．血漿中濃度から見た場合の栄養状態の至適濃度は30〜40 μg/L．腎組織に大量の遊離リボフラビンが存在するが役割は不明である．フラビンの尿中排泄

は，ほとんどリボフラビンで，尿が黄色を示すのはリボフラビンによる．その他の尿中に比較的多く排泄される代謝物としては，7α-hydroxyriboflavin, 8α-hydroxyriboflavin, 8α-sulfonylriboflavin 等が報告されている[143]〜[145]．糞中のリボフラビンは腸内細菌によって生合成されたものである．なお，授乳期中には，吸収されたリボフラビンの10％が乳に移行する．吸収については，動物由来のリボフラビンのほうが植物由来のものより吸収がよい．牛乳，羊乳，山羊乳由来のリボフラビンは90％以上が遊離型であるが，他の由来のリボフラビンはタンパク質との結合型である．

生理学的作用としては，数多くの酸化還元反応において電子伝達系の中間体として働くために，糖質，脂質，タンパク質の代謝反応に関与するとともに，FADが呼吸鎖の一部であることから，呼吸鎖によるエネルギー産生の中心である．グルタチオンレドックス回路のグルタチオンレダクターゼはFAD要求性であることから，脂質過酸化に対する防御的役割をもち，強力な抗酸化活性を示す[146]．また，チトクロームP-450酵素と関連した薬物代謝，ピリドキシンおよび葉酸の補酵素型への変換，トリプトファンのナイアシンへの変換に必須である．Multiple acyl-CoA dehydrogenase 欠損症でのイソ吉草酸血症，ジカルボン酸尿症において，リボフラビン投与で改善効果が報告されているが，その作用機構については不明である[147]．

栄養機能面からの欠乏症は，舌炎，口角炎，脂漏性皮膚炎，皮膚の鱗屑，瘙痒症がある．安全性について問題となる報告はない．安定性を見ると，熱には安定だが光によって分解されやすい．中性では安定だが，アルカリ性では分解されやすい．魚類での欠乏症状は，眼，鼻，鰓蓋(えらぶた)，表皮，肝膵臓の出血，眼球，水晶体の混濁，成長低下等がある．

5.4.3　ビタミン B_6

3種類の含窒素化合物から成っており，化学名は，ピリドキシン，ピリドキサル，ピリドキサミンでピリジン環の構造をもつ．食品中ではタンパク質結合型で存在しており，植物にはピリドキシンとピリドキサルおよびそのリン酸化合物として含まれる．動物ではピリドキサルおよびそのリン酸化合物であり，また，多くの食品中にグルコシド型としても存在している．生合成については，前駆体としてグリコー

ルアルデヒド，ヒドロキシピルビン酸が候補にあがっており，少なくとも六つの遺伝子が関与していると考えられているが，いまだに未解明である．消化吸収は，受動輸送で，空腸で吸収される．この際，同時に非特異的ホスファターゼによる 5′-リン酸の加水分解が起きている[148]．生体内利用効率は 75 % 以上である．グルコシド型では 58 % という報告がある[149]．門脈系を経て肝臓から血液中の血漿，赤血球に移送されるが，補酵素型であるピリドキサル 5′-リン酸（PLP）とフォルミル型（PL）で 90 % 以上を占めている[150]〜[152]．吸収されたビタミン B_6 の大部分は肝臓に取り込まれるが，代謝は高度に調節されており，過剰 PLP の肝臓蓄積はない．また，肝臓は食餌由来ビタミン B_6 を PLP に変換する中心的臓器であるとともに，PL を最終代謝産物である 4-ピリドキシン酸（4-PA）に異化する主要臓器である[153]．摂取量の 40〜60 % が 4-PA として排泄される[150],[154]．体内貯蔵量は 1 000 μmol と評価されており，80〜90 % が筋肉中に PLP として存在している．血液中の総量は 1 μmol 以下で代謝回転速度は 25〜33 日と遅い[150]．なお，正常血清濃度は約 4.4 μg/100 mL である．

　生理学的作用としては，PLP が関与している酵素反応から推察，検証されている作用がある．グリコーゲンホスホリラーゼ反応によるグルコース産生（糖新生）[155]，キヌレニアーゼによるトリプトファンのナイアシン変換（ナイアシン生成），アミノ基転移反応による必須アミノ酸や非必須アミノ酸の生合成と異化，ドーパミン，ノルエピネフリン，GABA 等の神経伝達物質の産生に関与することから神経系への効果[156]，細胞抽出物あるいは培養細胞の系でステロイドホルモンの活性を調節することから内分泌性疾患に対する効果[157]，その他免疫応答に関与すること等が報告されている．また，ヒト肝がん由来の HepG2 細胞の培養液に数 mM のピリドキシンを添加すると細胞増殖がほぼ完全に抑制されたという報告，および肝がん移植したマウスに高濃度のピリドキシン配合食餌でがんの増殖が抑制され延命効果があるという報告があることから，B_6 による制がん作用が期待されている．アルブミン遺伝子の発現の制御にも，B_6 はグルココルチコイド受容体と結合することにより関与しているとの報告もある[158]．

　栄養学的機能としての欠乏症については，低色素貧血症（赤血球中のヘモグロビン量の異常減少），口内炎，口唇口角亀裂，舌炎，異常興奮性，憂鬱症，精神錯乱等がある．拮抗物質としては，40 種にのぼる薬剤があがっている．一方，B 群

ビタミンであるナイアシン,リボフラビン,ビオチンは相乗物質である.安全性については,100 mg/日を3～4年摂取しても副作用は見られないという報告がある.一方,500 mg/日以上で数年後に,1 g/日で2～3か月後に知覚神経炎が発症するという報告もある.しかし,この症状は可逆的で,摂取中止により症状が消失する.B_6は,熱には比較的安定であるが,酵素,紫外線曝露やアルカリ性条件下で分解が生じる.魚類での欠乏症状は,成長遅延,距離測定能力喪失(水中落下餌の補足失敗),けいれん性発作等がある.

5.4.4 ナイアシン

ニコチン酸(ピリジン-3-カルボン酸)およびニコチン酸アミドと同等の生物活性を示す誘導体につけられた一般名がナイアシンである.ナイアシンの活性型補酵素は,ニコチンアミドアデニンジヌクレオチド(NAD)およびニコチンアミドアデニンジヌクレオチドリン酸(NADP)であり,ミトコンドリアで生合成されている.自然界には広く存在する.植物中にはニコチン酸が,動物中にはニコチン酸アミドが多く含まれる.ナイアシンの生合成は,トリプトファンからキヌレニン経路を経てキノリン酸からキノリンホスホリボシルトランスフェラーゼによってなされる[159].

食品中に存在する主形態であるNADおよびNADPは,小腸粘膜酵素で加水分解されニコチン酸アミドを生じる.ニコチン酸とニコチン酸アミドは,低濃度の場合はナトリウムイオン依存性の促進拡散,高濃度では受動拡散により,いずれも速やかに胃および小腸より吸収される[160].組織において,単純拡散により取り込まれる主な存在形態はNAD,NADPであるが[161],赤血球では促進輸送により取り込まれる[162].血中の主な存在形態はニコチン酸アミドである.吸収阻害物質としては抗結核剤であるリファンピシン,イソニアジドがある.主要な貯蔵器官は肝臓である.尿中に排泄される主要代謝物は,N'-メチルニコチン酸アミドとその酸化生成物である2-ピリドンである[163].トリプトファンのナイアシン当量は,その平均変換比率から,トリプトファン60 mgに対しナイアシン1 mg(アメリカ科学アカデミー)とされている[164].この変換効率に影響を与える因子は多いが,微量栄養素ではビタミンB_2,B_6,鉄,銅などがある.薬剤であるペニシラミンは銅と錯体を形成することにより銅欠乏状態をつくるため,この変換効率を低下さ

せる．

　生理学的作用としては，多くの生物学的酸化還元反応に関与していることから，組織でのエネルギー産生反応（糖，脂質，タンパク質）への関与があげられる．高用量で血清コレステロールおよびトリアシルグリセロールを低下させるという報告もある．ヒトで血清コレステロール低下作用を期待するには，1日当りニコチン酸を3g最大で8gの大量投与を長期間行う必要がある[165]．また，モノADPリボシル化反応促進による細胞機能の発現制御細胞分裂との密接な関係[166]～[168]や，サイクリックADPリボース生成に関与することから，カルシウムイオン放出に関するセカンドメッセンジャーとしての機能も報告されている（無細胞系）[169]．動物実験であるが，ストレプトゾトシン糖尿病モデルで，ニコチンアミドを前投与あるいはストレプトゾトシン投与後2時間目に500 mg/kgを腹腔投与しておくと糖尿病が予防できたという報告がある[170]．ヒトでは，糖尿病の予防，コントロールについての治験がニコチン酸アミドの25 mg/kg/日投与で検討されている[171]．また，発がん性のアルキル化剤処理をしてDNAを損傷した正常ヒトリンパ球のDNA修復がニコチン酸5 μMで高まったことが報告されている[172]．

　欠乏症としてはペラグラ（荒れた皮膚）が最もよく知られており，皮膚炎，痴呆，下痢，神経症（手首，足首，肘，首の痛み）が明らかにされている．また，上部消化管での特徴的な炎症がある（舌炎，口内炎）．安全性については，ナイアシンで，皮膚の潮紅反応やかゆみを発症する．300～1000 mg/日で有害反応が出る．安定性については，熱，光，酸素，アルカリ性のいずれでも安定である．魚類での欠乏症状は成長停滞，鰓（えら）の水膨れ，遊泳異常等がある．

5.4.5　ビタミン B_{12}

　ビタミン B_{12} は，分子内にコバルト原子を含む有機コバルト化合物で，コバラミン（cobalamin）と呼ばれている[173]（図5.7）．赤色の結晶で，水やアルコールに溶けやすく，熱にやや弱い．動物性食品中では，ヒドロキシコバラミンやアデノシルコバラミンなどの形でタンパク質と結合して存在している．植物性食品には含まれていない．生体内には，メチルコバラミン，シアノコバラミン，ヒドロキシコバラミンおよびアデノシルコバラミンの4種類が存在している[174]．ヒトにおいて補酵素として活性があるのは，メチルコバラミンとアデノシルコバラミンで

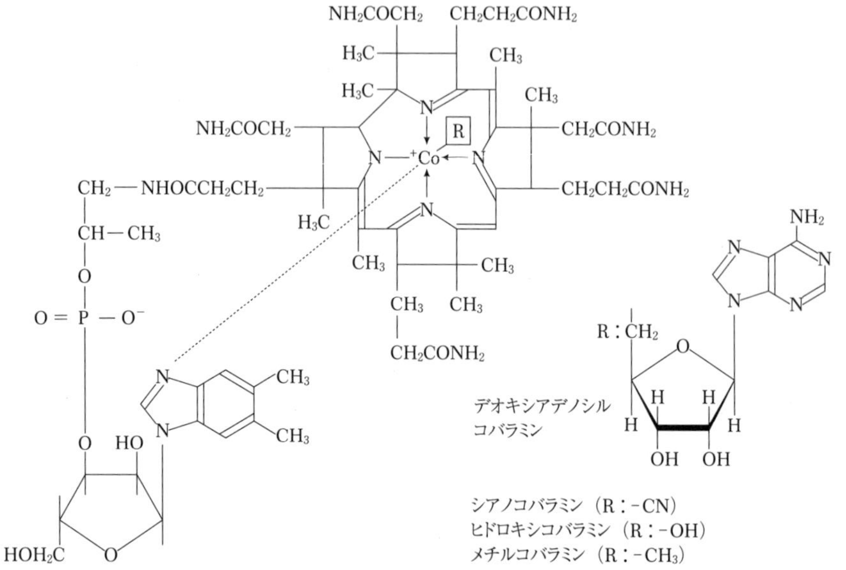

第 5 章　ビタミン

図 5.7　ビタミン B_{12} の構造式

シアノコバラミン（R：-CN）
ヒドロキシコバラミン（R：-OH）
メチルコバラミン（R：-CH$_3$）

ある．メチルコバラミンは，メチオニンの生成などに関与しており，生体の重要なメチル化反応に不可欠である[175),176)]．

　ビタミン B_{12} の生理作用では，アミノ酸，奇数鎖脂肪酸，核酸などの代謝に関与する酵素の補酵素としての働きが重要である．メチルコバラミンはメチオニン合成酵素，5′-デオキシアデノシルコバラミンはメチルマロニル CoA ムターゼの補酵素となっている[177),178)]．このため，ビタミン B_{12} が欠乏すると，ホモシステインやメチルマロン酸の上昇が認められる．欠乏症としては，巨赤芽球性の悪性貧血が知られているが，一般には，厳密な菜食主義者や胃切除者以外に欠乏は見られない．なお，乏精子症患者においてビタミン B_{12} の多量投与による精子形成の改善が報告されている[179),180)]．

　ビタミン B_{12} は，DNA 合成，細胞への葉酸蓄積，ミエリン合成などの作用を有する．このため，ビタミン B_{12} が欠乏すると，巨赤芽球性貧血，好中球減少，血小板減少，舌炎，発育不良を示す．ビタミン B_{12} 欠乏症では，細胞内葉酸濃度が増加するためにタンパク質合成能は比較的保たれているが，DNA 合成は障害されるため，細胞分裂が障害されて巨赤芽球性貧血になると考えられている．

ビタミン B_{12} および葉酸の吸収は，特殊な因子や結合タンパク質を必要とし，複雑である[181]．ビタミン B_{12} は，一般にタンパク質と結合した状態で摂取される．その大部分は，動物性食品中にアデノシルビタミン B_{12} として含まれており，胃や小腸では塩酸や消化酵素によってビタミン B_{12} を遊離する．その際，唾液中にある R タンパク質と結合して，ビタミン B_{12} を酸から保護する．その後，ビタミン B_{12} と結合した R タンパク質複合物は小腸で消化され，再び遊離型ビタミン B_{12} となる．遊離されたビタミン B_{12} は，胃壁から分泌された糖タンパク質である内因子（intrinsic factor）に結合し，複合体を形成する[182],[183]．複合体は回腸にあるレセプターと結合し，粘膜細胞に取り込まれる[184]．取り込みはカルシウムイオン依存性である．その後，カテプシンにより消化され，ビタミン B_{12} が遊離し，血液中ではトランスコバラミン II と結合して血流により運ばれる[177],[185]．このように，ビタミン B_{12} の吸収には内因子が重要な役割を担っている．このため，胃を切除した患者や萎縮性胃炎の高齢者では，ビタミン B_{12} の吸収に必要な因子が十分でなく，欠乏することがある．このため，胃切除者や萎縮性胃炎の患者では，成人の必要量に安全率 20 ％が加えられている．

食物として摂取されたビタミン B_{12} の回腸での吸収率は，成人では 50 ％である．高齢者での吸収率はさらに低下している．また，体内に取り込まれたビタミン B_{12} は，血漿中のトランスコバラミン II に結合し肝臓に運ばれ，胆汁へ排泄され，再利用される．高齢者では腸肝循環（enterohepatic circulation）の再吸収が悪いため，多くとる必要がある．

ビタミン B_{12} の所要量は，これまでの栄養疫学調査の結果をもとに，成人で 2.4 μg/日と定められている[186]．ビタミン B_{12} を過剰に摂取しても尿中に排泄されるため，過剰症はないと考えられているので，許容上限摂取量は策定されていない．ビタミン B_{12} は，「五訂日本食品標準成分表」に収載され，栄養機能食品としても規格，表示基準が示されている[187]．上限値は 60 μg，下限値は 0.8 μg で，赤血球の形成を助ける栄養素である，となっている[188]．

5.4.6 パントテン酸

パントテン酸（pantothenic acid）は，2,4-デヒドロキシ-3,3-ジメチルブチル酸（パントイン酸）と β-アラニンが酸アミド結合したものである[189]（図 5.8）．コエン

第 5 章　ビタミン

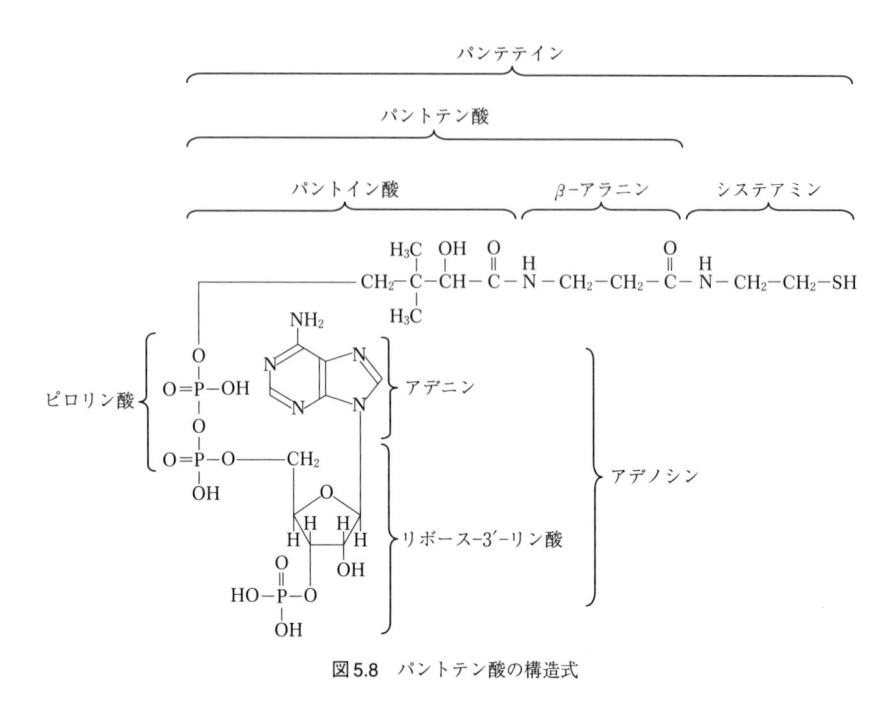

図5.8　パントテン酸の構造式

ザイム A（CoA）やアシルキャリアプロテインの補欠分子族である 4′-ホスホパンテテインの構成成分であり，アセチル化酵素の補酵素として，糖，脂質およびアミノ酸代謝に深く関与している[190]〜[192]．また，生体内では酸化還元反応や転移反応，加水分解反応など，ほとんどすべてのタイプの反応に関与し，140 種類以上の酵素の補酵素として機能している[193]．

糖代謝では解糖後にピルビン酸からアセチル CoA となり，脂質代謝では β 酸化でアシル CoA からアセチル CoA がつくられ，TCA 回路に入り，エネルギー代謝に関与している[194]．また，これらは，コレステロール，アセチルコリンやステロイドホルモンの合成などに関係している．このようなことから，パントテン酸が不足すると，エネルギー代謝の障害が引き起こされる．

パントテン酸は，動植物食品に広く含まれ，腸内細菌によっても生成されているため，普通の食生活では不足することはない[195],[196]．しかしながら，潜在的欠乏症については明らかではない．動物および植物中に存在するパントテン酸の形態は，遊離型より結合型のほうが多い．したがって，食事として摂取するパント

テン酸は，主としてCoAやパンテテイン誘導体の形が多い．しかし，腸管から吸収されるときには，小腸内の酵素によってパンテテインにまで加水分解され吸収される．これまでの報告では，パントテン酸が欠乏すると，CoAの不足によりコレステロールなどの生成の低下や，臨床症状として，成長の停止，体重の減少，脱毛，皮膚炎などが認められる．

パントテン酸は，中性では比較的安定であるが，強い酸およびアルカリでは不安定で加水分解される．また，熱不安定性と酸化に対する感受性のために，食品の精製，調理や加工による損耗は無視できない．穀類の精米や加工では37〜47％，肉，魚，乳製品の缶詰加工では20〜35％，野菜の缶詰加工では46〜78％，冷凍野菜では37〜57％のパントテン酸が失われている[197]．

パントテン酸の所要量は，これまでの栄養疫学調査の結果をもとに，成人で5 mg/日と定められ，男女差はない[198]〜[201]．また，妊婦および授乳婦の付加量はそれぞれ1 mg/日および2 mg/日である[202]〜[204]．パントテン酸の過剰摂取による毒性や副作用は認められていないので，許容上限摂取量は策定されていない[205]〜[207]．パントテン酸は，「五訂日本食品標準成分表」に収載され，栄養機能食品としても規格，表示基準が示されている[208]．上限値は30 mg，下限値は2 mgで，皮膚や粘膜の健康維持を助ける栄養素である，となっている[209]．

5.4.7 葉酸

葉酸（folic acid）は，4-[((2-アミノ-4(3H)-オキソプテリジン-6-イル)メチル)アミノ]安息香酸に1〜7個のL-グルタミン酸が結合したN-ヘテロ環化合物である（図5.9）．葉酸は，レバー，ホウレンソウ，大豆，エビ，マメなどの食品に多く含まれている．食品に含まれるのは，プテロイルポリグルタミン酸型であり，小腸粘膜でモノグルタミン酸型となり，吸収される．血漿や尿中ではモノグルタミン酸型，組織中ではポリグルタミン酸型としてタンパク質と結合した形で機能している[210],[211]．

葉酸の生理機能としては，正常な造血機能を保つために重要であるばかりでなく，成長や妊娠の維持にも欠かせないビタミンである．このため，欠乏症状としては，造血機能に異常が生じ，巨赤芽球性貧血や神経障害が知られている．最近，多くの疫学調査によって，葉酸が，胎児における神経管閉鎖不全（NTD）の発症

第5章 ビタミン

図5.9 葉酸の構造式

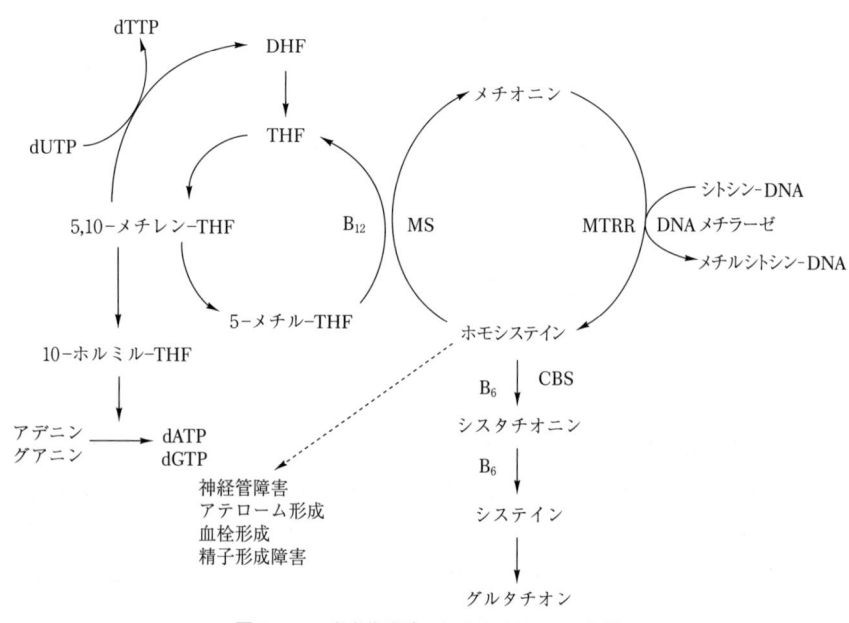

図5.10 一炭素代謝系におけるビタミンの役割

リスクの低減に効果があることが認められている[212),213)]．また，葉酸の摂取量が低下すると，血漿ホモシステインの上昇が見られ，動脈硬化症と関連がある血液凝固因子や血管内皮細胞の機能に影響する[214)]．

葉酸とビタミン B_{12} は，図5.10に示したように，核酸とタンパク質の生合成に関係している[215)]．この二つのビタミンは，一炭素単位代謝系において協調関係に

あるため，両者が十分にないとアミノ酸代謝や酵素反応が正常に行われず，核酸やタンパク質の合成が阻害される．これらの反応には，テトラヒドロ葉酸（THF）のほかに，メチレンTHFやホルミルTHFなどが関与している．

THFは，ギ酸あるいはホルムアルデヒドに由来した一炭素単位の運搬体として重要な役割を果たしている．THFやその誘導体が一炭素単位の供与体あるいは受容体として知られている代謝系としては，①プリン塩基生合成，②ピリミジンヌクレオチド生合成におけるメチル基供与反応，③アミノ酸代謝，④tRNAの合成がある[216]．

プリンヌクレオチドは，リボース5-リン酸から5-ホスホリボシル1-リン酸ができ，このC1位にCとNが加わってイノシン酸が合成される[217],[218]．この際，プリン環の2位および8位のCはTHFから供給されたものである．このとき利用される一炭素単位は，ホルミルTHFおよびメテニルTHFからのものである．また，THFは，ピリミジン環の生合成には関与しないが，ピリミジン合成に利用される．

DNAのメチル化は，S-アデノシルメチオニンのメチル基が特定のDNAメチラーゼ（メチルトランスフェラーゼ）で，シトシンの5位の炭素あるいはアデニンの6位のアミノ基と共有結合することにより行われる．メチル化の役割については十分に解明されていないが，DNAにはメチルシトシンやメチルアデニンが存在し，遺伝子発現の調節や安定化に関与している．

このようなことから，葉酸の摂取量が不足すると，一炭素単位の転移反応が阻害され，ヌクレオチドの合成や代謝が低下する．また，葉酸やビタミンB_{12}が欠乏すると，ホモシステインからメチオニンの合成が阻害されるために，DNAのメチル化が低下する．その結果，ヌクレオチド合成や細胞分裂が障害され，正常な造血機能が維持できなくなる．

葉酸とNTDとの関連を見ると，古くは，無脳症や二分脊椎の誘発には，妊娠初期に病害を受けたジャガイモを食べたことが疑われていた[219]．特にジャガイモ塊茎の真菌による誘発物質の産生が考えられていた．その後，栄養疫学研究によってNTDの発症が，若い母親ほど，そして低所得家庭の母親ほど高いことが明らかになった[220]．また，妊娠初期におけるビタミンA，リボフラビン，葉酸，アスコルビン酸の摂取量が所得により異なることがわかった．特にNTD児を出産

した母親で，赤血球の葉酸と白血球のアスコルビン酸が低値であった．このようなことから，妊娠初期における1種類以上のビタミンの不足がNTDの原因になっていることが明らかになった．その後，Smithellsら[221]は，NTDの原因究明よりも，「一つあるいは複数のビタミンが神経管障害の発症に関与している」という仮説をもとに，一連の研究を行った．今日では，受胎前後における大量の葉酸摂取によって，NTDの発症リスクを低減することが可能となっている．

葉酸の生物学的有効性については，葉酸の消化，吸収，代謝における個人差から，一般にかなり大きな差が見られる[222]~[225]．食事中の葉酸塩の吸収率は，摂取した葉酸の50%以下とされている[226]．一方，食品に強化したり，サプリメントとして摂取された葉酸の吸収率は食品に比べ非常に高く，85%である[227],[228]．このようなことから，食事性葉酸は，食物中の葉酸量と合成葉酸量×1.7と考えられる．

天然の葉酸は，一般に還元型で，食事から摂取される葉酸の約75%はポリグルタミン酸型である．小腸に運ばれた葉酸は酸化型であるが，グルタミン酸が4個以上のポリグルタミン酸型の葉酸は吸収されない．そこで，小腸粘膜にあるペプチダーゼの一種である葉酸コンジュガーゼ（conjugase）と呼ばれる加水分解酵素によってモノグルタミン酸型に分解され，特異的なタンパク質と結合した後に小腸から吸収される[229]．門脈血に入る前に，粘膜細胞でTHFまで還元され，メチル化やホルミル化が生じる[230]．血漿中では，主に5-メチルTHFとして存在している．葉酸コンジュガーゼは，全体として葉酸の体内取り込みを調節している．また葉酸コンジュガーゼは，還元型より酸化型葉酸に親和性が高いことから，酸化型モノグルタミン酸型が取り込まれやすい．

葉酸の所要量は，わが国では食事から摂取可能な量として，成人で200μg/日であるが，アメリカでは400μg/日となっている[231]．なお，妊婦および授乳婦での付加量は，それぞれ200および80μg/日となっている．葉酸の摂取量が，1日当り320μg以上であれば，血漿のホモシステインレベルを一定に保つことができる．このことから，アメリカでは穀類に葉酸を140μg/100g添加するように勧告している[232]．わが国でも，1日に350gの野菜を摂取するように勧めている．許容上限摂取量は1mg/日となっているが，これ以上摂取すると葉酸過敏症（発熱や蕁麻疹など）を起こすことがある．葉酸は，「五訂日本食品標準成分表」に収載され，

栄養機能食品としても規格，表示基準が示されている．上限値は200μg，下限値は70μgで，赤血球の形成を助ける栄養素である，と同時に，胎児の正常な発育に寄与する栄養素である，となっている[233],[234]．

5.4.8 ビオチン

天然に存在しているビオチン（biotin）は，D型でイミダゾール環とテトラヒドロチオフェン環の二つの五員環の結合がシス配置し，硫黄を含んでいる[235],[236]（図5.11）．水やアルコールに可溶で，熱，光，酸に安定である．ビオチンは，酵母などの微生物の成長因子として見出された．生理機能としては，カルボキシラーゼの補酵素として，炭酸固定反応や炭酸転移反応に不可欠であり，糖新生，脂肪酸合成，アミノ酸代謝などと深くかかわっている[237],[238]．

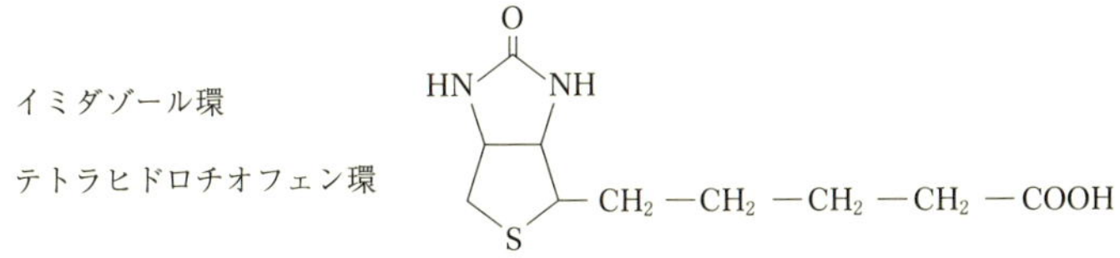

図5.11 ビオチンの構造式

ビオチンは，ビタミンB_6やパントテン酸などとともに腸内細菌叢によっても合成される[239],[240]．このため，ビオチンの不足は一般に起こり難い．しかし，実験動物に生卵白を大量に与えると，皮膚炎や脱毛などが起こることが知られている．いわゆる卵白障害（egg white injury）である[241]．これは，卵白中の糖タンパク質であるアビジンが消化管でビオチンと結合し，ビオチンの吸収を阻害することによって起こるビオチン欠乏状態である[242],[243]．また，妊娠中にビオチンが不足すると，実験動物では胎児に形態異常が誘発される[244]〜[248]．ただし，卵白中のアビジンは加熱すると変性し，ビオチンとの結合能は失われる．

ヒトにおいては，ビオチンの摂取が不足すると，血清および尿中のビオチン量が減少し，カルボキシラーゼ活性が低下する[249]．その結果，メチルクロトン酸血症や尿中ヒドロキシイソ吉草酸などの増加が見られる[250]．最近では，妊娠の経過に伴うヒドロキシイソ吉草酸の増加が報告されている[244]．臨床症状としては，皮膚炎，脱毛，舌炎のほかに神経症状や高コレステロール血症などが見られる．ま

た，ビオチン代謝異常症として，ホロカルボキシラーゼ合成酵素欠損症やビオチニダーゼ欠損症が知られている[251),252)]．これらの疾患では，ビオチンの利用がうまくいかないため，ビオチン欠乏症状が見られる．

ビオチンは，種々の食品に含まれ，他のビタミンB複合体とともに存在している[253)]．特に，ローヤルゼリー，酵母，レバー，卵黄，魚肉などに多く含まれているが，肉，野菜，果物には少ない．サケ，マグロ，イワシ，タラに含まれるビオチン量は3～24μg/100gである[254)]．ビオチンは，食品加工や保存，調理によって損失し，一般に残存率は20～90％である．例えば，チーズの製造では28％，トウモロコシの缶詰では37％と低値である．組織内では，大部分がタンパク質と結合しているが，アルファルファ（約80％）やベニバナ油（60％）では，ほとんどが遊離型として含まれている．

ビオチンを吸収するためには，消化酵素や膵液中のビオチニダーゼによって遊離型にする必要があるので，食品中のビオチンの生物学的有効性を考えるためには注意が必要である[253),255)]．サプリメントとしてのビオチンの生物学的有効性については，薬理量を健常者に与えて，尿中での回収量を調べている．ビオチンの吸収率は，これまで24～58％とされていたが，最近の調査では60～70％である[256)～258)]．

ビオチンの所要量は，成人で30μg/日であり，授乳婦での付加量は5μg/日となっているが，妊婦での付加はない[259)]．これまで，1日に10～40mg摂取しても有害な作用は認められていない[251),258)]．またビオチンは，「五訂日本食品標準成分表」には収載されていないため，十分な活用ができない[260)]．栄養機能食品としては，上限値500μg，下限値10μgで，皮膚や粘膜の健康維持を助ける栄養素である，となっている[261)]．なお，食品添加物として，2003年に認可され，栄養機能食品のみ使用ができる．

文献

1) Dew, S.E., Ong, D.E.：*Biochem.*, **33**, 12340-12345(1994).
2) Goodman, D.S., Huang, H.S.：*Science*, **149**, 879-880(1965).
3) Olson, J.A., Hayaishi, O.：*Proc. Natl. Acad. Sci. USA*, **54**, 1364-1370(1965).
4) Nagao, A., et al.：*Arch. Biochem. Biophys.*, **328**, 57-63(1996).

文献

5) Wyss, A., et al. : *Biochem. Biophy. Res. Commun.*, **271**(2), 334-336(2000).
6) von Lintig, J., Vogt, K. : *J. Biol. Chem.*, **275**(16), 11915-11920(2000).
7) Petkovich, M., et al. : *Nature*, **330**(6147), 444-450(1987).
8) Levin, A.A., et al. : *Nature*, **355**, 359-361(1992).
9) Heyman, R.A., et al. : *Cell*, **68**, 397-406(1992).
10) Tickle, C., et al. : *Nature*, **296**, 564-566(1982).
11) Buck, J., et al. : *Science*, **254**, 1654-1656(1991).
12) Norman, A.W., Henry, H.L. : Primer on the Metabolic Bone Diseases and Disorders of Mineral Metabolism.1st ed., p.63,Raves Press,(1993).
13) Norman, A.W. : The Calcium Homeostatic Steroid Hormone, 1st ed., p.1, Academic Press, (1979).
14) Hasegawa, H. : *J. Chromatogr*, **605**, 215(1992).
15) Coodke, N.E., Haddad, J.G. : Vitamin D, p.87, Academic Press(1997).
16) Saarem, K., et al. : *J. Biol. Chem.*, **259**, 10936(1984).
17) Henry, H.L., Norman, A.W. : *J. Biol. Chem.*, **249**, 7529(1974).
18) Reichl, H., et al. : *N. Engl. J. Med.*, **320**, 980(1989).
19) Hollander, D., et al. : *Amer. J. Dig. Did.*, **16**, 145(1971).
20) Rosenstreich, S.H., et al. : *J. Clin. Nutr.*, **24**, 897(1971).
21) Mawer, E.B., et al. : *Nature*, **222**, 482(1969).
22) Mawer, E.B., Stanbury, S.W. : *Biochem. J.*, **110**, 53(1968).
23) Henry, H. : Handbook of Physiology, p.699, Oxford Univ. Press(2000).
24) Norman, A.W., et al. : *Mol. Endocrinol*, **11**, 1518(1997).
25) Li, Y.C., et al. : *Proc. Natl. Acd. Sci. USA*, **94**, 9831(1997).
26) Nemere, I., Farach-Carson, M.C. : *Biochem. Biophys. Res. Commun.*, **248**, 443(1999).
27) Nemere, I., et al. : *Endocrinology*, **115**, 1476(1984).
28) Noman, A.W., et al. : *J. Biol. Chem.*, **268**, 13811(1993).
29) Caffrey, J.M., Farach-Carson, M.C. : *J. Biol. Chem.*, **264**, 20265(1989).
30) Zanello, L.P., Norman, A.W. : *J. Biol. Chem.*, **272**, 22617(1997).
31) Vazquez, G., et al. : *J. Biol. Chem.*, **273**, 33954(1998).
32) Slate, S.J., et al. : *J. Biol. Chem.*, **270**, 6639(1995).
33) Norman, A.W. : Present Knowlede in Nutrition 8th, p.146, ILSI Press(2001).
34) 公衆衛生審議会, 公衛審第13号:日本人の栄養所要量の改訂について(答申)第六次改定日本人の栄養所要量, 食事摂取基準, 1999年6月28日.
35) 科学技術庁資源調査会編:五訂日本食品標準成分表, 大蔵省印刷局(2000).
36) Takeuch, A., et al. : *Life Sci.*, **48**, 275(1991).
37) Reeve, L.E., et al. : *Am. J. Clin. Nutr.*, **36**, 122(1982).
38) Nakao, H., et al. : Vitamin D. Chemical Biochemical and Clinical Endocrinolpgy of Calcium Metabolism(Proceeding of the fifth workshop on vitamin D, Williamsberg, USA. **9**, 599(1982).
39) Takeuchi, A., et al. : *Comp. Biochem. Physiol.*, **88B**, 569(1987).

40) Takeuchi, A., et al.：*Comp. Biochem. Physiol.*, **100A**, 483(1991).
41) Crawford, J.D., et al.：*Amer. J. Physiol.*, **180**, 156(1955).
42) Pechet, M.M.：*Amer. J. Med.*, **43**, 645(1967).
43) 西井易穂：ビタミン, **72**, 193(1998).
44) Harrison, H.E., Harrison, H.C.：*Amer. J. Physiol.*, **199**, 265(1960).
45) Garland, C.F., Garland, F.C.：*Int. J. Epideminol.*, **9**, 227(1980).
46) Abe, E., et al.：*Proc. Natl. Acd. Sci.*, **78**, 4990(1981).
47) Miyaura, C., et al.：*Biochem. Biophys. Res. Commun.*, **102**, 937(1981).
48) 小林　正：ビタミンハンドブック1，脂溶性ビタミン，p.31, 化学同人(1991).
49) 新木敏正，須田立雄：ビタミンDのすべて，p.19, 講談社サイエンテフィク(1993).
50) Committee on nutrition, Pediatrics, **35**, 1022(1965).
51) Linden, V.,：*Br. Med. J.*, **3**, 647(1974).
52) Danowski, T.S.：Clinical Endocrinology, p.215, Williams & Wilkins(1962).
53) Blumberg, R.W., et al.：*Pediatrics*, **31**, 512(1963).
54) Mehls, O.：Elevated Dosages of Vitamins, Benefits/Hazauds(1988).
55) 岡野登志夫，他：ビタミン, **74**, 489(2000).
56) 長谷川秀夫，他：ビタミン, **66**, 513(1992).
57) Kayden, H.J., Traber, M.G.：*J. Lipid Res.*, **34**, 343(1993).
58) Trber, M.G.：Antioxidant in Disease Mechanisms and Therapy, p.49, Academic Press (1997).
59) Sato, Y., et al.：*FEBS Lett.*, **288**, 41(1991).
60) Arita, M., et al.：*Biochem.*, **306**, 437(1995).
61) Traber, M.G., Kayden, H.J.：*Am. J. Clin. Nutr.*, **49**, 517(1989).
62) Traber, M.G., et al.：*Proc. Natl. Acad. Sci. USA*, **91**, 10005(1994).
63) Burton, G.W., Ingold, K.U.：Vitamin E in Health and Disease, Marcel Dekker, 329(1993).
64) Bieri, J.G., et al.：*Am. J. Clin. Nutr.*, **30**, 686(1977).
65) Mino, K., et al.：*Am. J. Clin. Nutr.*, **41**, 631(1985).
66) Horwitt, M.K., et al.：*Ann. NY Acd. Sci.*, **203**, 223(1972).
67) Farrell, P.M., et al.：*Am. J. Clin. Nutr.*, **31**, 1720(1978).
68) Sokol, R.J.：*Clin. North Am.*, **23**, 673(1994).
69) Sokol, R.J., et al.：*Am. J. Clin. Nutr.*, **50**, 1064(1989).
70) Rader, D.J., Brewer, H.B., Jr.：*JAMMA*, **270**, 865(1993).
71) Sokol, R.J., et al.：*Am. J. Dis. Child*, **139**, 1211(1985).
72) Satya-Murti, S., et al.：*Neurology*, **36**, 917(1986).
73) Horwitt, M.K., et al.：*Ann. NY Acad. Sci.*, **203**, 223(1972).
74) Sokol, R.J., et al.：*Gastroenterology*, **104**, 1727(1993).
75) Steinberg, D., et al.：*N. Engl. J. Med.*, **320**, 915(1989).
76) Gey, K.F., et al.：*Am. J. Clin. Nutr.*, **53**, 326S(1991).
77) Rexrode, K.M., Manson, J.E.：*J. Cardiovasc. Risk*, **3**, 363(1996).
78) Buring, J.E., Hennekens, C.H.：*Nutr. Rev.*, **55**, S53(1997).

79) Stephens, N.G., et al.：*Lancet*, **347**, 781(1996).
80) Sparrow, C.P., et al.：*J. Biol. Chem.*, **264**, 2599(1989).
81) Esterbauer, H., et al.：*Am. J. Clin. Nutr.*, **53**, 314S(1991).
82) Jialal, I., Grundy, S.M.：*J. Lipd. Res.*, **33**, 899(1992).
83) Pry, W.A.：*Free Radical Biol. Med.*, **28**, 141(2000).
84) McCall, M.R., Frei, B.：*Free Radical Biol. Med.*, **26**, 1034(1999).
85) Knekt, P.：Vitamin E in Health and Disease, *Marcel Dekker*, 513(1993).
86) Pryor, W.A.：*Am. J. Clin. Nutr.*, **53**, 391S(1991).
87) Seth, R.K., Kharb, S.：*Ann. Nutr. Metab.*, **43**, 286(1999).
88) Zhang, D., et al.：*Cancer Res.*, **57**, 2410(1997).
89) Wechter, W.J., Murray, E.D.：*Exp. Nephrol.*, **6**, 488(1998).
90) Wechter, W. J., et al.：*Proc. Natl. Acad. Sci. USA*, **93**, 6002(1996).
91) 竹内昌昭, 他：東海水研報, **104**, 111(1981).
92) Cowey, C.B., et al.：*Brit. J. Nutr.*, **51**, 443(1984).
93) Hung, S.S.O., et al.：*J. Nutr.*, **111**, 648(1981).
94) Watanabe, T., et al.：*Bull. Jpn. Soc. Sci. Fish*, **36**, 623(1970).
95) Murai, T., Andrews, J.W.：*J. Nutr.*, **104**, 1416(1974).
96) 細川秀毅, 他：昭和60年度日本水産学会春季大会講演要旨, p.53.
97) O'Keefe, T.M., Noble, R.L.：*J. Fish Res. Board Can*, **35**, 457(1978).
98) Sies, H., et al.：*Ann. NY Acad. Sci.*, **669**, 7(1992).
99) Burton, G.W., Ingold, K.U.：*J. Am. Chem. Soc.*, **103**, 6472(1981).
100) Kaiser, S., et al.：*Arch. Biochem. Biophys.*, **277**, 101(1990).
101) Willson, R.L.：Oxidative Stress, p.41, Academic Press(1985).
102) Neta, P., et al.：*J. Phys. Chem.*, **93**, 7654(1989).
103) Rooney, M.L.：*Photochem. Photobiol.*, **38**, 619(1983).
104) Packer, J.E., et al.：*Biochem. Biophys. Res. Commun.*, **98**, 901(1981).
105) Di Mascio, P., et al.：*Arch. Biochem. Biophys.*, **274**, 32(1989).
106) Di Mascio, P., et al.：*Methods Enzymol.*, **213**, 429(1991).
107) Bendich, A.：Proc. *Nutr. Soc.*, **50**, 263(1991).
108) Salganik, R., Dyke, T.V.：Avoiding vitamins A,E may improve Cancer therapy, The Faculty / Staff Newspaper of the Univ. of North Caroline at Chapel Hill, News Services Dec.13, No.745(1999).
109) Baker, H., et al.：*J. Am. Coll Nutr.*, **15**, 159(1996).
110) 小畠義樹, 他：栄養学雑誌, **40**, 311(1982).
111) 小畠義樹, 他：国立栄養研究所報告, 第31号, 19(1982).
112) 鄭　承鋪, 他：栄養学雑誌, **42**, 31(1984).
113) Farrell, P.M., Bieri, J.G.：*Am. J. Clin. Nutr.*, **28**, 1381(1975).
114) Bendich, A., Machlin, L.J.：*Am. J. Clin. Nutr.*, **48**, 612(1988).
115) Gross, S., Guilford, M.V.：*J. Nutr.*, **100**, 1099(1970).
116) Goldstein, B.D., et al.：*Science*, **169**, 605(1970).

第5章 ビタミン

117) Huter, F. : Z. Naturforsch., 2, 414(1947).
118) Kim, J.M., White, R.H. : Am. J. Cardiol., 77, 545(1996).
119) Kappus, H., Diplock, A.T. : Free Radical Biol. Med., 13, 55(1992).
120) 公衆衛生審議会，公衛審第13号，日本人の栄養所要量の改訂について(答申)第六次改定日本人の栄養所要量；食事摂取基準，1999年6月28日．
121) Nishino, H., et al. : Biochem. Biophys. Res. Commun., 45, 363-368(1971).
122) Nakayama, H., et al. : J. Bacteriol., 109, 936-938(1972).
123) Hoyumpa , A. M. Jr., et al : Gastroenterology., 68, 1218-1227(1975).
124) Sklan, D., et al : J. Nutr., 107, 353-356(1977).
125) Hoyumpa, A. M. Jr., et al. : J. Lab. Clin. Med., 99, 701-708(1982).
126) Rindi, G. : Acta Vitaminol Enzymol., 6, 47-55(1984).
127) Rindi , G. : Proceedings of the International Congress on Vitamin Biofactors in Life Science, Kobe1991, pp. 379-382, Center for Academic Publication of Japan, Kobayashi, T. ed, (1992).
128) Ariaey-Nejad, M. R. : Am. J. Clin. Nutr., 23, 764-778(1970).
129) Ishii, K., et al. : J. Nutr. Sci. Vitaminol, 25, 517-523(1979).
130) Patrini, et al. : Int. J. Vitam. Nutr. Res., 50, 10-18(1980).
131) Friedrich , W. : Vitamins. W de Gruyter, Berlin., pp. 341-401(1988).
132) Ziporin, Z. Z., et al. : J. Nutr., 85, 287-296(1965).
133) Neal, R. A. : Method in Enzymology, McCormick, D. B. eds, pp. 133-140, Avademic Press (1970).
134) Bettendorff, L., et al. : J. Membr. Biol., 136, 281-288(1993).
135) 毎原敏郎，他：ビタミン，73, 7, 433-435(1999).
136) Bacher, A. : Chemistry and Biochemistry of Flavoenzymes, Muller, F. ed., CRC Press, Boca Raton., 1, 215-259 (1991) .
137) Jusco, W. J., et al. : J. Pharm. Sci., 56, 58-62(1967).
138) Jusco, W. J., et al. : Riboflavim, pp. 99-152, Rivlin, R. S. ed, Plenum Press(1975).
139) Merrill, A. H., et al. : Biochem. Med., 25, 198-206(1981).
140) Innis, W. S. A., et al. : Biochem. Med., 34, 151-165(1985).
141) Innis, W. S. et al. : Proc. Soc. Exp. Biol. Med., 181, 237-241(1986).
142) Merrill, A. H. et al. : Flavins and flavoproteins, pp. 445-448, Edmondson, D. E., De Gruyter (1987).
143) Chastain, J., et al. : J. Nutr., 117, 468-475(1987).
144) Ohkawa, H., et al. : J. Biol. Chem., 258, 5623-5628(1983).
145) Chastain, et al. : Am. J. Clin. Nutr., 46, 830-834(1987).
146) Dutta, P., et al. : Alcohol., 12, 43-47(1995).
147) Gregersen, N., et al. : Pediatr. Res., 16, 861-868(1982).
148) Henderson, L. M. : Vitamin B_6, its role in health and disease, pp. 22-33, Reynolds, R. D. eds, Liss(1985).
149) Gregory, J. F., et al. : J. Nutr., 121, 177-186(1991).

150) Leklem, J. E.：Handbook of Vitamins, 2nd ed, pp. 341-392, Marcel Dekker(1991).
151) Coburn, S. P., et al.：*Anal. Biochem.*, **129**, 310-317(1983).
152) Hollins, B., et al.：*J. Chromatogr.*, **380**, 67-75(1986).
153) Merrill, A. H., et al.：*J. Nutr.*, **114**, 1664-1674(1984).
154) Wozenski, J. R., et al.：*J Nutr.*, **110**, 275-285(1980).
155) Leklem, J. E.：Clinical and Physiological Applications of Vitamin B_6, . Leklem, J. E. eds., pp. 1-26, Liss(1988).
156) Bender, D. A.：*Neurochem Int.*, **6**, 297-321(1984).
157) Compton, M. M., et al.：*Endocr Rev.*, **7**, 140-148(1986).
158) Oka, T., et al.：*FEBS Lett.*, **331**, 162-164(1993).
159) Van Eys, J.：Handbook of Vitamins, 2nd ed. Machlin, L. H. ed., pp. 311-340, Marcel Dekker(1991).
160) Bechgaard , H., et al.：*J. Pharm. Sci.*, **66**, 871-872(1977).
161) Henderson, L. M., et al.：*J. Nutr.*, **109**, 654-662(1979).
162) Lan, S. J., et al.：*J. Biol. Chem.*, **243**, 3388-3394(1968).
163) Mrocheck, J. E., et al.：*Clin. Chem.*, **22**, 1821-1827(1976).
164) National Research Council Recommended dietary allowances, 10th ed., National Academy Press(1989).
165) Illingworth, D. R.：*Clin. Chem.*, **34**, B123-132(1988).
166) Chambon, P., et al.：*Biochem. Biophys. Res. Commun.*, **25**, 638-643(1966).
167) Sugimura, T., et al.：*Biochem Biophys Acta.*, **138**, 438-441(1967).
168) Nishizuka, Y., et al.：*J. Biol. Chem.*, **242**, 3164-3171(1967).
169) Takasawa, S., et al.：*Science*, **259**, 370-373(1993).
170) Dulin, W. E., et al.：*Proc. Soc. Exp. Biol. Med.*, **130**, 992-994(1969).
171) Mandruppoulsen, T., et al.：*Diabetes Metab Rev.*, **9**, 295-309(1993).
172) Ogata, S., et al.：*Biosci. Biotech. Biochem.*, **61**, 2116-2118(1997).
173) Ludwig, M.L., Mathews, R.G.：*Ann. Rev. Biochem.*, **66**, 269(1997).
174) Linnell, J.C., et al.：*Clin. Sci. Mol. Med.*, **46**, 163(1974).
175) Lindstrand, K.：*Nature*(London), **204**, 188(1964).
176) Welty, F.K., Wood, H.G.：*J. Biol. Chem.*, **253**, 5832(1978).
177) Fenton, W.A., Rosenberg, L.E.：The Metabolic and Molecular Bases of Inherited Disease, p. 3129, McGraw-Hill(1995).
178) Allen, R.H., et al.：*Metabolism*, **42**, 978(1993).
179) Watson, A.A.：*Lancet*, ii, 644(1962).
180) Sharp, A.A., Witts, L.J.：*Lancet*, II, 779(1962).
181) Fester, H.P.M.：*Scand. J. Gastroenterol.*, **26**(Suppl.188), 1(1991).
182) Mclntyre, R., et al.：*N. Engl. J. Med.*, **272**, 981(1965).
183) Glass, G.J.：*Physiol. Rev.*, **43**, 529(1963).
184) Herbert, V.：*J. Clin. Invest.*, **39**, 199(1960).
185) Allen, R.H.：*Br. J. Haematol.*, **33**, 165(1976).

第 5 章　ビタミン

186) 厚生省：第六次改定日本人の栄養所要量－食事摂取基準－(1999).
187) 科学技術庁資源調査会：五訂日本食品標準成分表，大蔵省印刷局(2000).
188) 橋詰直孝：サプリメントの基礎知識，薬事日報社(2002).
189) Lipmann, F. : *Science*, **120**, 855(1954).
190) Hall, L.M., et al. : *J. Biol. Chem.*, **230**, 1013(1958).
191) Thomas, U., et al. : *Biochem.*, **5**, 2513(1966).
192) Wakil, S.K. : *J. Lipid Res.*, **2**, 1(1961).
193) Lipmann, F. : *J. Biol. Chem.*, **167**, 869(1947).
194) Hayakawa, T., et al. : *J. Biol. Chem.*, **244**, 3660(1961).
195) Walsh, J.H., Wyse, B.W. : *J. Am. Diet. Assoc.*, **78**, 140(1981).
196) Robinson, F.A. : The Vitamin Co-Factors of Enzyme System, Pergamon Press(1966).
197) Stein, E.D., Diamond, J.M. : *J. Nutr.*, **119**, 1973(1989).
198) Tarr, J.B., et al. : *Am. J. Clin. Nutr.*, **34**, 1328(1981).
199) Bull, N.L., Buss, D.H. : *Hum. Nutr. Appl. Nutr.*, **36**, 190(1982).
200) Kathman, J.V., Kies, C. : *Nutr. Res.*, **4**, 245(1984).
201) Srinivasan, V., et al. : *Am. J. Clin. Nutr.*, **34**, 1736(1981).
202) Song, W.O., et al. : *J. Am. Diet. Assoc.*, **85**, 192(1985).
203) Deodhar, A.D., Ramakrishnan, C.V. : *J. Trop. Pediatr.*, **6**, 44(1961).
204) Cohenour, S.H., Calloway, D.H. : *Am. J. Clin. Nutr.*, **25**, 512(1972).
205) Ralli, E.P., Dumm, M.E. : *Vitam. Horm.*, **11**, 133(1953).
206) Tahiliani, A.G., Beinlich, C.J. : *Vitam. Horm.*, **46**, 165(1991).
207) 厚生省：第六次改定日本人の栄養所要量－食事摂取基準－(1999).
208) 科学技術庁資源調査会：五訂日本食品標準成分表，大蔵省印刷局(2000).
209) 橋詰直孝：サプリメントの基礎知識，薬事日報社(2002).
210) Halsted, C.H. : *Am. J. Clin. Nutr.*, **32**, 846(1979).
211) Tamura, T., Stockstad, E.L.R. : *Br. J. Haematol.*, **25**, 513(1973).
212) Czeizel, A.E., Dudas, I. : *N. Engl. J. Med.*, **327**, 1832(1992).
213) Butterworth, C.E.,Jr., Bendich, A. : *Ann. Rev. Nutr.*, **16**, 73(1996).
214) Brattstrom, L., Wilcken, D.E.L. : *Am. J. Clin. Nutr.*, **72**, 315(2000).
215) Hobbs, C.A. : *Am. J. Hum. Genet.*, **67**, 623(2000).
216) Machlin, L.J. : Handbook of Vitamins : Nutritional, Biochemical, and Clinical Aspects, p. 495, Mercel Dekker(1984).
217) Greenberg, G.R. : *J. Am. Chem. Soc.*, **76**, 1458(1954).
218) Greenberg, G.R. : *J. Biol. Chem.*, **219**, 423(1956).
219) Nevin, N.C., Merrett, J.D. : *Br. J. Prev. Soc. Med.*, **29**, 111(1975).
220) Smithells, R.W., et al. : *Arch. Dis. Child.*, **51**, 944(1976).
221) Smithells, R.W., et al. : *Arch. Dis. Child.*, **56**, 911(1981).
222) Tamura, T., Stokstad, E.L.R. : *Br. J. Haematol.*, **25**, 513(1973).
223) Babu, S., Srikantia, S.G. : *Am. J. Clin. Nutr.*, **29**, 376(1976).
224) Prinz-Langenohl, R., et al. : *J. Nutr.*, **129**, 913(1999).

225) Brouwer, I.A., et al. : *J. Nutr.*, **129**, 1135(1999).
226) Sauberlich, H.E., et al. : *Am. J. Clin. Nutr.*, **46**, 1016(1987).
227) Suitor, C.W., Bailey, L.B. : *J. Am. Diet. Assoc.*, **100**, 88(200).
228) Institute of Medicine : Dietary Reference Intakes for Thiamin, Riboflavin, Niacin, Vitamin B_6, Folate, Vitamin B_{12}, Pantothenic acid, Biotin, and Choline, National Academy Press (1998).
229) Halsted, C.H. : Folic Acid Metabolism in Health and Disease, p.23, Wiley-Liss(1990).
230) Gregory, J.F. : Folate in Health and Disease, p.195, Marcel Dekker(1995).
231) 厚生省：第六次改定日本人の栄養所要量－食事摂取基準－(1999).
232) Lewis, C.J., et al. : *Am. J. Clin. Nutr.*, **70**, 198(1999).
233) 橋詰直孝：サプリメントの基礎知識，薬事日報社(2002).
234) 科学技術庁資源調査会：五訂日本食品標準成分表，大蔵省印刷局(2000).
235) Traub, W. : *Nature*(London), **178**, 649(1956).
236) Trotter, J., Hamilton, J.A. : *Biochemistry*, **5**, 173(1966).
237) Dakushinamurti, K., Desjardins, P.R. : *Can. J. Biochem.*, **46**, 1261(1968).
238) Dakushinamurti, K., et al. : *Can. J. Biochem.*, **48**, 493(1970).
239) Kopinski, J.S., et al. : *Br. J. Nutr.*, **62**, 767(1989).
240) Scholtisek, J., et al. : *Br. J. Nutr.*, **64**, 715(1990).
241) Sydenstricker, V.P., et al. : *JAMA*, **118**, 1199(1942).
242) Green, N.M. : *Adv. Protein Chem.*, **29**, 85(1975).
243) Spencer, R.P., Brody, K.R. : *Am. J. Physiol.*, **206**, 653(1964).
244) Zempleni, J., Mock, D.M. : *Proc. Soc. Exp. Biol. Med.*, **223**, 14(2000).
245) Mock, D.M., et al. : *J. Nutr.*, **118**, 342(1988).
246) Watanabe, T., Endo, A. : *J. Nutr.*, **119**, 255(1989).
247) Watanabe, T. : *J. Nutr.*, **113**, 574(1983).
248) Watanabe, T., Endo, A. : *Teratology*, **30**, 91(1984).
249) Velazquez, A., et al. : *Eur. J. Clin. Nutr.*, **44**, 11(1990).
250) Mock, N., et al. : *Am. J. Clin. Nutr.*, **65**, 951(1997).
251) Barness, L., Oski, F. : Advances in Pediatrics, p.1, Medical Book Publishers(1991).
252) Wolf, B., Feldman, G.L. : *Am. J. Hum. Genet.*, **34**, 699(1982).
253) Zempleni, J., Mock, D.M. : *J. Nutr. Biochem.*, **10**, 128(1999).
254) Souci, S.W., et al. : Food Composition and Nutrition Tables, Medpharm(2000).
255) Wolf, B., et al. : *Ann. New York Acad. Sci.*, **447**, 252(1985).
256) Clevidence, B., et al. : *Nutr. Res.*, **8**, 1109(1988).
257) Bitsch, R., et al. : *Int. J. Vitam. Nutr. Res.*, **59**, 65(1989).
258) Zempleni, J., Mock, D.M. : *Am. J. Clin. Nutr.*, **69**, 504(1999).
259) 厚生省：第六次改定日本人の栄養所要量－食事摂取基準－(1999).
260) 科学技術庁資源調査会：五訂日本食品標準成分表，大蔵省印刷局(2000).
261) 橋詰直孝：サプリメントの基礎知識，薬事日報社(2002).

第6章 ミネラル

われわれ人間は水産食品を貴重な食料源として利用しており、その水産食品には多くの種類のミネラルが含まれている．水産食品に含まれるミネラルの大部分は、その生育環境である海水，淡水に含まれるミネラルに起因する．時として水産食品に含まれる微量元素は、海水や淡水の汚染によりその体内に取り込まれていることも考えられる．分析技術の進歩により、多くの微量元素の測定が可能となったが，生体に必須の元素と，汚染による元素の判断がついていない元素も存在する．また，これまで有害な元素とされてきたものが，生体調節にかかわっていると確認されることもあり，今後さらに多くの微量元素の機能が明らかにされていくものと思われる．

本章では多くの栄養素のうち、ミネラルをとりあげる．人間が生きていくためには何種類のミネラルが必要なのであろうか．実際に人体を分析すると，自然界に存在するほとんどのミネラルが検出されるという．しかし、それらのすべてのミネラルが人体に必須のものとは限らない．「第六次改定日本人の栄養所要量 食事摂取基準」ではカルシウム，鉄，リン，マグネシウム，カリウム，銅，ヨウ素，マンガン，セレン，亜鉛，クロム，モリブデン，ナトリウム（食塩として）の13種類のミネラルについての食事摂取基準が示されている[1]．アメリカ，カナダの食事摂取基準（dietary reference intakes；DRIs）では、これら13種類に加え、フッ素の摂取基準も示されている[2]．コバルトもビタミン B_{12} の成分として必須のミネラルである．他に、ケイ素，スズ，ニッケル，バナジウム，鉛，カドミウム，ヒ素などの必須性も検討されている[3]．

ここでは「第六次改定日本人の栄養所要量 食事摂取基準」に記載されているミネラルを中心に，各ミネラルの消化管での吸収・代謝および生理機能などについて解説する．

第6章 ミネラル

本章では，とりあげる元素すべてを広義の意味での「ミネラル」としている．しかし，ナトリウム，マグネシウム，リン，イオウ，塩素，カリウム，カルシウム，鉄をミネラルと表現し，体内に含まれる鉄の量あるいはそれ以下の量の元素を微量元素（trace element）と表現する場合もある．体内に含まれるミネラルを表6.1に示した．

表6.1 人体中の元素濃度

	元素	体内存在量(%)	体重70kgのヒトの体内存在量	体重1kg当りの体内濃度
多量元素	O	65.0	45.5 kg	650 mg/kg 体重
	C	18.0	12.6	180
	H	10.0	7.0	100
	N	3.0	2.1	30
	Ca	1.5	1.05	15
	P	1.0 (98.5%)	0.70	10
少量元素	S	0.25	175 g	2.5 mg/kg 体重
	K	0.20	140	2.0
	Na	0.15	105	1.5
	Cl	0.15	105	1.5
	Mg	0.15 (99.4%)	105	1.5
微量元素	Fe		6	85.7 μg/kg 体重
	F[*1]		3	42.8
	Si[*1]		2	28.5
	Zn[*2]		2	28.5
	Sr[*1]		320 mg	4.57 μg/kg 体重
	Rb		320	4.57
	Pb[*1]		120	1.71
	Mn[*2]		100	1.43
	Cu[*2]		80	1.14
超微量元素	Al		60	857 ng/kg 体重
	Cd		50	714
	Sn[*1]		20	286
	Ba		17	243
	Hg		13	186
	Se[*2]		12	171
	I[*2]		11	157
	Mo[*2]		10	143
	Ni[*1]		10	143
	Cr[*2]		2	28.5
	As[*1]		2	28.5
	Co[*2]		1.5	21.4
	V[*1]		1.5	21.4

（注）　*1　実験用哺乳動物で必須性が明らかにされている微量元素．
　　　*2　ヒトにおいて必須性が認められている微量元素．
「生体微量元素」桜井　弘，田中英彦編，廣川書店，1994より．

6.1 カルシウム

人体に含まれるカルシウムは成人男性で約 1 000 g, 成人女性では約 700 g であり, その 99 % は骨に含まれている. 残り 1 % 以下の微量のカルシウムが, 生体内のさまざまな機能を調節するために重要な働きをしている[4] (表 6.2).

現在, わが国のカルシウム所要量は成人では 1 日 600 mg とされている[1]. 2001 年の国民栄養調査の結果では, 国民 1 人当りの平均摂取量は 550 mg である[5]. わが国では土壌中のカルシウムが少ないこと, 欧米に比較し牛乳・乳製品の摂取量が少ないことなどからカルシウムの摂取量は少なく, 骨粗鬆症発症との関連が示唆されている.

表 6.2 カルシウムと生体機能[4]

① 細胞の分裂・増殖・分化
② 精子, 貪食細胞の運動
③ 貪食
④ 外分泌 (唾液, 胃液, 膵液など)
⑤ 内分泌 (各種ホルモン)
⑥ 抗原の認識と抗体の分泌
⑦ 網膜細胞の感光
⑧ 神経細胞の興奮
⑨ 骨格筋, 心筋, 平滑筋の収縮
⑩ 血液の凝固

6.1.1 消化管での吸収

カルシウムの代謝を考えるためには, 消化管からの吸収, 骨形成と骨吸収, 腎臓からの排泄について検討することが必要である. 図 6.1 に摂取したカルシウムの動きを示した[6]. 一般にカルシウムは, 消化管からの吸収率が比較的低いミネ

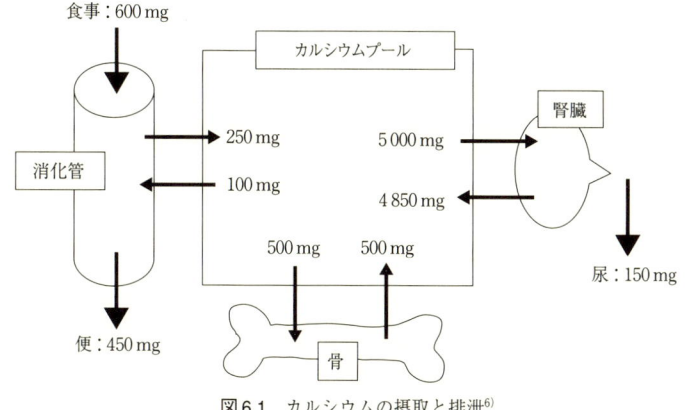

図 6.1 カルシウムの摂取と排泄[6]

ラルである．表6.3にはカルシウム吸収に関与する因子を示した[7]．カルシウムの吸収には，食品側の因子と生体側の因子がかかわっている．生体側の因子では，吸収を促進するのは副甲状腺ホルモンなどの内分泌因子，成長期や妊娠・授乳期などのライフステージ，運動や日光浴などの生活習慣があげられる．吸収を阻害するものは不動，閉経，高齢化，ある種の疾病などがあげられる．食品側の因子では，吸収を促進するものはカゼインホスホペプチド（casein phosphopeptide；CPP），乳糖，ビタミンD，適量のタンパク質摂取，オリゴ糖など，吸収を阻害するものはシュウ酸，フィチン酸，食物繊維，過剰のリンの摂取などがあげられる．アルコールやカフェインも過剰に摂取すると吸収を阻害するといわれている．水産食品では特にビタミンDを多く含む食品があり，カルシウムの吸収を促進すると思われる．

　牛乳・乳製品はカルシウム含量も多く，その吸収率もよいことが知られている．水産食品のカルシウムの吸収率についての報告は少ないが，われわれが行った，日本人若年女性を対象とした試験では，牛乳のカルシウムの見掛け吸収率39.8％に対して，小魚（ワカサギ，イワシ）のカルシウムの吸収率は32.9％であった．ちなみに野菜（小松菜，オカヒジキ，モロヘイヤ）では19.2％であった．これらの吸収率の違いは，先に述べたカルシウム吸収に関与する因子によるものと考えられる[8]（表6.4）．

表6.3　日常生活でのカルシウムの吸収に関与する因子[7]

	吸収を促進する因子	吸収を抑制する因子
食物側の因子	カゼインホスホペプチド（CPP） 乳糖 ビタミンD オリゴ糖 タンパク質	シュウ酸 フィチン酸 食物繊維 過剰のリン アルコール，カフェイン，喫煙
生体側の因子	成長期，妊娠・授乳期 運動 日光浴 副甲状腺ホルモン 成長ホルモン	不動 閉経 高齢化 糖尿病，腎障害，肝障害など

表6.4　食品および食品群別のカルシウムの見掛けの吸収率[8]

	牛乳	小魚	野菜
平　均	39.8	32.9	19.2
標準偏差	7.7	8.4	10.8

6.1.2 生理機能

カルシウムがさまざまな生理機能にかかわっていることは先にも述べたが（表6.2），これらの生理機能は細胞の情報伝達により行われる．

図6.2に体内のカルシウム分布を示した．これを見ると，体内のカルシウム分布が非常に偏っていることがわかる．最も厳格に維持されているのは血清あるいは細胞外液中のカルシウムイオンであり，その値は約1mMである．骨にはその10 000倍のカルシウムが，細胞内にはその1/10 000のカルシウムイオンが存在する．血清のカルシウムイオン濃度が少しでも低下すると，副甲状腺ホルモン（PTH）が分泌され，骨からカルシウムが動員される．

細胞膜は細胞内外のカルシウムイオン濃度を一定に保っている．藤田は「細胞膜の最も重要な役割は，細胞の内外の環境をはっきりと区別すること，すなわち細胞内のカルシウムの真空状態ともいえる低い濃度を，きわめて高い細胞外液の濃度に対して一定に保つことにある．このため細胞膜はカルシウム関門を備えて，必要な場合だけカルシウムに対して門を開く．一方細胞内のカルシウムは，カルシウムポンプで絶えず外に汲み出す．細胞の中にもいくつかの小器官（小胞体・

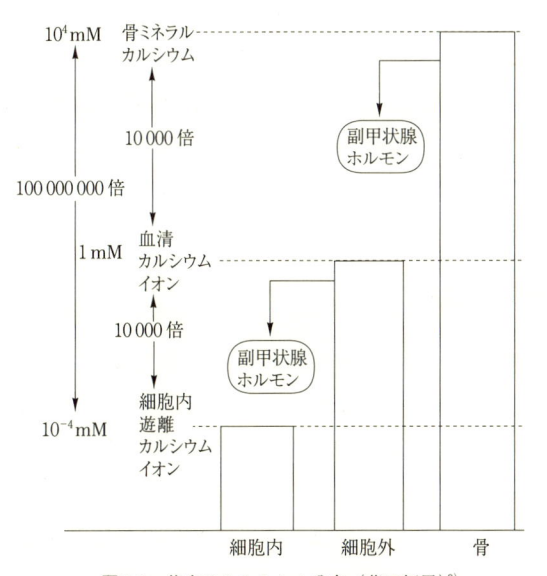

図6.2 体内のカルシウム分布（藤田拓男）[9]

ミトコンドリア等）があって，その中には細胞外液に近い濃度のカルシウムが含まれており，したがって小胞体などの膜も細胞膜と同様に細胞質内遊離カルシウムイオンを増加させないようにする働きをもつ．相接するコンパートメントの間の大きなカルシウム濃度の落差とこれに伴う緊張がカルシウムによる情報伝達の鍵であるといえる」と述べている[9]．すなわち，このカルシウム分布の偏りこそが生理機能に最も重要なのである．

6.1.3 カルシウムと高血圧，大腸がん

カルシウムは骨粗鬆症以外にも多くの疾患にかかわっているというエビデンスが示されている．例えば，カルシウム摂取が血圧を低下させることが報告されている[10),11)]．また，カルシウム摂取と大腸がんに関しても，カルシウムの摂取が多いと大腸がんの発生が抑えられることが報告されている．これは，発がんプロモーターである大腸内の胆汁酸，脂肪酸とカルシウムが不溶性の塩を形成し排泄されるためと考えられている[12]．

6.2 鉄

鉄はヘモグロビンの構成成分として，酸素の運搬に重要な働きをしている．鉄の摂取不足は鉄欠乏性貧血の原因となる．鉄欠乏性貧血は女性に多いが，これは月経による出血，妊娠，分娩による鉄需要の増加などがあるためである．貧血の症状が現れる前の，鉄の貯蔵が少ない状態，すなわち潜在性の鉄欠乏状態にある女性も多く，栄養学上の重要な問題である．

6.2.1 消化管での吸収

摂取した鉄の消化管での吸収率は低く，10％程度である[13]．食品中の鉄の存在形態はヘム鉄，非ヘム鉄の2種類があり，ヘム鉄のほうが吸収はよいとされている．一例をあげると，ヘム鉄の吸収率が37％であるのに対して，非ヘム鉄の吸収率は5％程度という報告がある[14]．ヘム鉄は，ヘモグロビン，ミオグロビンに由来するもので，魚，肉類に含まれる．これらの食品に含まれる鉄の約40％がヘム鉄と考えられる[15]．食事として摂取される鉄の約90％が非ヘム鉄である

と報告されている[16),17)]．非ヘム鉄の吸収は，ビタミンC，meat factor，有機酸により促進される[13)]．

6.2.2 代謝と機能

生体内での鉄の代謝を考える場合には，貯蔵鉄，輸送鉄，機能鉄の三つについて考えることが必要である．鉄は，フェリチンとヘモシデリンという二つのタンパク質に結合する形で貯蔵されている．体内の鉄は肝臓，脾臓，骨髄，筋肉に貯蔵され，生体の需要に応じて動員される．近年では血清フェリチン濃度を測定することにより，鉄の貯蔵状態を推定することが可能となり，鉄の栄養状態評価の有用な方法として利用されている．

生体内での鉄の輸送は，鉄輸送タンパク質であるトランスフェリンにより行われている．機能鉄としてヘムタンパク質があり，このヘムタンパク質をもったタンパク質として，ヘモグロビン，ミオグロビン，シトクロムがある．ヘモグロビンは赤血球に含まれ，酸素を運搬するタンパク質である．ミオグロビンは筋肉に存在し，筋肉で必要な酸素の輸送，貯蔵にかかわっている．シトクロムはミトコンドリアの電子伝達系に関与し，エネルギー代謝，呼吸に重要な働きをしている．体内に含まれる鉄の65％がヘモグロビン，3～5％がミオグロビン，0.3％が細胞内の鉄含有酵素，残りの30％が貯蔵鉄，輸送鉄である[13)]．

その他，鉄を含む多くの酵素が存在している．

6.2.3 血清フェリチンと潜在性鉄欠乏

フェリチンは鉄の貯蔵タンパク質の一つである．貧血，鉄栄養状態の評価にはヘモグロビン濃度が用いられる場合が多いが，ヘモグロビン濃度が低下していなくてもフェリチンが低値を示す場合があり，その状態を潜在性の鉄欠乏状態と呼ぶ．女子大学生を対象としたわれわれの調査では，血清フェリチン値が10 ng/mL未満の者が約30％存在していた．ヘモグロビン濃度が12g/dL未満の者は7％であり，潜在的に鉄欠乏状態の者が多いことがわかる[18)]．若い女性で潜在性の鉄欠乏状態の者は，妊娠時に貧血を発症する場合が多いと考えられる．

6.2.4 鉄の過剰摂取

鉄欠乏は世界的に見ても重要な栄養学的問題である．鉄が不足している，あるいは不足していると考えられる場合には，鉄剤等で鉄を投与する場合が多い．一方，鉄は過剰に摂取した場合には毒性を有する．多量の鉄剤を服用した場合の急性毒性についてはよく知られているが，近年体内の鉄貯蔵が多い場合にがんや心臓血管疾患の発生が多くなる可能性が指摘されている．これは鉄が酸化還元反応にかかわるミネラルのため，体内の過酸化物質生成と関連しているからである[19]．

6.3 リン

リンは生体の基本的構成成分であり，特に細胞膜の構成成分であるリン脂質や，ATPのような重要な物質の成分である．さらに，DNAやRNA分子にもリン酸の形で含まれている．

骨には体内のリンの約85％がハイドロキシアパタイト（$Ca_{10}(PO_4)_6(OH)_2$）の形でカルシウムとともに存在している．

6.3.1 消化管での吸収

リンの出納は，食事からの摂取量と小腸における吸収，腎尿細管の再吸収により調節されている（図6.3）．リンの小腸での吸収率は60～70％と報告されてお

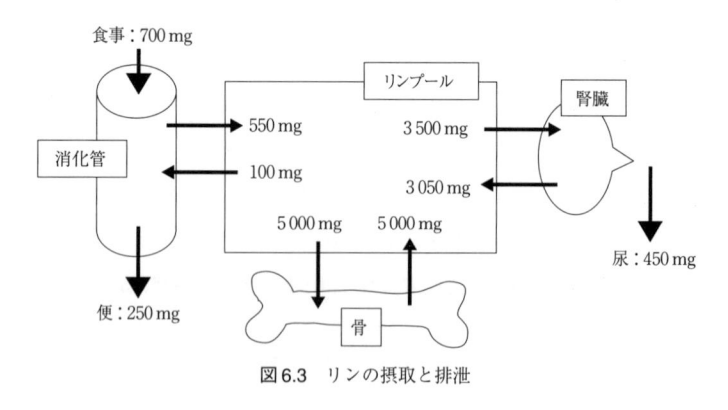

図6.3 リンの摂取と排泄

6.3 リン

表6.5 主な水産食品のカルシウム：リン比

食品名	カルシウム(mg)	リン(mg)	Ca：P
ヒジキ・干しヒジキ	1400	100	14.00
タニシ－生	1300	140	9.29
コンブ・マコンブ－素干し	710	200	3.55
乾燥ワカメ－素干し	780	350	2.23
アオノリ－素干し	720	380	1.89
シジミ－生	130	86	1.51
湯通し塩蔵ワカメ－塩抜き	42	31	1.35
ハマグリ－生	130	96	1.35
カキ・養殖－生	88	100	0.88
サツマイモ－生	40	46	0.87
アサリ－生	66	85	0.78
カニ・ズワイガニ－生	90	170	0.53
アマノリ・焼きノリ	280	700	0.40
エビ・ブラックタイガー・養殖－生	67	210	0.32
イワシ・マイワシ－生	70	230	0.30
カニ・毛ガニ－生	61	260	0.23
カニ・タラバガニ－生	51	220	0.23
カレイ・マガレイ－生	43	200	0.22
エビ・シバエビ－生	56	270	0.21
サンマ－生	32	180	0.18
エビ・クルマエビ・養殖－生	41	310	0.13
アジ・マアジ－生	27	230	0.12
ホタテガイ－生	22	210	0.10
タコ・マダコ－生	16	160	0.10
シロサケ－生（切り身）	14	240	0.06
マダイ－天然－生	11	220	0.05
マダイ－養殖－生	11	240	0.05
サバ・マサバ－生	9	230	0.04
マグロ・クロ・脂身－生（切り身）	7	180	0.04
イカ・ヤリイカ－生	10	280	0.04
マグロ・クロ・赤身－生（切り身）	5	270	0.02
小松菜・葉－生	170	45	3.78
キャベツ・結球葉－生	43	27	1.59
普通牛乳	110	93	1.18
木綿豆腐	120	110	1.09
ホウレンソウ・葉－生	49	47	1.04
温州ミカン・砂じょう・普通－生	15	15	1.00
キュウリ・果実－生	26	36	0.72
絹ごし豆腐	43	81	0.53
糸引納豆	90	190	0.47
大豆・国産－乾	240	580	0.41
リンゴ－生	3	10	0.30
鶏卵・全卵－生	51	180	0.28
めし・精白米（水稲）	3	34	0.09
ジャガイモ－生	3	40	0.08
コメ・精白米（水稲）	5	94	0.05
シイタケ・生シイタケ－生	3	73	0.04
ニワトリ・若鶏・もも，皮つき－生	5	160	0.03
乳用肥育牛・かたロース・脂身つき－生	4	140	0.03
ブタ・大型種・ロース・脂身つき－生	4	180	0.02

（注）カルシウム，リンの数値は可食部100g当り．
科学技術庁資源調査会編「五訂日本食品標準成分表」より作成．

り[20),21)]，主に受動拡散によるものと考えられている[20)]．

リンとカルシウムの摂取比率が問題にされることがある．これはカルシウム摂取量に対してリンの摂取が多すぎると，消化管内でリンとカルシウムが結合し，不溶性の塩を形成し，カルシウムの吸収が悪くなるということが考えられるためである．しかし，その影響はないとする報告もある[22),24)]．

主な水産食品のカルシウム：リン比を表 6.5 に示した．ただし，われわれは通常は食事として摂取するのであるから，食品単独の数値を問題にしすぎることはよくない．カルシウム：リン比を問題にするのであれば，食事全体で評価すべきである．

6.3.2 代謝と機能

リンは先にも述べたように，生体の基本的構成成分であり，糖質代謝をはじめ多くの代謝にもかかわっている．例えば，グルコースは解糖系に入る際にリン酸化を受けなければならない．

リンは動物性食品，植物性食品のいずれにも含まれており，欠乏することは少ない．むしろ摂取過剰が懸念されている．近年，食品添加物としてリン酸が使用されることが多く，アメリカでは 1990 年には食品添加物からのリン摂取は 1 人当り 1 日 470 mg と報告されている[25)]．日本でのデータはほとんどないが，近年の食生活の変化から，多くのリンを摂取しているものと考えられる[21)]．2001 年度国民栄養調査からリンの摂取量が報告されている．それによれば，国民 1 人 1 日当りのリン摂取量は 1 057 mg，20 歳以上の男性で 1 143 mg，女性で 992 mg である[26)]．ただし，この数値には加工食品等に添加されているリンは加算されておらず，実際の摂取量はもう少し多いと考えられる．

6.4 マグネシウム

マグネシウムは多くの酵素の活性化に関与している．また生体のマグネシウムの約 50〜60％は骨に存在している．近年，マグネシウムの慢性的な欠乏が心臓血管障害，骨粗鬆症，糖尿病などと関係していることが示唆され，研究が進んでいる[27)]．

6.4.1 消化管での吸収

マグネシウムの出納も，食事からの摂取量と小腸における吸収，腎尿細管の再吸収により調節されている．成人では，マグネシウムの小腸での吸収率は 20 ～ 70 % と報告されている[27]．マグネシウムの吸収はカルシウムと同様，ビタミン D により促進される[28]．

6.4.2 代謝と機能

マグネシウムは，エネルギー代謝にかかわるアデノシントリホスファターゼ（ATPase）をはじめ，300 種類以上の酵素反応に関与しているといわれている[28]．

われわれのエネルギー代謝に重要な働きをする酵素の一つである ATPase は，ATP がマグネシウムと結合することにより作用する．さらに，ナトリウムカリウムポンプが働く際には ATPase が必要なことから，ナトリウム，カリウムの代謝にはマグネシウムが関与していることになる．

マグネシウム摂取量，およびマグネシウムとカルシウムの摂取比と虚血性心疾患との間には関係があるといわれてきた．近年のマグネシウムと心臓血管疾患についての疫学的報告によれば，マグネシウム摂取量と虚血性の発作との間には負の相関関係がある[29]，血清マグネシウム濃度が低いと高血圧の発症率が高くなる[30]，などの報告がある．これらのことから，マグネシウム摂取量は虚血性心疾患のリスクと負の相関があるとされている[31]．

6.5 ナトリウム

6.5.1 細胞外液と海水

ナトリウムは細胞外液の代表的なミネラルであり，細胞外液の浸透圧と細胞外液量の維持に重要な働きをしている．図 6.4 に体液のイオン組成[32]，表 6.6 に海水のイオン組成を示した[33]．これらからわかるように，細胞外液と海水のミネラルの割合は非常によく似ている．生命は海で誕生し，陸に上がる際には，本来生体外にあった環境を生体内部に持ち込んだともいえよう．そして，その内部環境

第6章 ミネラル

表6.6 海水と体液のミネラル組成[33]

	海　　水	細胞外液
Na	44.0	29.0
K	1.0	1.0
Ca	1.8	0.6
Mg	10.1	0.6
Cl	51.0	23.2
SO_4	3.0	0.2
HCO_3	1.0	0.6
PO_4	0.2	0.4

(注) 数値はKを1.0としたときの比率.

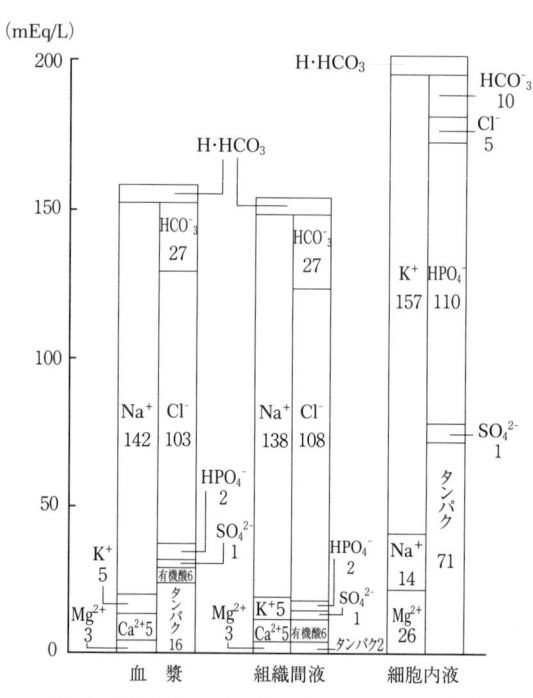

図6.4 体液区分のイオン組成 (Gamble, J. L.の柱)[32]

の恒常性を維持することが生物にとって最も大切なことなのである.

ナトリウムは主に食塩の形で摂取される. われわれ日本人は食塩の摂取量が多く, 高血圧症との関連が検討されている.

6.5.2 消化管での吸収, 代謝と機能

ナトリウムイオンは, 塩素イオンとともに細胞外液の量を決定する重要なミネラルである. 体内のナトリウム量の調節は腎臓により行われる.

ナトリウムの吸収率は高く, 摂取したナトリウムのほとんどすべてが吸収されると考えられている[34]. 10.5 gの食塩を摂取した場合, 尿中へ10 g, 便中へ0.25 g, 汗として0.25 gが排泄され, 出納が維持される[35]. ナトリウムは摂取量と排泄量の間に出納がとれており, 摂取量が多い場合には尿中排泄量が多くなり, 摂取量が減少すると尿中排泄量も減少する. このため, 尿中排泄量からナトリウム

摂取量を推定する試みが行われている．ナトリウム摂取と血圧に関しては，ナトリウムを多く摂取しても血圧が上昇しない人と，ナトリウム摂取により血圧が上昇する人がいることから，個人ごとの感受性の問題が検討されている[34]．

6.6 カリウム

6.6.1 細胞内液

カリウムは細胞内液の重要なミネラルである．細胞内液の浸透圧の維持，酸・塩基平衡の調節，心筋の脱分極および収縮，筋肉の収縮，糖代謝などにかかわっている．また，多くの酵素の活性化にもカリウムが関与している．

6.6.2 消化管での吸収，代謝と機能

カリウムは多くの食品に含まれており，摂取量の不足が問題となることは少ない．摂取したカリウムもその約90％が小腸から吸収される[36]．一方，カリウムの排泄は主に腎臓を通して行われる．

カリウム摂取は体内のナトリウム代謝に影響を与えると考えられている．すなわち，カリウムは尿細管でのナトリウム再吸収を抑制し，尿中へのナトリウム排泄を促進する効果がある．

「第六次改定日本人の栄養所要量　食事摂取基準」によれば，ナトリウム：カリウム比は2以下が適正であると記載されている．水産食品のナトリウム：カリウム比を表6.7に示したが，野菜などに比較するとナトリウムの割合が大きいことがわかる．調味料によるナトリウムの添加を考えると，さらにこの比は大きくなることが考えられる．ナトリウム摂取量を減らすには，主に調味料として添加されるナトリウムの量を考慮することが重要である．

6.6.3 ナトリウム，カリウムと血圧

食塩の過剰摂取が高血圧と関連していると指摘されている．世界規模で行われたIntersalt Studyでは，食塩摂取量が3g以下の集団では血圧が低いことが示さ

第6章　ミネラル

表6.7　主な水産食品のナトリウムとカリウムの比

食品名	ナトリウム(mg)	カリウム(mg)	Na：K
湯通し塩蔵ワカメ－塩抜き	540	12	45.00
アサリ－生	870	140	6.21
ハマグリ－生	780	160	4.88
アオノリ－素干し	3400	770	4.42
カキ・養殖－生	520	190	2.74
乾燥ワカメ－素干し	6600	5200	1.27
カニ・タラバガニ－生	340	280	1.21
シジミ－生	73	66	1.11
ホタテガイ－生	320	310	1.03
カニ・ズワイガニ－生	310	310	1.00
タコ・マダコ－生	280	290	0.97
エビ・シバエビ－生	250	260	0.96
エビ・ブラックタイガー・養殖－生	150	230	0.65
サンマー生	130	200	0.65
カニ・毛ガニ－生	220	340	0.65
イカ・ヤリイカ－生	170	300	0.57
コンブ・マコンブ－素干し	2800	6100	0.46
サバ・マサバ－生	140	320	0.44
エビ・クルマエビ・養殖－生	170	430	0.40
イワシ・マイワシ－生	120	310	0.39
カレイ・マガレイ－生	110	330	0.33
タニシ－生	23	70	0.33
アジ・マアジ－生	120	370	0.32
ヒジキ・干しヒジキ	1400	4400	0.32
マグロ・クロ・脂身－生（切り身）	71	230	0.31
アマノリ・焼きノリ	530	2400	0.22
シロサケ－生（切り身）	66	350	0.19
マグロ・クロ・赤身－生（切り身）	49	380	0.13
マダイ－天然－生	55	440	0.13
マダイ－養殖－生	56	470	0.12
鶏卵・全卵－生	140	130	1.08
普通牛乳	41	150	0.27
ニワトリ・若鶏・もも，皮つき－生	59	270	0.22
乳用肥育牛・かたロース・脂身つき－生	50	260	0.19
ブタ・大型種・ロース脂身つき－生	42	310	0.14
木綿豆腐	13	140	0.09
絹ごし豆腐	7	150	0.05
めし・精白米（水稲）	1	29	0.03
小松菜・葉－生	15	500	0.03
キャベツ・結球葉－生	5	200	0.03
ホウレンソウ・葉－生	16	690	0.02
米・精白米（水稲）	1	88	0.01
サツマイモ－生	4	470	0.01
シイタケ・生シイタケ－生	2	280	0.01
温州ミカン・砂じょう・普通－生	1	150	0.01
キュウリ・果実－生	1	200	0.01
糸引納豆	2	660	0.00
ジャガイモ－生	1	410	0.00
大豆・国産－乾	1	1900	0.00
リンゴ－生	0	110	0.00

(注)　ナトリウム，カリウムの数値は可食部100g当り．
　　　科学技術庁資源調査会編「五訂日本食品標準成分表」より作成．

れている[37),38)]．一方，食塩の感受性には個人差があることも知られている[34)]．日本の食生活では食塩を多く摂取するため，今後は遺伝子レベルでの解析が進み，個人ごとの減塩指導が行われるようになると思われる．

一方，高血圧の発症にカリウムが関与しているという報告も多い[39)]．カリウム摂取量と血圧の間には負の相関があると報告されている[40)]．Intersalt Study でも24時間尿中のカリウム排泄量と血圧の間に負の相関があることが示されている[37)]．

血圧の低下がカリウム単独の効果であるのか，ナトリウムとカリウムの比によるものかは明らかにされていないが，アメリカでは1日3500 mgのカリウム摂取が高血圧の予防に望ましいとしている[41)]．わが国では「第六次改定日本人の栄養所要量　食事摂取基準」において，ナトリウムとカリウムの比を2以下にすることが望ましいとしている[1)]．

6.7　銅

6.7.1　分布

エビやカニなどの甲殻類，イカやタコなどの軟体動物の血液は，銅含有の青色色素であるヘモシアニン（hemocyanin）を含んでいる．ヘモシアニンはヘモグロビンと同様，酸素の運搬を行っている．

6.7.2　消化管での吸収，代謝と機能

摂取した銅の吸収率は55〜75％と報告されている[42)]．しかし，吸収率は摂取量により異なり，摂取量が少ない場合には吸収率は高く，反対に摂取量が多い場合には吸収率は低くなる．このことにより出納を保っている．亜鉛の過剰摂取[43)]，アスコルビン酸の過剰摂取は銅の吸収を抑制するといわれている[44)]．

銅の排泄は胆汁を介して行われ，大部分が便中へ排泄される．

銅は筋肉，肝臓，脳に多く分布している[45)]．

銅はエネルギー代謝にかかわる酵素をはじめ，多くの酵素にとって必須の栄養素である．そのなかには，抗酸化作用を示すスーパーオキシドジスムターゼ（SOD）や銅の輸送タンパク質であるセルロプラスミンが含まれる．セルロプラ

スミンは，鉄の代謝にもかかわっていることが知られている．

6.7.3 銅と骨粗鬆症

骨粗鬆症の予防に銅が重要な働きをしている可能性が示されている．例えば，大腿骨頸部骨折の患者では血清の銅濃度が有意に低値を示していた[46]．また，閉経後の女性で腰椎の骨密度がカルシウム摂取量とともに血清の銅濃度と相関していた[47]．これらのことから，銅の摂取が骨量減少を抑える可能性があることが検討されている．

骨にはカルシウム，リン，マグネシウムなどに代表されるミネラルとともに，コラーゲンが重要である．コラーゲンは骨の強度，質に関係していると考えられる[48]．銅はこの骨のコラーゲン代謝に関与していると考えられている．

6.8 ヨウ素

6.8.1 所要量

ヨウ素は世界的に見た場合，欠乏症が起こりやすいミネラルである．海から離れた内陸地方では特に欠乏症が多い．欠乏時には甲状腺腫が見られる．しかし，わが国ではヨウ素欠乏による甲状腺腫は報告されておらず，むしろ過剰症が報告されている．これは，ヨウ素が水産食品，特にコンブなどの海藻に多く含まれており，日本人はこれら海藻を日常的に摂取しているためである．したがって，わが国ではヨウ素の必要量を策定する根拠となる報告がないのが現状である．国際的には欠乏症を起こしやすいミネラルであるため，必要量について検討されている．アメリカではヨウ素の所要量は成人で $150\,\mu g$ とされている．また，許容上限摂取量は成人で $1100\,\mu g$ である[49]．

6.8.2 消化管での吸収，代謝と機能

摂取されたヨウ素は，ほぼ100％が小腸から吸収される[50]．

現在わが国で発表されている「五訂日本食品標準成分表」には，ヨウ素の含量は示されていない．1959年に発表された桂らの報告を表6.8に示す[51]．コンブ，

ワカメ等の海藻類，魚類には多くのヨウ素が含まれている．われわれ日本人は，ヨウ素の約80％を海藻類から摂取していると考えられている[52]．

体内のヨウ素の70～80％は甲状腺に含まれている[52]．

ヨウ素は甲状腺ホルモン（サイロキシン，thyroxine，T_4），トリヨードサイロニン（triiodothyronine，T_3）の構成要素である．甲状腺ホルモンは，細胞の活動，成長などにかかわる多くの機能を有している．

ヨウ素の欠乏により甲状腺腫が見られる．クレチン病の原因となる場合もある．ヨウ素の過剰によっても甲状腺腫が発症する．また，バセドウ病（甲状腺機能亢進症）もヨウ素の摂取が多い場合には，症状が悪化する危険性があるとされている．

表6.8 食品中のヨウ素含有量[51]

(μg/100g)

食品名	ヨウ素量	食品名	ヨウ素量	食品名	ヨウ素量
コンブ	130 000	マーガリン	85	牛肉	16
ワカメ	7 800	大豆	79	タマネギ	8.4
のり	6 000	ごま	58	キャベツ	7.8
寒天	1 400	卵黄	48	牛乳	6.0
イワシ	268	白米	39	ジャガイモ	2.6
サバ	247	タイ	36	ハクサイ	1.5
カツオ	198	豚肉	18	ダイコン	0.5
ブリ	152	パン	17		

6.9 マンガン

6.9.1 分布

マンガンは地殻中に多く含まれる元素である．一般に動物よりも植物に多く含まれ，ヒトでの含量は12～20 mgと非常に少ない[53]．

6.9.2 消化管での吸収，代謝と機能

マンガンは，アルギナーゼ，ピルビン酸カルボキシラーゼ，マンガンスーパーオキシドジスムターゼの構成成分である．その他多くの酵素のcofactorとして機能している．

第6章　ミネラル

ヒトでのマンガン欠乏症に関しての研究は少ない．
マンガンの吸収率は非常に低く，5％以下と推定されている[54]．

6.10　セレン

6.10.1　欠乏症と過剰症

セレンは中国克山地方の風土病（克山病；Keshan 病）の原因として注目されてきた．すなわち，中国の克山地方は土壌中のセレンが非常に少なく，この地方の人々に心筋の壊死性変化を伴う心疾患を特徴とした風土病が存在し，これはセレンの摂取不足が原因と考えられている[55]．一方，セレンは毒性の非常に強い元素であり，過剰摂取により中毒を起こすこともある．

6.10.2　消化管での吸収，代謝と機能

セレンの吸収率は約80％と報告されている[55]．大部分は腎臓から排泄される．セレンは動物性食品，植物性食品を問わず多くの食品から供給されるが，なかでも穀類，水産食品はよい供給源となる．鈴木らが報告している日本人のセレン摂取量を表6.9に示した[56]．1日当りのセレン摂取量は104 μg で，そのうちの約18％が水産食品由来である．

セレンはグルタチオンペルオキシダーゼの成分として重要である．グルタチオンペルオキシダーゼは抗酸化作用を有し，活性酸素の除去を行っていると考えられている．適正なセレン摂取は，酸化ストレスを防ぐために重要であろう．

セレンには，このほか多くの生理作用があることが発見されている．セレンは含硫アミノ酸であるシステインに結合した形（セレノシステイン SeCys）でタンパク質に取り込まれている場合に，含セレンタンパク質と呼ばれ，生理機能をもつことが知られている[57]．

がん患者では血清のセレン濃度が低いことや，セレンの摂取量とがんの発生に負の相関があることなどから，セレンとがんについて関心が高い[58]．しかし，セレンは毒性が強く，過剰の摂取は危険である．近年，セレンを含むサプリメントが市販されているが，その使用には専門家のアドバイスが必要であろう．現在の

表6.9 日本人のセレン摂取量（国民栄養調査結果と人為的に設定した食品のセレン含量から推定）[56]

食　品	摂取量 (g/日)*	セレン濃度 (μg/g)	セレン摂取量 (μg/日)	食　品	摂取量 (g/日)*	セレン濃度 (μg/g)	セレン摂取量 (μg/日)
穀　類				野　菜　類			
米	216.1	0.05	10.8	緑黄色野菜	73.9	0.01	0.7
小　麦　類				その他野菜類	178.1		
小　麦　粉	6.0	0.04	0.5	き　の　こ　類	9.7	0.005	0.05
パ　　　ン	47.0	0.15	7.2	海　草　類	5.6	0.05	0.3
麺　　　類	37.3	0.30	11.2	嗜好飲料類，調味			
その他穀類	1.5	0.10	0.2	料および香辛料類	113.4	0.02	2.3
種　実　類	1.4	0.19	0.3	魚　介　類			
い　　も　　類	63.2	0.002	0.1	生　魚	39.6	0.40	15.8
砂　糖　類	11.2			塩蔵，乾物，			
菓　子　類	22.8	0.04	0.9	および加工品	33.0	0.30	9.9
油　脂　類	17.7	0.005	0.1	その他海産動物	17.4	0.30	5.2
豆　　　　類				肉　　　類	71.7	0.20	14.3
大豆, 大豆製品	64.3	0.03	1.9	卵　　　類	40.3	0.40	16.1
その他の豆類	2.3	0.02	0.2	乳　　　類	116.7	0.05	5.8
果　実　類	140.9			加　工　食　品	6.5	0.05	0.3
				合　　　　計	1338.5		104.2

(注) ＊ 国民栄養調査(1985年)による全国1人当り平均．

日本の食生活ではセレンが不足することはないと考えられる．

6.11 亜鉛

6.11.1 分布

亜鉛は多くの酵素の構成成分として重要である．また，亜鉛の欠乏により成長遅延，味覚障害，皮膚障害，性機能障害などが起きることが知られている．亜鉛は成人男性で約2.5g含まれており，筋肉，骨に多い[59]．

6.11.2 消化管での吸収，代謝と機能

亜鉛は牛肉その他赤身の肉類に多く含まれているが，特に特異的に亜鉛を多く含むのはカキである（13.2 mg/100 g　養殖，生）．また米は，含量はそれほど多くないものの（1.4 mg/100 g　精白米）摂取量が多いため，亜鉛の供給源としては重要である．近年，若年女性の米摂取が減少しており，味覚障害の増加の原因として，米による亜鉛の供給不足も考えられる[60]．

亜鉛の吸収は主に小腸によると考えられているが，その吸収率は30％程度と推定されている[61]．摂取した亜鉛の90％以上は便中に排泄される．尿への排泄は10％以下である[59]．

ミネラルの吸収率の一覧を表6.10に示した．ミネラルにはナトリウムやカリウム等のように，吸収率が高いものと，カルシウムなどのように中程度のもの，鉄のように吸収率が低いものに分類される．亜鉛は中程度の吸収率を示す．

表6.10 ミネラル吸収率一覧

	吸収率	文献
カルシウム	30	1)
鉄	10	13)
リン	60〜70	20), 21)
マグネシウム	20〜70	27)
ナトリウム	ほぼ100％	34)
カリウム	90％	36)
銅	30〜50	42)
ヨウ素	100	50)
マンガン	<5	54)
セレン	80	55)
亜鉛	30	61)
クロム	10〜20	65)
モリブデン	25〜80	69)

亜鉛は多くの酵素にかかわっているが，DNAポリメラーゼやRNAポリメラーゼも亜鉛酵素であり，亜鉛は遺伝，タンパク質合成などに関与している．

6.11.3 亜鉛と味覚障害

亜鉛欠乏によると考えられる症状の一つに味覚障害があげられる．わが国において味覚異常者が年間14万人も発生しているという報告があり[62]，その数は年々増加していると考えられる．冨田によれば，味覚異常者の70％は亜鉛欠乏によるとされている[63]．亜鉛欠乏者が多いのは，食生活が変化してきたことが考えられる．Ishidaらの報告によれば，女子大学生の亜鉛摂取量は6.2〜6.5 mgであり，血清亜鉛濃度が0.7 μg/mL以下のものが20〜36％存在している[64]．血清亜鉛濃度が低い場合には，食塩濃度の識別能検査の結果が悪いことが報告されている[60]．

6.12 クロム

6.12.1 毒性

クロムは糖代謝，脂質代謝に重要な役割を果たしている一方，毒性の強いミネ

6.12 クロム

ラルでもある．過去にはクロム暴露によるさまざまな障害が報告された．

6.12.2 消化管での吸収，代謝と機能

摂取したクロムの小腸での吸収は，クロムの存在形態により異なる．無機の3価クロムでは2～3％，無機の6価クロムでは3～6％である．食品中に含まれる有機クロムの形での吸収率は無機のものよりもよいと予想され，食事全体として見た場合にはクロムの吸収率は10～20％と考えられている[65]．クロムの大部分は尿中に排泄される．また毛髪中にもクロムが排泄されることが知られている．

現在クロムと糖質代謝，脂質代謝との関係について研究が進められており，インスリンの働きとの関係など多くの新しい知見が得られつつある．Boyle はクロム欠乏と生活習慣病の関係を図 6.5 のように示している[66]．

クロムはサプリメントとしても販売されており，簡単に入手，利用できるようになっている．サプリメントを利用する場合には摂取過剰に注意する必要がある．

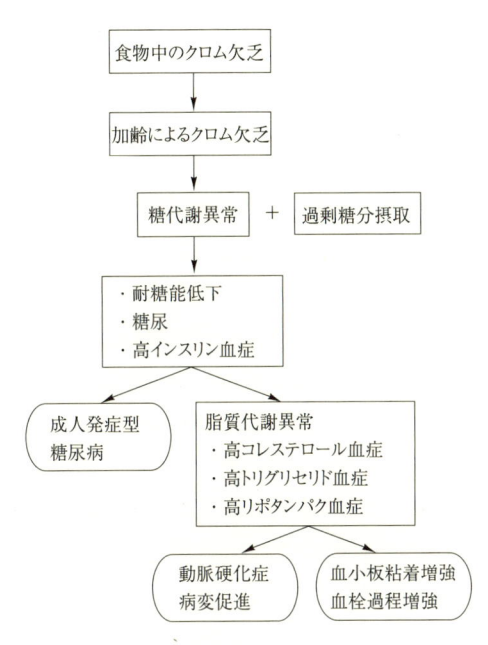

図 6.5 クロム欠乏と糖・脂肪代謝異常 (Boyle, 1977)[66]

6.12.3 クロムと糖尿病

最近，クロムがさまざまな代謝にかかわっていることが知られるようになった．特に糖代謝に重要である．糖代謝にかかわる物質としてクロム含有耐糖因子の存在が考えられているが，まだ発見されていない．クロムの補給による耐糖能，血清脂質改善効果が報告されている[67]．これらの効果は特に耐糖能異常の患者に対しては有効とされている．クロムは環境による暴露により体内に取り込まれる場

合も多い．またこれまでの分析では，汚染により高い数値が報告されている可能性がある．

6.13 モリブデン

6.13.1 酵素

モリブデンは亜硫酸オキシダーゼをはじめいくつかの酵素の構成成分およびcofactorである．

6.13.2 消化管での吸収，代謝と機能

現在発表されている食品成分表ではモリブデンの含量は示されていないため，日常の摂取量を把握することはできない．牛乳・乳製品，豆類，穀類，臓器肉類に多く含まれている[68]．

摂取したモリブデンの吸収率は25〜80％と大きな幅がある[69]．食事中の硫黄イオンにより影響されるとの報告もあるが，まだまだ研究は少ない[70]．

モリブデンを含む，あるいはcofactorとする酵素には，亜硫酸オキシダーゼ，キサンチンオキシダーゼ，アルデヒドオキシダーゼなどが知られている[69]．

モリブデンの欠乏は，長期間の完全静脈栄養（TPN）実施時のみに起こると考えられ，日常食摂取時には欠乏することはない．また，サプリメントを使用しない限り過剰症も起こることはない．

6.14 リチウム

6.14.1 必須性

ヒトにおけるリチウムの必須性は確立されていない．動物ではヤギ，ラットで妊孕性低下，成長抑制などが報告されている[71]．

リチウムは躁鬱病の治療薬として用いられている．ヒトの1日摂取量は，200〜600 μg，100〜2000 μg，61 μg 前後という報告がある[71]〜[73]．

6.14.2 代謝と機能

現在発表されている食品成分表ではリチウムの含量が示されていないため，日常の摂取量を把握することはできない．卵，肉類，肉加工品，魚類，牛乳・乳製品，ジャガイモ，野菜が摂取源となるが，産地の地質により含量は異なる[72]．

ヒトでの必須性は示唆されているが，確立されておらず，詳しくは今後の研究による．

6.15 その他

コバルトはビタミン B_{12}（コバラミン）の構成成分として，必須の栄養素である．人体にはビタミン B_{12} 以外のコバルトが含まれているが，その働きは不明である．肉類，肉副生物（臓器類），タラ，カキなどがビタミン B_{12} の供給源，すなわちコバルトの供給源となる[74]．

フッ素はう歯の予防に有効であり，アメリカ，カナダのDRIsでは食事摂取基準が示されている[2]．日本での食事摂取基準は示されていない．フッ素は水産食品，なかでも骨ごと食べられる海産魚からの摂取が多いとされている[75]．

これまでに述べた元素以外に，ホウ素，ヒ素，ニッケル，ケイ素，バナジウム，さらにはアルミニウム，臭素，カドミウム，ゲルマニウム，鉛，ルビジウム，スズなどについての必須性が検討されている[3]．

本章では，現在食事摂取基準（栄養所要量）に記載されているミネラルを中心に解説した．分析技術の進歩，生理学の進歩により，今後さらに多くのミネラルの必須性が確認されることも考えられる．またミネラルは，他の栄養素はもちろん，他のミネラルとの相互作用により影響を受けるため，常に摂取量のバランスを考慮することが大切である．

ミネラルはわれわれ人間にとって欠くことのできない栄養素であり，食品として摂取することになる．四方を海に囲まれたわが国では，水産食品は多くのミネラルの供給源として非常に有用な食品である．しかし，水産食品中のミネラルは環境による影響を受けやすく，特に有害微量元素による汚染の問題は重要である．

第6章　ミネラル

われわれが今後も水産食品を有用に利用していくためには，環境問題についても考えていく必要がある．

文献

1) 健康・栄養情報研究会編：第六次改定日本人の栄養所要量　食事摂取基準，第一出版(1999)．
2) Dietary Reference Intakes for Calcium, Phosphorus, Magnesium, Vitamin D, and Fluoride, National Academy Press(1997)．
3) 木村修一，小林修平翻訳監修：最新栄養学(第8版)—専門領域の最新情報，pp.397-411，建帛社(2002)．
4) 藤田拓男：ミネラル・微量元素の栄養学，p.301，鈴木継美，和田　攻編，第一出版(1994)．
5) 健康・栄養情報研究会：国民栄養の現状，平成13年厚生労働省国民栄養調査結果，第一出版(2003)．
6) 千勝典子，松本俊夫：カルシウム　その基礎・臨床・栄養，p.62，西沢良記，白木正孝，他編，全国牛乳普及協会(1999)．
7) 上西一弘：*CLINICAL CALCIUM*, 11, 34-37(2001)．
8) 上西一弘，他：日本栄養・食糧学会誌，51, 259-266(1998)．
9) 藤田拓男：カルシウム　その基礎・臨床・栄養，pp.268-274，西沢良記，白木正孝，他編，全国牛乳普及協会(1999)．
10) Hamet, P.：*J. Nutr.*, 125, 331S-400S(1995)．
11) McCarron, D. A.：Reusser, M. A.：*J. Am. Coll. Nutr.*, 18, 398S-405S(1999)．
12) Holt, P. R., *L. Am. Coll. Nutr.* 18, 373S-385S(1999)．
13) 吉野芳夫，折茂英生，他：ミネラル・微量元素の栄養学，pp.351-376，鈴木継美，和田攻編，第一出版(1994)．
14) Bjorn-Rasmussen, E., et al.：*J. Clin. Invest.*, 53, 247-255(1974)．
15) Monsen, E. R., et al.：*Am. J. Clin. Nutr.*, 31, 134-141(1978)．
16) Hallberg. L., et al.：*Scand. J. Gastroent.*, 14, 769-779(1979)．
17) 吉野芳夫，折茂英生，他：鉄；昭和63年度健康情報調査報告書，健康・体，pp.93-124，細谷憲政他編，力づくり事業団(1990)．
18) 亀井明子，他：栄養学雑誌，61, 357-362(2003)．
19) 木村修一，小林修平翻訳監修：最新栄養学(第8版)—専門領域の最新情報，pp.336-337，建帛社(2002)．
20) Breslau, N. A.：Primer on the Metabolic Bone Diseases and Disorders of Mineral Metabolism, 3rd ed., pp.41-49, Favus, M. S. ed. Lippincott-Raven Publishers(1996)．
21) Anderson, J. J. B.：*J. Nutr. Biochem.*, 2, 300-309(1991)．
22) Spencer, H., et al.：*J. Nutr.*, 86, 125-132(1965)．
23) Spencer, H., et al.：*J. Nutr.*, 108, 447-457(1978)．
24) Heaney, R. P., Recker, R.：*J. Lab. Clin. Med.*, 99, 46-55(1982)．

25) Calvo, M. S. : *J. Nutr.*, **123**, 1627-1633 (1993).
26) 健康・栄養情報研究会：国民栄養の現状，平成13年厚生労働省国民栄養調査結果，第一出版(2003).
27) 木村修一，小林修平翻訳監修：最新栄養学(第8版)—専門領域の最新情報，pp.303-313，建帛社(2002).
28) 糸川嘉則：ミネラル・微量元素の栄養学，pp.313-327，鈴木継美，和田攻編，第一出版(1994).
29) Iso, H., et al. : *Stroke*, **30**, 1772-1779 (1999).
30) Peacock, J. M., et al. : *Ann. Epidemiol.*, **9**, 159-165 (1999).
31) Ascherio, A., et al. : *Circulation*, **98**, 1198-1204 (1998).
32) 田中平三，他：ミネラル・微量元素の栄養学，p.264，鈴木継美，和田攻編，第一出版(1994).
33) 西沢良記：カルシウム その基礎・臨床・栄養，p.12，西沢良記，白木正孝他編，全国牛乳普及協会(1999).
34) 木村修一，小林修平翻訳監修：最新栄養学(第8版)—専門領域の最新情報，pp.314-319，建帛社(2002).
35) Vander, A. J. : Renal Physiology, 5th ed., McGraw-Hill (1995).
36) 木村修一，小林修平翻訳監修：最新栄養学(第8版)—専門領域の最新情報，建帛社，pp.319-321 (2002).
37) Inetrsalt Cooperative Research Group : *B.M.J.*, **297**, 319-328 (1988).
38) Elliott, P., et al. : *B.M.J.*, **312**, 1249-1253 (1996).
39) 江指隆年：ミネラル・微量元素の栄養学，pp.281-296，鈴木継美，和田攻編，第一出版(1994).
40) Khaw, K.T., et al. : *Circulation*, **77**, 53-61 (1988).
41) 鈴木和春：ミネラルの事典，pp.181-182，糸川嘉則編，朝倉書店(2003).
42) Johnson, P. E., et al. : *Am. J. Clin. Nutr.*, **56**, 917-925 (1992).
43) Turnlund, J. R., et al. : *Am. J. Clin. Nutr.*, **49**, 870-878 (1989).
44) Fisher, P. W. F., et al. : *J. Nutr.* **113**, 462-469 (1983).
45) Finley, E. B., et al. : *Am. J. Clin. Nutr.*, **37**, 553-556 (1983).
46) Conlan, D., et al. : *Age Ageing*, **19**, 212-214 (1990).
47) Howard, G., et al. : *J. Trace Elem. Exp. Med.*, **5**, 23-31 (1992).
48) Ovlund. H., et al. : Bone, 17, 365S-371S (1995).
49) Food and Nutrition Board : Dietary Reference Intakes for vitamin A, vitamin K, arsenic, boron, chromium, copper, iodine, iron, manganese, molybdenum, nickel, silicon, vanadium, and zinc, National Academy Press (2001).
50) 木村修一，小林修平翻訳監修：最新栄養学(第8版)—専門領域の最新情報，pp.356-363，建帛社(2002).
51) 桂 英輔，中道律子：栄養と食糧，**12**，34-36 (1959).
52) 糸川嘉則：ミネラル・微量元素の栄養学，pp.397-411，鈴木継美，和田 攻編，第一出版(1994).

第6章　ミネラル

53) 健康・栄養情報研究会編：第六次改定日本人の栄養所要量　食事摂取基準，p.158，第一出版(1999)．
54) 木村修一，小林修平翻訳監修：最新栄養学(第8版)—専門領域の最新情報，建帛社，pp.400-402(2002)．
55) 姫野誠一郎：ミネラル・微量元素の栄養学，pp.423-447，鈴木継美，和田　攻編，第一出版(1994)．
56) 鈴木継美，他：日本栄養・食糧学会誌，**41**，91-102(1988)．
57) 吉田宗弘：ミネラルの事典，pp.301-303，糸川嘉則編，朝倉書店(2003)．
58) 木村修一，小林修平翻訳監修：最新栄養学(第8版)—専門領域の最新情報，p.375，建帛社(2002)．
59) 本郷哲郎：ミネラル・微量元素の栄養学，pp.377-395，鈴木継美，和田　攻編，第一出版(1994)．
60) Ishida, H., et al.：*J. Nutr. Sci. Vitaminol.*, **31**, 585-598(1985)．
61) Bear, M. T., et al.：*Am. J. Clin. Nutr.*, **39**, 556-570(1984)．
62) 村野健三，他：口咽科，**4**, 31-40(1992)．
63) 冨田　寛：ミネラルの事典，pp.621-635，糸川嘉則編，朝倉書店(2003)
64) 石田裕美，他：日本栄養・食糧学会誌，**41**，373-380(1988)．
65) 山本昭子：ミネラル・微量元素の栄養学，pp.449-467，鈴木継美，和田　攻編，第一出版(1994)．
66) Boyle, E., et al.：*Southern Med. J.*, **70**, 1449(1977)．
67) Mertz, W.：*J. Nutr.*, **123**, 626-633(1993)．
68) 木村修一，小林修平翻訳監修：最新栄養学(第8版)—専門領域の最新情報，pp.402-403，建帛社(2002)．
69) 木村美恵子：ミネラル・微量元素の栄養学，pp.483-490，鈴木継美，和田　攻編，第一出版(1994)．
70) Nielsen, F. H.：*Nuri. Rev.*, **46**, 337-341(1988)．
71) 木村修一，小林修平翻訳監修：最新栄養学(第8版)—専門領域の最新情報，p.399，建帛社(2002)．
72) Mertz, W.：Trace Elements in Human and Animal Nutrition　5th ed., Vol.2, Academic Press(1986)．
73) 小野　哲，他：*Biomed. Res. Trace Elements*, **3**, 41-47(1992)．
74) 木村美恵子：ミネラル・微量元素の栄養学，pp.491-497，鈴木継美，和田　攻編，第一出版(1994)．
75) 木村修一，小林修平翻訳監修：最新栄養学(第8版)—専門領域の最新情報，pp.408-409，建帛社(2002)．

第7章　タウリン

　タウリンは，1827年にTiedemanとGmelinにより牛胆汁中より発見された．「タウリン（taurine）」の語源は，ギリシャ語で牛を意味する"Tauros"に由来するといわれている．中国最古の薬学書である『本草綱目』に記されている生薬「牛黄(ごおう)」の中に含まれている成分の一つがタウリンであることもわかり，タウリンの薬理作用が古くから利用されていることが示唆された．近年，タウリンに関する研究が進み，生体内の細胞中でタウリンは最も豊富に存在するアミノ酸の一種であり，生理的に重要な成分であることが明らかにされた．栄養学的作用ついては，1979年に辻らがタウリンのコレステロール低下作用を明らかにしたことを発端とし，コレステロール代謝への影響が精力的に研究されている．しかしながら，その他の生理作用に関しては，系統立った研究が少ないのが現状である．本章では，これまでに明らかにされているタウリンの生理作用と栄養学的作用について記述する．

7.1　タウリンの化学と所在

7.1.1　タウリンの構造と含硫アミノ酸

(1)　タウリンの構造と性質

　タウリン（Tau，$C_2H_7NO_3S$，分子量125.15）は分子内に硫黄を含むアミノ酸であり，一般的に含硫アミノ酸と呼ばれる（図7.1）．他の一般的なアミノ酸と異なり，カルボキシル基（-COOH）が存在せず，その代わりスルホン酸基（-SO_3H）を有する．タウリンはタンパク質の結合様式であるペプチド結合ができないため，タンパク質を構成するものにはならない．また，タウリンのスルホン酸基がカル

第7章　タウリン

$$NH_2-CH_2-CH_2-SO_3H$$
タウリン

$$NH_2-CH_2-CH_2-COOH$$
β-アラニン

$$HOOC-CH-CH_2-CH_2-S-CH_3$$
$$|$$
$$NH_2$$
メチオニン

$$HOOC-CH-CH_2-SH$$
$$|$$
$$NH_2$$
システイン

図7.1　主要な含硫アミノ酸の構造

ボキシル基に変わったものにβ-アラニンがあるが，これもタンパク質の構成成分とはならない．

(2) タウリン以外の含硫アミノ酸の構造と性質

タウリン以外の含硫アミノ酸で代表的なものは，メチオニン（Met，$C_5H_{11}NO_2S$，分子量149.21）とシステイン（Cys，$C_3H_7NO_2S$，分子量121.16）である（図7.1）．両アミノ酸とも，タウリンとは異なり，ペプチド結合が可能なため，タンパク質の重要な構成アミノ酸である．メチオニンは食物より摂取しなければならない必須アミノ酸であり，生体内におけるメチル供与体として重要である．システインはメチオニンから代謝，合成され，生体内における抗酸化作用や解毒作用にかかわるグルタチオンの前駆体として一部利用される．

7.1.2　含硫アミノ酸の代謝

(1) 吸収と排泄

ヒトの場合，個人差はあるものの，西欧型食事の摂取で1日に平均200 mg[1]，和食中心の食事で500～1 000 mgのタウリンを食事から摂取していると考えられている．摂取されたタウリンのほとんどすべてが能動輸送により小腸から吸収され，門脈を通じて肝臓に運ばれる．小腸におけるタウリンの吸収および血液中のタウリンの各臓器細胞内への取り込みは，タウリントランスポーター（輸送担体）を介して行われる．タウリンは，β-アミノ酸の一種なので，同様の構造をもつβ-アラニンの吸収と競合する．一方，タウリンそのものの排泄は，尿中排泄として行われ，1日に約200 mg排泄される．排泄されるタウリンは，食事由来と生体内における合成由来の両者からなる．

(2) タウリンの代謝（図7.2）

タウリンの合成系は，肝臓，脳，腎臓，心臓など広範な臓器に存在しており，

先に示したメチオニンやシステインなどの含硫アミノ酸を前駆体として行われる．システインがシステインジオキシゲナーゼの作用により酸化されシステインスルフィン酸となり，そのシステインスルフィン酸が酵素的に脱炭酸されヒポタウリンとなる．ヒポタウリンはタウリン合成の直接の前駆体であり，酵素的酸化によりタウリンに代謝される．この一連の代謝系の律速酵素は，システインジオキシゲナーゼとシステインスルフィン酸脱炭酸酵素である．

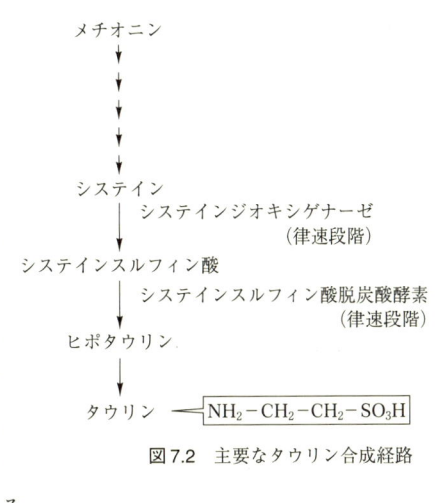

```
メチオニン
  ↓
  ↓
  ↓
システイン
  ↓        システインジオキシゲナーゼ
  ↓               （律速段階）
システインスルフィン酸
  ↓        システインスルフィン酸脱炭酸酵素
  ↓               （律速段階）
ヒポタウリン
  ↓
タウリン ─ $NH_2-CH_2-CH_2-SO_3H$
```

図7.2　主要なタウリン合成経路

また，この経路はシステインの分解代謝の主経路となっている．ネコ，ヒト，ニワトリなどでは，この経路は主経路として働いておらず，セリンやシステアミンからのタウリンの生成が主であると考えられている．

また，タウリンの代謝回転は各臓器により異なり，ラットによる実験では三つのタイプに分けられている[2]．①代謝回転が速い臓器（1日以内）：肝臓，腎臓，膵臓，②代謝回転が中程度の臓器（2～3日）：肺，脾臓，腸，精巣，骨髄，③代謝回転が遅い臓器（3～7日）：脳，心臓，筋肉となっている．

(3)　コレステロール代謝および胆汁酸代謝との関係

タウリンの生体内における主要な働きの一つは，胆汁酸の抱合基質としての役割である．このタウリンの作用は，いくつかある生理作用のなかで最初に見出された[3]．胆汁酸は肝臓で合成されるが，胆汁中に胆汁酸を分泌するときには，タウリンやグリシン，硫酸，グルクロン酸と抱合された状態で分泌される．遊離型の状態で分泌される量はかなり少ない．抱合基として主に利用されるのはタウリンとグリシンである．マウスやラットではタウリンを主な抱合基として利用し，一方ネコ，ヒト，ニワトリなどではグリシンを主に利用する．これは，抱合基が生体内におけるタウリンの合成能に依存しているためと考えられる．抱合基としてのタウリンと胆汁酸との親和性は，グリシンに比べ圧倒的に強い．したがって，グリシン抱合体の胆汁酸が多いネコ，ヒト，ニワトリでもタウリンを多く摂取し

た場合，タウリン抱合体の比率が高まってくることがわかっている．

胆汁酸はコレステロールから生合成されるため，胆汁酸が多量に必要となった場合には，コレステロールからの胆汁酸への合成が亢進され，その結果，抱合基の需要も高まる．このようなときにタウリンを摂取すると，胆汁酸の胆汁中への分泌を円滑にすると予想される．タウリンの胆汁酸に対する親和性の高さゆえの効果であり，グリシンを摂取した場合に胆汁酸分泌が円滑に行われるかは不明である．

7.1.3　タウリンの必須性

タウリンはタンパク質の構成するものではなく，メチオニンなどの含硫アミノ酸から合成されるので，必須ではない．また，タウリン欠乏食をラットに摂取させても窒素出納が負にならず，成人やラットでの栄養上の必須性はないと考えられた．しかしながら，一部の動物や年齢層ではタウリンの合成能が乏しいことから，最近では汎必須性が研究されている．

(1)　ネコにおける必須性

Rentschler[4] や Sturman[5] の研究により，ネコではタウリンの合成能の低いことが明らかにされた．タウリン合成能が低い多くの動物の場合，システインスルフィン酸からヒポタウリンの合成にかかわっているシステインスルフィン酸デカルボキシラーゼ活性が顕著に低い．しかしながらネコの場合には，システインの分解にかかわるシステインジオキシゲナーゼ活性の低いことが，タウリン合成能を低下させている原因と考えられている．ネコ科の動物の網膜中にはタペタムと呼ばれる光感受性の細胞組織が存在し，この組織中には多量のタウリンが含まれている[6]．したがって，タウリン欠乏のネコではタペタムに異常が生じ，視覚異常が誘発される．それゆえ，ネコにとってタウリンは必須なのである．

(2)　乳児(ヒト)における必須性

ヒトの場合，成人ではタウリンの必須性は認められていない．ヒトもタウリン合成能が低いが，ネコのそれと比べると高い．この差が必須性の差を生んでいるといえる．また，生体内におけるタウリンの必要量がネコに比べ少ないことも影響している．しかしながら，網膜形成や脳の発達が盛んな生後まもなくの新生児では，タウリンの要求量は高まっており，さらにタウリンの合成系が成人のよう

に完成されていないため,タウリンを摂取する必要があると考えられている.実際,母乳中にはタウリンが含まれているだけでなく,初乳中には特に多量に含有されており,それゆえ,調製粉乳中にもタウリンは添加されている.幼児に対するタウリンの生理作用については数多く研究されており,タウリンは条件付きで必須なものであると考えられている.幼児におけるタウリンの機能は,①脂肪吸収の促進,②胆汁酸分泌の増加,③網膜機能の発達,④肝機能の発達などが示されている[7].

7.1.4 タウリンの所在

タウリンは含硫アミノ酸の最終代謝産物であることから,あらゆる臓器にタウリンが存在しており,また,それぞれの臓器でタウリン合成能は異なる.最近では,脂肪細胞においてもタウリン合成能を保持している可能性が示唆されており,タウリンがさまざまな臓器で重要な機能を果たしていることが推測される.

(1) タウリンと臓器

タウリンはヒトの細胞内で最も多く存在しているアミノ酸の一種である.濃度では mM オーダーで認められる.網膜では顕著であり,20 mM を上まわり,ヒト以外の生物種では 60 mM 程度となるものもある[8].各臓器中のタウリン含量の違いは,タウリン摂取量により大きな影響を受ける.しかしながら,タウリン要求度の高い器官ではタウリン摂取の影響を受けにくい.例えば,目,心臓,脾臓,脳,肺などでは摂取するタウリンの量にかかわらず,ほぼ一定である.一方,肝臓,筋肉,腎臓,小腸などでは,タウリン摂取の増加とともに含まれるタウリン量が増加し,タウリン摂取量が減少するとタウリン量は低下する.なかでも肝臓の変動は著しく,ラットに高タウリン食を与えると,目のタウリン量の約2倍まで上昇し,低タウリン食を与えたラットでは目のタウリン量の1/10以下にまで低下する.肝臓は胆汁酸分泌のためにタウリンを多く必要としているはずであるが,各器官におけるタウリンの重要度を考慮した場合,目で重要度が高く,肝臓では低いと予想される.タウリン摂取量と各臓器中のタウリン含量の変動は,先に述べた各臓器でのタウリンの代謝回転速度と関係があると思われる.

肝臓におけるタウリン量の変動として興味深いのは,ラットの場合,コレステロール摂取量が増加し,肝臓および血清コレステロール濃度が増えると肝臓タウ

第7章　タウリン

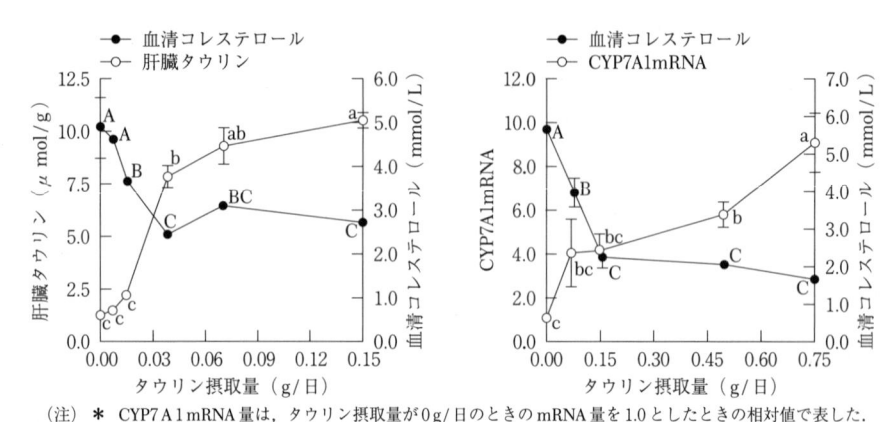

図7.3 タウリン摂取量の変動が与える肝臓タウリン濃度，血清コレステロール濃度および肝臓CYP7A1mRNAレベルの変化（文献9）より作成）

（注）＊ CYP7A1mRNA量は，タウリン摂取量が0g/日のときのmRNA量を1.0としたときの相対値で表した．

リン量が激減する点である[9]（図7.3）．コレステロール摂取量の増加により肝臓におけるコレステロール処理が高まり，胆汁酸合成が亢進する．これは，コレステロール摂取量の増加に伴うコレステロール7α-水酸化酵素（CYP7A1）の活性化に起因する．この結果，胆汁酸の抱合基が多量に必要となり，肝臓に存在するタウリンを積極的に利用し，肝臓タウリン量を減らす．ヒトの場合，タウリン抱合体よりもグリシン抱合体が主要であるが，タウリン摂取量が少ない場合にタウリン抱合体が少なくなるのは，貴重なタウリンを要求している器官（例えば，目や心臓など）に優先的に利用させるためと考えられる．

（2）母乳中のタウリン

タウリンは，母乳中に含まれる遊離アミノ酸のなかでグルタミン酸に次いで多い．タウリンが生体内で合成されることは先に示したが，一般的にヒトのタウリンの合成能は低く，メチオニンやシステイン等の含硫アミノ酸からタウリンに変換される量は少ない．母乳を摂取した幼児と比較して，タウリン含量の少ない人工乳を摂取した幼児の血漿メチオニン濃度や尿中シスタチオニン濃度は高く，幼児ではメチオニンからシステインへの変換にかかわる酵素（シスタチオナーゼ）活性が低いと推測される[10]．胎児期から乳児期の初期の肝臓では，メチオニンからのタウリン合成にかかわるいずれの酵素活性もほとんど認められない．したがって，網膜や脳の発達に欠かせないタウリンを乳から摂取する必要がある[11]．母乳

中のタウリン濃度は 30 ～ 55 mg/L であり，授乳期間を経るにつれ減少する．乳児が 1 日に摂取するタウリン量は 20 ～ 30 mg/日と考えられている[12]．

(3) タウリンと食材 (陸生生物，海生生物)

タウリンは，動物，魚介類，野菜などの陸生植物を除いた海産性植物に含まれている．特に魚介類には豊富に含まれている．タウリンが含まれる食材の代表例を表 7.1[13),14)]に示した．魚介類のなかでも，海水域に生息している生物（特に無脊椎動物）に多く含まれることがわかっている．これは，海水の浸透圧に対して細胞内の浸透圧を調節するためにタウリンが調節剤（オスモライト）として利用されているためである[15)]．表で示したように，カキ，サザエ，イカ，タコのタウリン量が多いことからも明らかである．汽水域（淡水と海水が混じり合う海域）では浸透圧の変化が激しく，この水域に生息している生物のタウリン量も多いことが知られている．シジミの場合，淡水域に生息しているもののタウリン量に比べて，汽水域のシジミのその量は約 10 倍も高いという報告がある[16)]．

表 7.1 食品素材中のタウリン含量[13),14)]

	食品素材	タウリン含量 (mg/100 g)
魚介類 海水産	アジ	206
	サンマ	187
	マダコ	593
	ヤリイカ	342
	アサリ	211
	カキ	1 178
魚介類 淡水産	ウナギ	35
	ニジマス	72
	シジミ	32
肉類	牛ロース肉	49
	豚ロース肉	32
	鶏むね肉	14
	牛レバー	49
	牛タン	238

欧米では健康保持の面から日本食が注目を浴びているが，これは米や大豆，緑茶に着目しているにすぎない．これらの食材が健康面に良い影響を及ぼすことは否定できないが，タウリンやドコサヘキサエン酸などを含んだ魚介類の重要性も見逃せないであろう．

7.2 タウリンの生理学的機能

7.2.1 浸透圧調節作用

タウリンは細胞内の浸透圧を調節するためのオスモライトとして利用され，細胞外の浸透圧と等張にする浸透圧調節作用を有している．無脊椎動物ではこの調

第7章　タウリン

節が重要である．水棲生物の無脊椎動物の場合，環境水の浸透圧の変化に伴い，細胞外体液の浸透圧が激変する．したがって，細胞外体液の浸透圧と同等の浸透圧を細胞内に生じさせている．この細胞内浸透圧の調節にタウリンが利用されている[16]．脊椎動物の場合，細胞外体液の浸透圧が環境水の影響により変動することはない．しかしながら，細胞の容積をコントロールするためにタウリンによる浸透圧調節が非常に重要となる．

細胞内の浸透圧調節にタウリンがどのようにしてかかわっているかを概説すると，図7.4のとおりである．細胞外浸透圧が上昇した場合，タウリントランスポーターの発現量が増加し，その結果，細胞外から細胞内へのタウリンの流入量を増やす．このことにより細胞内の浸透圧を上昇させる．一方，細胞外液の浸透圧が低い場合はタウリンの流出量を増やし，細胞内浸透圧を低下させる．興味深いのは，このようにタウリンが流出するときにもタウリントランスポーターの発現量が増加し，細胞外の浸透圧が元の状態に戻った場合にタウリンを速やかに回収できるように備えている点である．脊椎動物の場合，障害により細胞が肥大したときにもタウリントランスポーターの発現量が上昇し，細胞外へのタウリンの流出を促進し，細胞容積を正常な状態に保っている[17]．

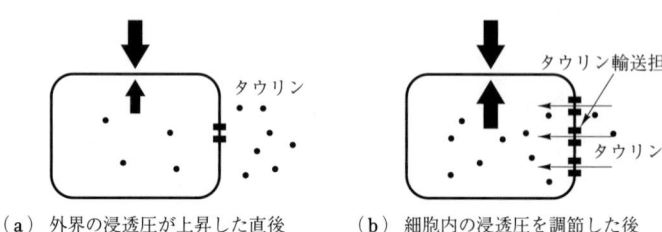

（a）外界の浸透圧が上昇した直後　　（b）細胞内の浸透圧を調節した後

図7.4　タウリンによる浸透圧調節作用（文献17）を改変）

7.2.2　神経伝達調節作用

神経系の情報伝達はシナプスを介して行われ，この伝達には電気的様式と化学的様式があり，化学信号のほうがはるかに多く存在している．化学信号は前シナプス細胞小胞から神経伝達物質が分泌され，後シナプス細胞膜表面にある受容体に結合し，情報を伝えていく．タウリンは脳内のアミノ酸系の低分子神経伝達物質の一つであり，神経伝達物質同士（GABA，グルタミン酸，グルタミンなど）の

7.2 タウリンの生理学的機能

放出量を調節する役割も果たしている.

1996年,日本の研究グループは,ラットのcortical synaptosomesを使用し,タウリンの放出,およびγ-アミノ酪酸(GABA),グルタミン酸などの神経伝達物質の放出に及ぼすタウリンの影響を調べた[18]. 彼らは,タウリンがcortical synaptosomesから放出され,特にKClによって引き起こされた脱分極(depolarization)のなかで,タウリン放出量は30％上昇し,その上昇はCa^{2+}に依存することを明らかにした(図7.5). また,タウリンは,GABAおよびグルタミン酸の普段の放出量には影響を与えず,脱分極の状態時だけに,それぞれ60％および40％放出量を減少させた(図7.6). これまでの結果から,タウリンはGABA受容体と結合し,神経伝達物質として働くという研究が主で,グルタミン酸放出を抑制するのは,GABA受容体以外のタウリンに特異的な結合部位(taurine-specific sites)を介して,情報が伝わるとも考えられている[18),19)].

タウリンはGABA受容体,あるいはタウリンの特異的結合部位と結合し,興奮性,あるいは抑制性アミノ酸ニューロトランスミッター放出量を調節し,脳神経の興奮度を制御し,精神の落着きと関連している. つまり,タウリンは脳活動の面で大変に重要な役割を果たしているが,その詳細な調節機構などについてはまだ不明な点が多い.

アセチルコリンは記憶力にかかわる重要な神経伝達物質であり,その量の減少は,アルツハイマー病の進行兆候の一つである. 動物実験でタウリン摂取により脳内アセチルコリンが増える報告はいくつかあり,またアルツハイマー病患者の脳脊髄液中のタウリン濃度は,同年齢の健常者のそれよりも減少していることもわかっている. しかし,タウリンがアルツハイマー病の臨床治療に使用された報告はまだない[20)〜22)].

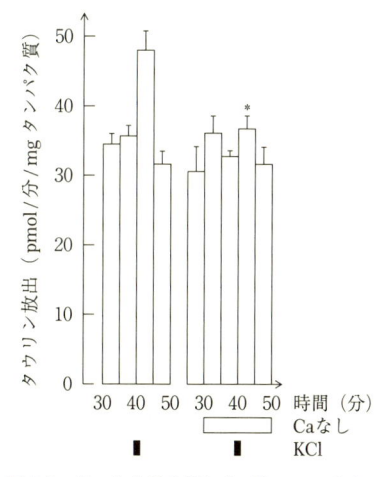

図7.5 ラット大脳皮質シナプトソームからのタウリン放出[18)]
灌流40分のときに2分間30 mM KClを流し,脱分極を起こす. Caなしの場合は,脱分極を起こす10分前にCaCl$_2$なしの灌流溶媒に1.0 mM EGTAを入れ,実験を行った.
* $p<0.05$, Ca^{2+}存在下でのタウリン放出量と比較した.

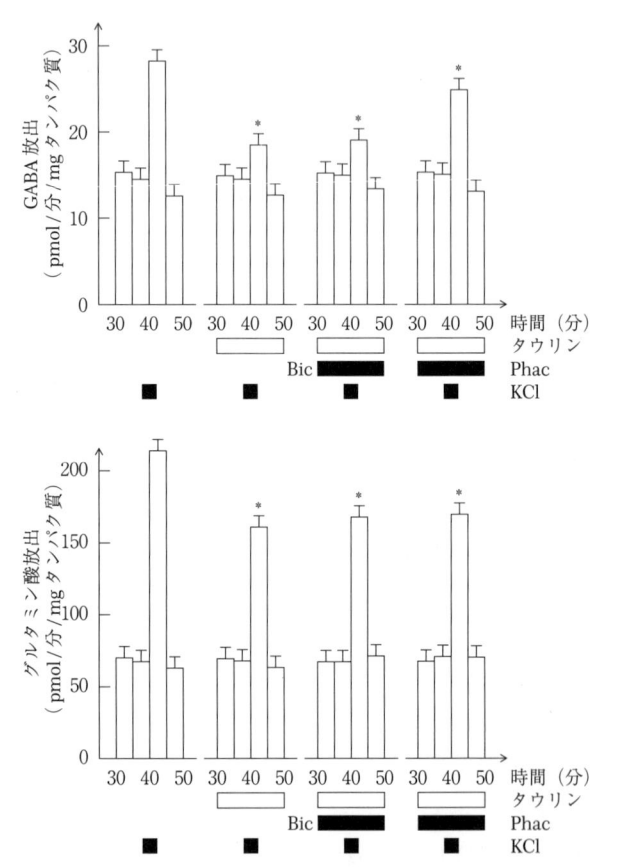

図7.6 ラット大脳皮質シナプトソームからのGABA，グルタミン酸放出量におけるタウリンの影響[18]
灌流の30分後，10μMタウリンを加えた．脱分極を起こす10分前に，GABA受容体拮抗剤のビククリン（Bic）またはファクロフェン（Phac）（10μM）を加えた．
* $p<0.01$，タウリンなしのデータと比較した．

7.2.3 細胞膜の安定化作用

タウリンによる生理作用のなかで，比較的早い時期に研究されたのは細胞膜安定化作用である．Hayesらは，タウリン欠損モデルネコを用い，視細胞膜の破損を発表した[23]．その後，タウリン欠損サル網膜錐体でも同様の破壊が見られた[24]．さらに，タウリンは試薬により引き起こされた細胞内膜，骨格筋，心筋の損傷を抑制すること，カエル由来の網膜幹体外節は照明または酸化物質により構造ダメ

ージを受け，タウリンがそれを保護すること，レチノールと硫酸第一鉄により誘発された細胞損傷または細胞膨張に対し，タウリンが保護作用を示すこと，タウリンは四塩化炭素により誘導された肝細胞障害を保護することなど，さまざまな現象が報告された[25)〜30)]．これらのことから，タウリンが細胞膜を安定化させる役割を果たしていると考えられた．

　レチノイドは，細胞膜を不安定化させ，また抗増殖機能を示すことから，細胞生存率を低下させる実験によく使われる．そこで，1984年，Pasantes-Moralesらはレチノール処理したヒトリンパ芽球種細胞の膨張が，タウリン添加により抑制され，細胞の生存率が上昇することを確認した[28)]．また，Lewisらは，鉄-アスコルビン酸含有培地で培養したリンパ芽球種細胞でも同じ結果を得た[31)]．ただし，レチノールとは異なり，鉄-アスコルビン酸が酸化性をもつので，酸化物質のマロンジアルデヒド（MDA）が生じる．この実験条件下でも，タウリンは細胞膨張を抑え，細胞生存率を増加させたが，MDA生成を抑制する作用はなかった．ほぼ同じ頃，タウリンは細胞膜のカルシウム流入を調節し，膜貫通電位の変動を引き起こし，膜透過性を変化させるという報告もあった[32),33)]．それゆえ，タウリンは抗酸化作用を示すのではなく，膜透過性の調節を介して，細胞膜を安定化させることが明らかになった．

　その後，タウリンのミクロソーム膜安定性に関する研究が始まった．例えば，Jeongらは，肝臓がん形成モデルラットを用いる実験を行った[34)]．ラットに肝臓がんを誘発させた後，肝細胞の形態を観察し，小胞体とミトコンドリアの破壊と，それらの膜安定性にかかわる酵素のグルコース-6-フォスファターゼ（Glucose-6-phosphatase（G6Pase））活性の有意な増加を確認した．これらの変化はタウリン投与により改善され，ミクロソーム膜安定に関与していることが明らかとなった．肝臓がんを誘発した際に，脂質過酸化が引き起こされ，タウリンが脂質過酸化を抑制することにより，ミクロソーム膜安定を維持したと考えられた．したがって，タウリンは，膜透過性の調節と脂質過酸化を抑制する両方の作用により，膜を安定化させていると考えられる．

7.2.4　抗酸化作用

　タウリンは化学構造からアミノ酸に分類されるが，一般のアミノ酸とは異なり，

カルボキシル基がスルホン酸基になっている．そして，アミノ基はβ位炭素につく形になっている．このような独特な構造より，タウリンは抗酸化作用を呈している．

生体内では，酵素の one-electron reduction により，さまざまな酸化物（過酸化水素や chloride anion 等）が生まれる．これらの酸化物質を除去するために，いくつかの酵素あるいはスカベンジャーが必要になる．代表的なスカベンジャーはスーパーオキシドジスムターゼ（superoxide dismutase），カタラーゼ（catalase），ペルオキシダーゼ（peroxidase）などである[35]．好中球と幼弱な単球のミエロペルオキシダーゼ（myeloperoxidase）および好酸球のペルオキシダーゼなどにより，過酸化水素と chloride anion から次亜塩素酸が生じる[36),37]．次亜塩素酸は強い酸化力があり，水の消毒によく使用される．次亜塩素酸により，核酸，ペプチド，アミノ酸などの重要な高分子化合物が酸化され，N-chloramides や N-クロラミンなどの二次塩素化物質ができる[35),38),41]．

次亜塩素酸はα-アミンと反応するアミノ基に一つあるいは二つ塩素を付加し，塩素化α-アミンが生じる．これらの塩素化合物は非常に不安定で，脱アミノ化，脱炭酸化，脱塩素化などにより，きわめて毒性の強い酸化型アルデヒドが生み出される．このような酸化反応はペプチド上でも発生するので，結果としてはタンパク質も変性する．

タウリンはβ-アミノ酸の一種で，次亜塩素酸と反応すると，安定なタウロクロラミン（taurine chloramines）になる[39]．塩素化α-アミンは数分以内で分解され，より安定なアラニンクロラミン（α-alanine chloramines）やグリシンクロラミン（glycine chloramines）になるが，その半減期は15〜20時間であるのに対して，タウロクロラミン（taurine chloramines）は2.5日の半減期であり比較的安定な物質である[35]．そこで，タウリンは次亜塩素酸を中和することにより，細胞や組織を酸化型の次亜塩素酸や有毒なアルデヒドから保護し，抗酸化および解毒作用を有すると考えられた．また，加齢とともに組織中タウリン量が減ることにより，細胞は酸化物質やフリーラジカルなどのダメージを受けやすくなる．

これまで，in vivo でサル好中球，マウス嗅覚上皮細胞，ウシ網膜色素上皮細胞，ヒトリンパ芽球種細胞などの培養細胞からクロラミン（chloramines）の放出が観察され，主にタウロクロラミンであることが確認された[40]．それらの細胞か

らのタウロクロラミンの放出は，細胞内ペルオキシダーゼ活性と食作用活性に依存することも明らかにされた．

近年，いくつかの研究グループにより，タウリンの in vitro および in vivo での抗酸化作用が報告された．韓国の研究グループはタウリン摂取により，I型糖尿病マウスの肝臓と膵臓中のマロンジアルデヒド量が有意に減り，逆にGHS-peroxidase 活性が上昇することを発表した[42]．また，1998年に Ralph Dawson らは，カテコラミン酸化に対するタウリンの抑制作用を報告した[43]．Fe^{3+} はカテコラミン分子のオルソヒドロキノン（ortho hydroquinone）部分に結合し，Fe^{2+} に還元されると同時に，カテコラミンをキノン（quinone）に酸化させる．カテコラミンから生じた酸化物質の測定から，タウリンはキノン生成速度を抑制することを明らかにした（図7.7）．一方，in vitro でカテコラミンの酸化により引き起こされた脂質の過酸化およびタンパク質の酸化は，タウリンにより抑制されることを確認し，in vivo でも同じ抑制作用を観察した．

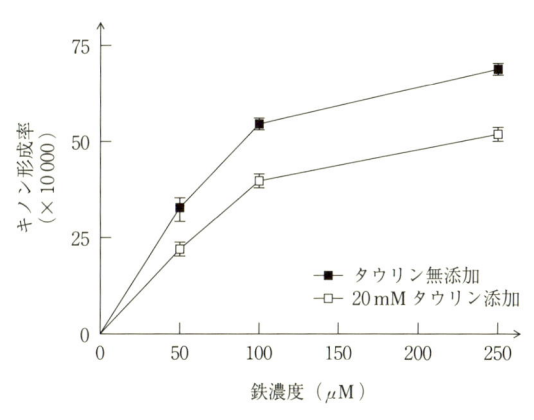

図7.7 Fe^{3+} により誘発したカテコラミン酸化産物の形成速度におけるタウリンの影響[43]

7.2.5 解毒作用

解毒作用は，主に肝臓における薬物代謝に対する作用を指す．薬物代謝は大きく二つに分けられ，第I相反応と第II相反応からなる（図7.8）．第I相反応は，薬物や生体異物に水酸基，アミノ基，スルホン基，カルボキシル基などの官能基を導入する反応である．第I相反応の役割は，薬物などを水溶性化し，第II相反応を進みやすくするための前段階と考えられている．第I相反応にかかわる酵素群は，チトクローム P-450 依存性の酵素が有名である．一方，第II相反応は酵素的にグルクロン酸，硫酸，グルタチオン，アミノ酸（タウリンやグリシン）を化

第7章 タウリン

合物に抱合する反応である．酵素では，UDP-グルクロニルトランスフェラーゼやグルタチオン S-トランスフェラーゼ等がよく知られている．第Ⅱ相反応の役割は，水溶性を高め，胆汁や尿に排泄されやすくすることである．

タウリンの解毒作用は，第Ⅰ相反応および第Ⅱ相反応のどちらにもかかわっていると考えられている（図7.8）．生体異物を摂取したとき，タウリンがチトクローム P-450 系の酵素，UDP-グルクロニルトランスフェラーゼおよびグルタチオン S-トランスフェラーゼ活性を亢進させる作用を有することがわかっている[44)〜46)]．ラットを用いた実験では，塩化ビフェニル（PCBs）やフェノバルビタールを与えたとき，チトクローム P-450，チトクローム b5，UDP-グルクロニルトランスフェラーゼの活性が著しく上昇する．このような生体異物や薬物を与えられたラットに対してタウリンを同時に与えると，これらの酵素活性はさらに上昇する傾向が認められる．薬物代謝酵素の遺伝子発現に対するタウリンの作用を mRNA レベルで調べると，チトクローム P-450 系の CYP1A1，CYP1A2，CYP2B1/2B2 と UDP-グルクロニルトランスフェラーゼの mRNA は，薬物単独投与に比べ，タウ

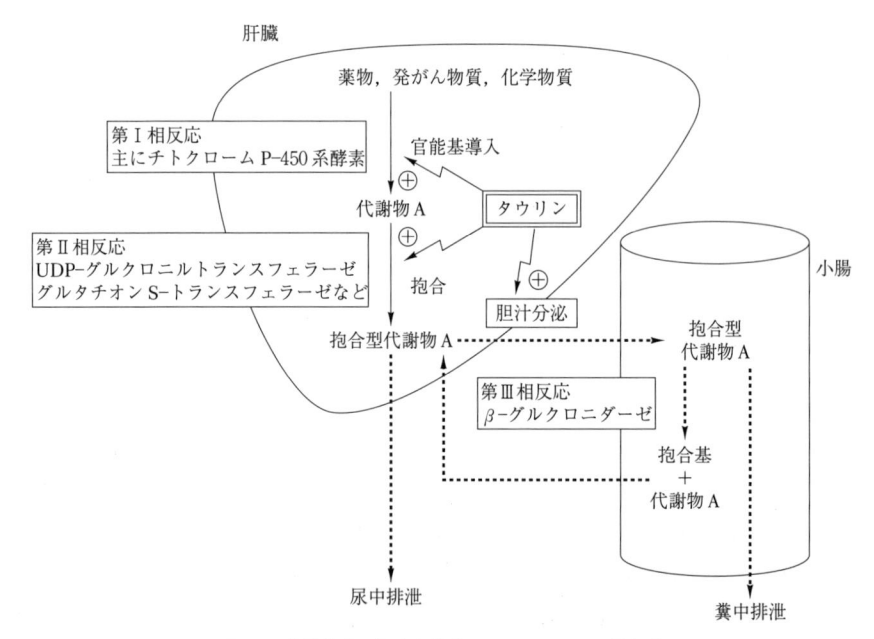

図7.8　薬物代謝の概略と推定されるタウリンの作用点

リン同時投与により著しく上昇する[44]．タウリンの作用が mRNA レベルで顕著に表れ，酵素活性で緩やかであることから，薬物代謝酵素へのタウリンの作用が表現されるためには，何段階かのプロセスを踏むものと予想される．

7.3 タウリンの栄養学的機能

7.2 で示したように，タウリンにはさまざまな生理作用があり，それらの生理作用に基づいたいくつかの栄養学的機能をも有することがわかってきた．そのなかでコレステロール低下作用，トリアシルグリセロール低下作用および糖尿病改善作用について以下に紹介する．

7.3.1　コレステロール低下作用（図 7.9）

タウリンの栄養学的機能のなかで最も古くから研究されている課題は，コレステロール代謝に及ぼす作用である．さまざまな実験動物やヒトで研究がなされ，知見も数多い．高コレステロール血症はさまざまな要因により引き起こされる．例えば，高コレステロール食摂取，ヒスチジン過剰食摂取，甲状腺切除，卵巣摘出（閉経モデル）および糖尿病時に，血清および肝臓のコレステロール濃度は著しく

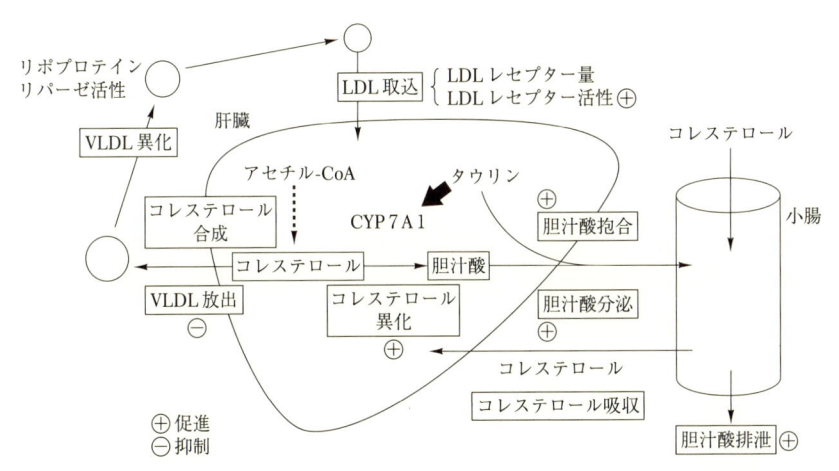

(注) 1. コレステロール摂取時ではコレステロール合成はほぼ停止している（ラットの場合）．
2. CYP 7 A 1：コレステロール 7α-水酸化酵素．

図 7.9　コレステロール代謝の概略と推定されるタウリンの作用点

上昇する．これらの高コレステロール血症のマウス，ラット，ハムスターおよびヒトに対し，タウリンはコレステロール低下作用が認められている[47)〜53)]．この作用は血清コレステロール濃度および肝臓コレステロール濃度ともに見られる．血清コレステロール濃度の低下は，主に VLDL + LDL 画分（特に VLDL 画分）の低下に依存する．一方，タウリン摂取時には HDL 画分のコレステロールが上昇することも数多く観察されている．このため，タウリン摂取は動脈硬化症や心臓病発症などに対して抑制的に作用することが示唆されている．

　肝臓はコレステロールの合成および分解（胆汁酸の生合成）を行っている主要臓器である．また，血液中に超低密度リポタンパク質（VLDL）を放出し，低密度リポタンパク質（LDL）を取り込んでいる．このような肝臓の働きにより，生体内に存在するコレステロール量を厳密に制御している．したがって，高コレステロール血症という症状は，このような制御が一部破綻した状況と考えられる．タウリンによる血清コレステロール低下作用は，主にコレステロールの分解（胆汁酸の生合成）を促進することによる糞中胆汁酸排泄量の増加により引き起こされると考えられている[47),49),50)]．胆汁酸の生合成は，律速酵素であるコレステロール7α-水酸化酵素（CYP7A1）により調節されている．タウリンによる本酵素の誘導は遺伝子発現および酵素反応の段階で亢進する[49)]．しかしながら，コレステロール7α-水酸化酵素の遺伝子発現に対して，タウリンがプロモーターとならないことが解明されつつある．したがって，タウリンによる他の因子誘導を介して，コレステロール7α-水酸化酵素遺伝子の発現が促進されると予想される．これらの因子として，PKC，Liver X receptor（LXR）酸化コレステロールなどが推測されているが，現在のところ解明されていない．

　この作用以外に，肝臓からの VLDL 放出抑制（unpublished data），肝臓への LDL 取り込み活性の上昇[50)]，胆汁および胆汁酸分泌量の増加[54)]，小腸ミクロソーム中の ACAT 活性の阻害によるコレステロール吸収阻害[55)]，コレステロール合成抑制[56)]等も認められており，コレステロール低下作用に寄与していると考えられている．また，ヒトにおけるタウリンのコレステロール低下作用も現在検討されている．

7.3.2 中性脂肪低下作用

　タウリンのトリアシルグリセロール低下作用についてもいくつか研究されており，タウリンがコレステロール以外の脂質代謝にも影響を与えていると考えられる．ラット[57]やヒト[58]でのある種の脂肪肝の発症に対して，タウリンは抑制作用を示す．一方，タウリン合成能の低いモルモット[59]やネコ[60]では，タウリン摂取により肝臓脂肪の増加することが知られている．また，タウリンは血清トリアシルグリセロール濃度に影響を及ぼさないという報告も多く，タウリンの脂質代謝に及ぼす影響は現時点でははっきりとしていない．

　なお，ラット[57]やヒト（肥満の子供）[58]におけるタウリン摂取による肝臓トリアシルグリセロール低下の作用機構は，肝臓トリアシルグリセロール合成において重要な酵素である diacylglycerol：acyl-CoA tranferase 活性の阻害によると推定されている．

7.3.3 糖尿病に関連する作用

　タウリンが糖尿病に対して改善効果を示すかについては，まだ議論の余地がある．しかし，いくつかの生理作用により糖尿病に良好な作用を示すことが知られている．糖尿病患者では，血漿タウリン濃度が低く[61]，一方，タウリンを投与すると合併症進行にかかわる血小板凝集を抑制することがわかっている[61]．糖尿病に対するタウリンの作用は，大きく二つに分けられる．①高血糖状態の改善・高血糖起因による症状の改善（インスリン分泌に対する作用），および②合併症である動脈硬化・高脂血症の改善および網膜症の改善（脂質代謝改善作用，合併症抑制作用など）である．

(1) 高血糖およびインスリン分泌に対するタウリンの作用

　実験動物では，インスリンを生成，分泌する膵臓のβ細胞を破壊するストレプトゾトシンやアロキサンの投与により，Ⅰ型糖尿病モデル動物を作成できる．Ⅰ型糖尿病モデル動物では，インスリン分泌は低下し，極度の場合にはインスリン分泌は行われない．このようなモデル動物にタウリンを与えるとβ細胞が保護され，インスリン分泌の低下が軽度に抑制される[62]．この作用にはタウリンの細胞膜安定化作用が寄与していると考えられる．また，高血糖に対しては，インスリ

ンによる肝臓グリコーゲン合成を促し，血糖値を適性にする作用が見られる．しかしながら，現在のところヒトでこのような作用は見出されていない．

(2) 糖尿病合併症に対するタウリンの作用

糖尿病の合併症として，網膜症，神経障害，腎症，心筋症，動脈硬化症，血小板凝集などが知られている．高血糖状態ではグルコースによる細胞外液の浸透圧の上昇が著しく，細胞内の浸透圧調節が障害を受ける．同時に，ポリオール経路によりつくられたソルビトールが蓄積する．このプロセスが糖尿病の合併症を進行させる要因の一つと考えられる．細胞内のソルビトール蓄積は，他のオスモライト（浸透圧調節物質）が不足している場合に生ずる．したがって，タウリンの摂取により細胞内でのソルビトールの蓄積を抑制し，合併症進行を食い止めることができると考えられている[63]．

先に示したタウリンのコレステロール低下作用やトリアシルグリセロール低下作用は，合併症の一つである動脈硬化症の発症を軽減させる可能性が示唆されている[53),64]．タウリンは血清のLDL-コレステロール濃度を低下させ，HDL-コレステロール濃度を上昇させる．この現象はヒトやラットで観察されており，動脈硬化の発症に対してタウリンが抑制的に作用することを示すものである．

また，血小板凝集の促進は合併症進行に強くかかわっており，タウリンによる血小板凝集抑制作用は，合併症の進行に対し，治療法として利用できる可能性を示している．

7.4 タウリンと生活習慣病（タウリンのヒトへの応用）

これまで述べてきたように，タウリンには多様な生理作用が認められており，この生理作用に基づいていくつかの栄養学的な現象が引き起こされることがわかってきた．その結果，タウリンといくつかの生活習慣病の発症とが深くかかわっていることがわかる．なかでも，高血圧症，脳卒中，心臓病，糖尿病，がん，動脈硬化症に対する影響は，今後の食生活の改善という観点からも重要である．

7.4.1 心臓病と高血圧症[65]

心臓に対するタウリンの作用についてはかなり多くの研究がなされている．そ

7.4 タウリンと生活習慣病（タウリンのヒトへの応用）

の研究内容は二つに大別され，強心作用と心筋保護作用である．特にタウリンの心筋保護作用は顕著であり，強心作用にもかかわっていることが明らかとなっている．タウリンの心臓病に対する作用の疫学的調査は，1982 年に WHO から報告された CARDIAC Study (Cardiovascular Diseases and Alimentary Comparison Epidemiological Study) により明らかにされている．その報告によれば，タウリンの尿中排泄量と虚血性心疾患に対する死亡率は負の相関を示している（図 7.10）．虚血性心疾患に対しては，尿中タウリン排泄量を 1 500～2 000 μmol（188～250 mg）/日以上を維持できるタウリン摂取により可能であることが示されている．尿中タウリン排泄量を 1 500 μmol に維持するためには，週に 4～5 回程度の魚介類摂取が必要であり，具体的には 1 日当り約 100 g の魚介類の摂取に相当する．

　高血圧症と心臓病の関係はよく知られているが，タウリンを 2 か月摂取（3 g/日）することにより，血圧が低下することが報告されている．また，血清コレステロール濃度と心臓病の関係についてもよく知られており，タウリンの血清コレステロール低下作用は心臓病発症に予防的に働くものと考えられる．タウリンの心臓に対する作用は強心作用や心筋保護作用のみならず，心臓以外の臓器への影響を介して心臓病発症の予防に寄与しているものと思われる．

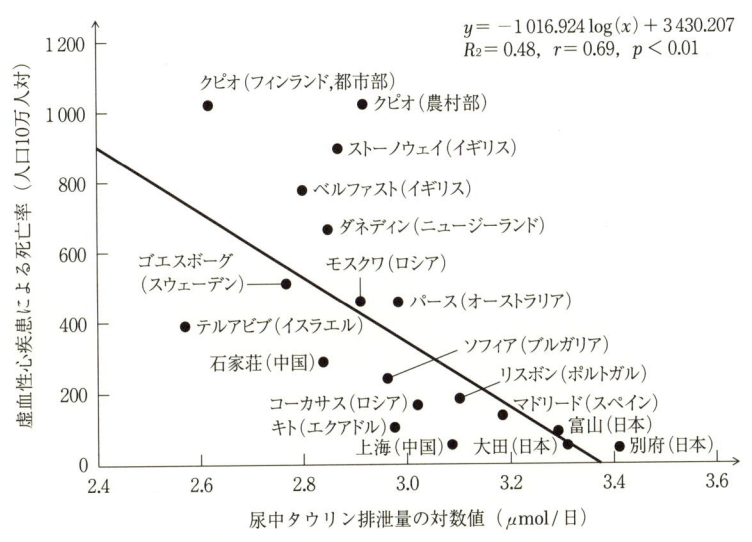

$y = -1\,016.924 \log(x) + 3\,430.207$
$R_2 = 0.48,\ r = 0.69,\ p < 0.01$

図 7.10　タウリンの尿中排泄量と虚血性心疾患による死亡率の関係[65]

7.4.2 糖尿病

正常なヒトと比べ糖尿病患者の血漿および血小板のタウリン量は低い（正常の70％程度）[61]．糖尿病の場合，血小板からのタウリン流出が増加し，タウリンの流入は低下する[66]．

糖尿病患者では，血液中のグルコース濃度が高く，浸透圧調節剤（オスモライト）で浸透圧が調節される．タウリンもオスモライトとして作用するが，他のオスモライトと競合するので血小板からの流出が顕著となる．このような場合にタウリンを摂取すると，血漿および血小板のタウリン量は健常者のそれと同じ程度に回復する．血漿タウリン濃度と糖化ヘモグロビン量との間に負の相関が認められている[61]．ヘモグロビンの糖化は糖尿病の典型的な症状であり，この量が多いほど糖尿病は進行している．したがって，タウリン摂取により血漿タウリン濃度を上昇させることは，糖尿病の進行を遅らせる可能性を示唆している．また，血漿タウリン濃度が高まると，アラキドン酸に対する血小板の感受性も低下することがわかっている[61]．アラキドン酸に対する血小板の感受性は，健常者に比べ糖尿病患者で約1.75倍上昇し，タウリン摂取によりこの感受性が健常者のそれと同等になることも知られている．血小板凝集は，血管障害にかかわる糖尿病の合併症（特に糖尿病性網膜症）の進行に深くかかわっているので，タウリンは血小板凝集を正常化する効果を有すると思われる．実際，タウリン欠乏や低タウリンの状態では，糖尿病性網膜症の発症を誘導するといわれている．糖尿病の実験動物を使った実験では，網膜へのタウリンの取込みが減少することが知られており，タウリンの糖尿病に対する効果（特に合併症進行抑制）が指摘されている．

7.4.3 がん

がん発症に対するタウリンの影響についての研究は，現在までそれほど多くなく，統一した見解は得られていない．しかしながら，これまでの研究結果のほとんどが，タウリンはがん発症を抑制することを示している．タウリンがどのようなメカニズムによりがん発症を抑制しているのかは明確ではないが，いくつかの可能性が示唆されている．タウリンによる解毒作用，抗酸化作用，コレステロール低下作用などがかかわっていると推測される．ヒトのがん発症に対するタウリ

7.4 タウリンと生活習慣病(タウリンのヒトへの応用)

ンの作用についての研究はなく,今後の研究が待たれる.以下に,実験動物により得られたタウリンの作用を示した.

肝臓がんは肝実質細胞に由来するがんである.正常細胞に比べて,がん細胞の薬物代謝能は非常に低いことが知られている.これは,がん化により分化していた細胞が未分化の状態に戻り,薬物代謝能という分化した機能が失われたためであると推定されている.薬物代謝能の変化は,薬物代謝の第Ⅰ相反応にかかわるチトクローム P-450 のレベルの変化と相関がある.肝臓がん組織では,チトクローム P-450 が著しく減少し,がん組織と隣接した正常組織では逆に上昇する.このような違いは組織に存在する酵素量の違いによる.また,このような変化は実験動物だけでなく,ヒトでも観察されている.一方,第Ⅱ相反応にかかわる酵素では,ジエチルニトロソアミンやフェノバルビタールの腹腔内投与により肝臓がんを発症させたとき,肝臓中のグルタチオン S-トランスフェラーゼ活性の上昇が認められる[67].また,薬物代謝酵素だけでなく,過酸化脂質量の指標となるチオバルビツール酸形成能は,発がん処理された場合に上昇することが知られている.タウリン摂取は,第Ⅰ相反応のチトクローム P-450 を誘導し,第Ⅱ相反応のグルタチオン S-トランスフェラーゼや UDP-グルクロニルトランスフェラーゼも誘導することが知られている.実際に,肝臓がん発症モデル系においてタウリンを投与した場合,肝臓中の第Ⅰ相反応および第Ⅱ相反応にかかわる酵素活性が上昇した[68].

発がん剤によるがん発症誘導と薬物代謝とのかかわりは,いろいろな場合があり大変に複雑である.発がん剤には,その物質自身が発がん性を示すものもあり,また,発がん性をもたないものも多い.発がん性をもたない化学物質は,薬物代謝酵素の作用を受けて生成した代謝物が発がん性を示す.このような化合物の場合,タウリンにより薬物代謝酵素系がさらに活性化された状態では,がん発症にどのように影響するかは,現在のところ不明である.タウリンによるがん発症抑制効果が認められている場合においても,薬物代謝酵素系への作用だけでは説明がつかない可能性が高い.また,薬物代謝酵素系には第Ⅲ相反応といわれる β-グルクロニダーゼによる消化管内での脱抱合作用もあり,この影響もがん発症には無視できない.脱抱合を受けた代謝物は再び腸管より肝臓に戻されるので,発がん性を有する化合物が何度か腸管と肝臓を循環することとなる.このため,肝臓や大腸では発がん性化合物と接触する頻度が高くなるので,肝臓がんや大腸がん

の発症の可能性も高くなると考えられている．

7.4.4 高脂血症

高脂血症および動脈硬化症に対するタウリンの作用は，胆汁酸抱合作用，抗酸化作用，コレステロール低下作用およびトリアシルグリセロール低下作用等がかかわっている．ヒトについてもいくつかの研究がされており，現在のところ，タウリン摂取により血清中のコレステロールおよびトリアシルグリセロールの低下が観察されている．また，タウリンがLDLの酸化を抑制し，動脈硬化症の発症に強くかかわる酸化LDLの生成を減少させることが示されている[69]．また，タウリンは血清中のVLDL＋LDL-コレステロール濃度を低下させるだけでなく，HDL-コレステロール濃度を上昇させることから，動脈硬化症に対し抑制的に作用していると考えられる[70]．

以上述べたように，タウリンは生命維持にかかわるさまざまな生理作用に携わっており，これらの生理作用の変化により，いくつかの栄養学的変調を生じる．例えば，いくつかの生活習慣病に対してタウリンは影響を与える．表7.2に，タウリンが関与している生活習慣病とタウリンの生理作用，および栄養学的作用の関連を示した．タウリンの栄養学的機能，および生活習慣病に対する影響は，まだ未解明の部分も多い．また，ヒトに対する影響も研究例が少ない．今後，さらにタウリンの研究が進み，ヒトの生活習慣病発症に与える影響が明らかになると思われる．日本人のタウリン摂取量は諸外国と比較してもかなり多い．しかし，食生活の変化に伴い，特に若年層の魚介類摂取量は減少しており，それに伴いタ

表7.2 生活習慣病に対するタウリンの作用とそれらに関連する生理的作用

	心疾患・脳疾患	高血圧	糖尿病	がん	高脂血症・動脈硬化症
胆汁酸抱合	−	−	−	○	○
浸透圧調節作用	−	○	−	−	−
神経伝達調節作用	△	−	−	−	−
細胞膜安定化作用	○	−	○	−	−
抗酸化作用	−	−	○	○	○
解毒作用	−	−	−	○	−
コレステロール低下作用	○	−	−	△	○
中性脂肪低下作用	○	−	−	−	○
糖尿病改善作用	−	−	○	−	○

（注）○ かかわりが認められる　△ かかわりが示唆される

ウリン摂取量も減少している．タウリン研究の進展とともに，魚介類の栄養学的重要性が再認識され，タウリン摂取量の増加が生活習慣病の予防につながればと思われる．

文献

1) Stapleton, O., et al.：*Clin. Nutr.*, **16**, 103-108(1997).
2) Spaeth, D. G., Schneider, D. L.：*J. Nutr.,* **104**, 179-186(1974).
3) Danielsson, H.：*Adv. Lipid Res.*, **1**, 335-385(1963).
4) Rentschler, L. A., et al.：*Comp. Biochem. Physiol. B.*, **84**, 319-325(1986).
5) Sturman, J. A.：*Physiol. Rev.*, **73**, 119-147(1993).
6) Sturman, J. A.：栄養学雑誌, **45**, 3-9(1987).
7) Chesney, R. W., et al.：*Adv. Exp. Med. Biol.*, **442**, 463-476(1998).
8) Voaden, M. J., et al.：Taurine in the Retina, Schaffer, S. W., et al. eds., pp. 145-160, Spectrum Press(1981).
9) Yokogoshi, H., et al.：*J. Nutr.*, **129**, 1705-1712(1999).
10) Gaull, G. E., et al.：*J. Pediatr.*, **90**, 348(1977).
11) 山口賢次：化学と生物, **23**, 299(1985).
12) Kim, E. S., et al.：*Adv. Exp. Med. Biol.*, **403**, 571-577(1996).
13) 永田孝一：水産の研究, **9**, 56-60(1990).
14) 辻　啓介, 他：含硫アミノ酸, **7**, 249-255(1984).
15) 細井公富, 豊原治彦：化学と生物, **40**, 708-710(2002).
16) 大山秀夫, 他：日本栄養・食糧学会誌, **44**, 305-308(1991).
17) Pasantes-Morales, H., et al.：*Adv. Exp. Med. Biol.*, **442**, 209-217(1998).
18) Kamisaki, Y., et al.：*Adv. Exp. Med. Biol.*, **403**, 445-454(1996).
19) Galarreta, M., et al：*Adv. Exp. Med. Biol.*, **403**, 463-471(1996).
20) Alder, J. T., et al.：*Neurochem. Res.*, **20**, 769-771(1995).
21) Tomaszewski, A., et al.：*Ann. Univ. Mariae. Curie. Sklodowska.*, **37**, 61-70(1982).
22) Csernansky, J. G., et al.：*Neurology*, **46**, 1715-1720(1996).
23) Hayes, K. C., et al.：*Science*, **188**, 949-951(1975).
24) Sturman, J. A., et al.：*Int. J. Dev. Neurosci.*, **2**, 121-129(1984).
25) Huxtable, R. J., Bressler, R.：*Biochim. Biophys. Acta*, **323**, 573-583(1973).
26) Kramer, J. H., et al.：*Am. J. Physiol.*, **240**, H238-H246(1981).
27) Cruz, C., Pasantes-Morales, H.：*J. Neurochem. Res.*, **11**, 303-312(1984).
28) Pasantes-Morales, H., et al.：*J. Nutr.*, **114**, 2256-2261(1984).
29) Pasantes-Morales, H., et al.：*Biochem. Pharmacol.*, **34**, 2205-2207(1985).
30) Nakashima, T., et al.：*Prog. Clin. Biol. Res.*, **125**, 449-459(1983).
31) Lewis, D. A.：*Biochem. Pharmacol.*, **33**, 1705-1714(1984).
32) Azari, J., Huxtable, R. J.：*Eur. J. Pharmacol.*, **61**, 217-223(1980).

33) Kurzinger, K., Hamprecht, B. : *J. Neurochem.*, **37**, 956-967(1981).
34) Jeong, S. Y., Kyung, J. C. : *Adv. Exp. Med. Biol.*, **442**, 105-111(1998).
35) Wright, C. E., et al. : *Annu. Rev. Biochem.*, **55**, 27-53(1986).
36) Naskalski, J. W. : *Biochim. Biophys. Acta*, **485**, 291-300(1977).
37) Lampert, M. B., Weiss, S. J. : *Blood*, **62**, 645-651(1983).
38) Thomas, E. L. : *Infect. Immun.*, **25**, 110-116(1979).
39) Zgliczynski, J. M., et al. : *Biochim. Biophys. Acta*, **235**, 419-424(1971).
40) Wright, C. E., et al : *Prog. Clin. Biol. Res.*, **179**, 137-147(1985).
41) Kozumbo, W., et al. : *Toxicol. Appl. Pharmacol.*, **115**, 107-115(1992).
42) Lim, E., et al. : *Adv. Exp. Med. Biol.*, **442**, 99-103(1998).
43) Dawson, R., et al. : *Adv. Exp. Med. Biol.*, **442**, 155-162(1998).
44) Yokogoshi, H., et al. : *Adv. Exp. Med. Biol.*, **483**, 169-175(2000).
45) Mochizuki, H., et al. : *Biosci. Biotechnol. Biochem.*, **64**, 405-407(2000).
46) Mochizuki, I., et al. : *J. Nutr.*, **130**, 873-876(2000).
47) Nakamura-Yamanaka, Y., et al. : *J. Nutr. Sci. Vitaminol.*, 239-243(1987).
48) 辻　啓介, 他：含硫アミノ酸, **2**, 143-145(1979).
49) Yokogoshi, H., et al. : *J. Nutr.*, **129**, 1705-1712(1999).
50) Murakami, S., et al. : *Life Sci.*, **70**, 2355-2366(2002).
51) Mizushima, S., et al. : *Adv. Exp. Med., Biol.*, **403**, 615-622(1996).
52) Kishida, T., et al. : *Nutr. Res.*, **21**, 1025-1033(2001).
53) Nishimura, N., et al. : *J. Nutr. Sci. Vitaminol.*, **48**, 483-490(2002).
54) Guertin, F., et al. : *J. Parenter Enteral. Nutr.*, **15**, 247-251(1991).
55) Murakami, S., et al. : *Phamacology*, **52**, 303-313(1996).
56) Wasserhess, P., et al. : *Am. J. Clin. Nutr.*, **58**, 349-353(1993).
57) Gandhi, V. M., et al. : *Ind. J. Expt. Biol.*, **30**, 413-417(1992).
58) Obinata, K., et al. : *Adv. Exp. Med. Biol.*, **403**, 607-613(1996).
59) Cantafora, A., et al. : *Experientia*, **42**, 407-408(1986).
60) Cantafora, A., et al. : *J. Nutr.*, **121**, 1522-1528(1991).
61) Franconi, F., et al. : *Am. J. Clin. Nutr.*, **61**, 1115-1119(1995).
62) 徳永尚司, 他：含硫アミノ酸, **2**, 165-177(1979).
63) Hansen, S. H. : *Diabetes. Metab. Res. Rev.*, **17**, 330-346(2001).
64) Mochizuki, H., et al. : *Biosci. Biotechnol. Biochem.*, **63**, 1984-1987(1999).
65) Yamori, Y., et al. : *Adv. Exp. Med. Biol.*, **403**, 623-629(1996).
66) De Luca, G., et al. : *Metabolism*, **50**, 60-64(2001).
67) Sultatos, L. G., Veselle. E. S. : *Proc. Natl. Acad. Sci. USA*, **77**, 600-603(1980).
68) Okamoto, K., et al. : *Jpn. J. Cancer. Res.*, **87**, 30-36(1996).
69) Murakami, S., et al. : *Atherosclerosis*, **163**, 79-87(2002).
70) Mochizuki, H., et al. : *Biosci. Biotechnol. Biochem.*, **62**, 578-579(1998).

第8章 アスタキサンチン

　アスタキサンチンは，長鎖の共役二重結合を特徴とするカロテノイドの一種であり，イソプレノイド構造の両端にヒドロキシル基とケト基をもつβ-イオノン環が結合した赤橙色の色素成分である（図8.1）．同じカロテノイドのなかには，近年多くの機能性が注目されるβ-カロテンがあるが，アスタキサンチンは分子内に酸素原子を含むためキサントフィルに分類される．天然界には，エビやカニなどの甲殻類，サケやマダイなどの魚類をはじめ水産生物中に広く分布し，われわれが日常的に摂取している物質である．産業的には養殖魚の色揚げ剤，すなわち体色改善剤として多く利用されてきたが，最近では生体に対する優れた生理作用が明らかにされ始めており，健康食品素材および化粧品素材として注目されている．

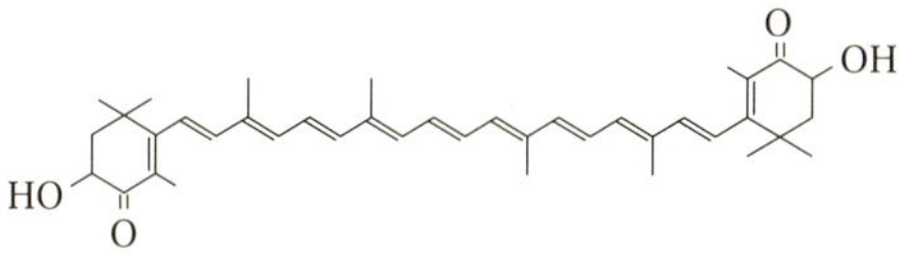

図8.1　アスタキサンチンの構造

　これまでに報告されているアスタキサンチンの生理作用としては，抗酸化作用や免疫機能の増強作用が代表的であるが，それらに関連した抗がん作用，抗炎症作用，薬物代謝酵素の誘導活性，抗ストレス作用，抗動脈硬化作用なども報告されている．しかしながら，これらの効果のなかには他のカロテノイドでも同様に認められている機能がある．よって，アスタキサンチンをより有効に利用していくためには，アスタキサンチンに特徴的な生理機能の解明や他のカロテノイドとの効果の比較を十分に進めていく必要がある．

　一方，アスタキサンチンを機能性物質として広く利用するためには，安定的な供給源を確保することが重要になる．アスタキサンチンはすでに有機合成法が確

第8章 アスタキサンチン

立されているが,現在のところ合成品の食品添加物としての利用は認められていない.一方,消費者の天然物嗜好や食品素材としての安全なイメージから,天然物中にアスタキサンチンの供給源が探索されている.エビ,カニ,オキアミに加え,最近ではファフィア酵母,ヘマトコッカス藻による生産が注目されている[1),2)].特にヘマトコッカス藻は,1 000～4 000 mg/100 g と他の生物に比べアスタキサンチン含量がきわめて高いことから工業的な大量生産が試みられており,それに関する技術開発も進められている.細胞壁の破壊や安定性に関する問題は残されているが,有用な供給源となることが期待される[3),4)].また,海洋細菌 *Agrobacterium aurantiacum* のアスタキサンチン生合成遺伝子の解析[5),6)]やヘマトコッカス藻(*Haematococcus pluvialis*)中の β-carotene ketolase 遺伝子の導入によるタバコ中でのアスタキサンチンの生合成技術開発なども進められている[7)].

本章では,近年注目されるアスタキサンチンの機能特性について述べるとともに,利用を図るうえで基礎的な知見となる消化・吸収・代謝に関しても解説する.

8.1 消化・吸収

アスタキサンチンを食品成分として経口摂取し生理機能を期待する場合,その消化・吸収・代謝機構を把握する必要がある.しかしながら,アスタキサンチンを含めたカロテノイドの消化・吸収に関しては未だ不明な点が多い.一般には,カロテノイドを食物とともに摂取した場合,小腸内で複合ミセル中に取り込まれ,そのままの形で小腸上皮細胞に取り込まれる.β-カロテンでは,一部が小腸上皮粘膜細胞中で中央開裂酵素(β-caroten15,15′-dioxygenase)により2分子のレチナールに分解されることが知られている.しかし,アスタキサンチンなどプロビタミンA活性をもたないキサントフィルに関しては,小腸上皮細胞中での開裂については明らかにされていない.一方,β-カロテンの一部はそのままの形でもカイロミクロンに取り込まれ,リンパ管へと移送される.アスタキサンチンを経口摂取した場合においても血中で検出されることから,一部はそのままの形でリンパ中に放出されるものと考えられる.37～43歳の男性を対象に,アスタキサンチン100 mg となるようにビートレット(8%アスタキサンチン含有)をオリーブ油とシリアルとともに単回経口摂取させ,血中のアスタキサンチン濃度の測定が72時

8.1 消化・吸収

間後まで行われている[8]．その結果，投与後2時間ですでにアスタキサンチンが検出され，6.7 ± 1.2 時間後で 1.3 ± 0.1 mg/L の最高濃度に達した（図8.2）．その後徐々に減少したが，72時間後においても約 0.2 mg/L で検出されている．半減時間が 21 ± 11 時間であったことから，血中からの消失は比較的ゆっくりと進むものと考えられる．アスタキサンチンのエステル体を含むヘマトコッカス藻由来のアスタキサンチン混合物 50 mg を経口投与した場合においても，同様の吸収特性が認められ，血中からは遊離のアスタキサンチンのみが検出されている．よって，アスタキサンチンのエステル体を摂取した場合，小腸上皮細胞中で分解され，遊離体としてリンパ中に放出されるものと推察される．投与後6時間では，血中のアスタキサンチンの多くは超低密度リポタンパク質およびカイロミクロン中に移行しており，低密度リポタンパク質（LDL）や高密度リポタンパク質（HDL）に比べ高い割合であった[8]．キサントフィルは LDL や HDL 中に移行しやすいという報告があるが[9]，それらの知見とは異なっていたことから，詳細な検討が必要と考える．また，摂取したアスタキサンチンは，全トランス型アスタキサンチン 74 %，9-シス型アスタキサンチン 9 %，13-シス型アスタキサンチン 17 % の異性体比率であったのに対し，血中での比率はそれぞれ 49.4 ± 8.8 %，13.2 ± 8.8 %，37.4 ± 7.2 となり，13-シス型アスタキサンチンの比率が高くなっていた[8]．ニジマスでは肝臓中で特異的に 13-シス型アスタキサンチンの比率が高くなることが報告されているが[10]，ヒト生体内での異性化や異性体間での吸収や代謝の選択性につい

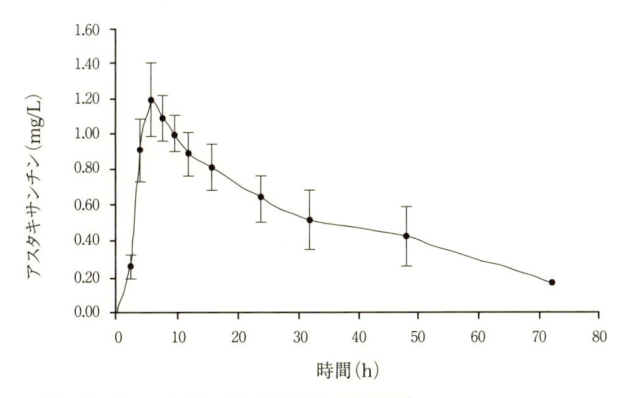

図8.2 アスタキサンチン摂取後の血中濃度[8]
　　　3人の中年男性が 100 mg のアスタキサンチンを1回経口摂取

ては明らかにされておらず,今後の課題であろう.一方,BALB/c マウスに 0.1 %
または 0.4 %のアスタキサンチンを含む飼料を 4 週間継続的に自由摂取させ,血中
のアスタキサンチン濃度の測定が行われている.血漿中のアスタキサンチン濃度
はそれぞれ 16.4 μ mol/L および 50.2 μ mol/L であり,その吸収性に濃度依存性が
確認されている[11].アスタキサンチンの腸管吸収性は,腸管細胞によっても確認
されている.胆汁酸やリゾリン脂質とともに 1 μ mol/L のアスタキサンチンを混
合した複合ミセルを培地中に加え,単層培養したヒト小腸モデル Caco-2 細胞へ
の取り込みを測定した結果,2 時間培養後に約 100 pmol/mg protein の取り込みが
確認されている[12].この場合,アスタキサンチンの検出量は β-カロテンの 1/2.5 で
あり,海藻中に含まれるフコキサンチンの 2 倍であった.一般的に,カロテノイ
ドの吸収性はその極性や腸内で形成されるミセルの構造により大きく異なるもの
と考えられており,その取り込み量はカロテノイドの疎水性に依存することが報
告されている[13].

　一方,カロテノイドの吸収性は油脂の共存により促進されることが知られてい
る.アスタキサンチンとオリーブ油またはコーン油から調製したエマルションを
雄の Holtzman albino ラットの十二指腸に 2.0 mL/h で 12 時間強制投与した場合,
リンパ液中に検出されたアスタキサンチン回収量はコーン油群で 13 %であったの
に対し,オリーブ油群では約 20 %と高い値であった(表 8.1)[13].これらの結果
は,油脂の共存に加え,その構成脂肪酸の違いによってもカロテノイドの吸収効
率が変化することを示している.また,天然物中に含まれるアスタキサンチンに
は,ヒドロキシル基に脂肪酸が結合したエステル型が多く存在する.遊離型のア
スタキサンチンと比較して疎水性であることから,その吸収性も高くなることが
推定される.

表 8.1　リンパ中のカロテノイド量[13]

	十二指腸中に注入したカロテノイド量			
	10 nmol/h 処理		40 nmol/h 処理	
	検出量(nmol/h)	回収率	検出量(nmol/h)	回収率
アスタキサンチン(オリーブ油)	2.3 ± 0.3	23%	7.2 ± 1.2	18%
アスタキサンチン(コーン油)	1.7 ± 0.2	17%	4.3 ± 0.3	11%
リコペン(オリーブ油)	0.5 ± 0.2	5%	3.2 ± 0.2	8%
リコペン(コーン油)	0.2 ± 0.1	2%	1.2 ± 0.8	3%

(注)　カロテノイドはオリーブ油またはコーン油とともに十二指腸中に注入.

8.2 生体内での代謝

前記のように吸収されたアスタキサンチンは，肝臓中で最も多く検出されるが，それ以外の小腸，腎臓，肺[14]，心臓，腓腹筋からも検出されており[15]，末梢組織にも輸送されるものと考えられる．一方，アスタキサンチンは生体内で非対称的に C9 位が開裂を受け，3-hydroxy-4-oxo-β-ionol および 3-hydroxy-4-oxo-β-ionone に代謝されることが知られている（図 8.3）[16]．さらに，これらの代謝物はグルクロナイド抱合化された後，還元され，3-hydroxy-4-oxo-7,8-dihydro-β-ion および 3-hydroxy-4-oxo-7,8-dihydro-β-ionone 抱合体に変換される[16]．このようなアスタキサンチンの代謝物は，12 歳のボランティア 2 人に対しアスタキサンチン 100 mg となるようにビートレット（8 ％アスタキサンチン含有）をコーヒー中に分散させ単回経口投与し，24 時間後の血中で検出されている[16]．また，3.75 μM のアスタキサンチンを加え 120 時間培養したヒト初代肝細胞の培養液中から，アスタキサンチン代謝産物を ODS カラムによる高速液体クロマトグラフィー（HPLC）で分離し，GC-MS および NMR により構造解析を行ったところ，上記の四つの代謝物が同定されている[16]．ラットの初代肝細胞を用いた実験では，3-hydroxy-4-oxo-β-ionone および 3-hydroxy-4-oxo-7,8-dihydro-β-ionone しか検出されていないことから，動物間によりアスタキサンチンの代謝経路が一部異なることが推察される[17]．

アスタキサンチンは，ヒト初代肝細胞に対し薬物代謝にかかわる主要なチトクローム P450 酵素の P450 3A4 や P450 2B6 を誘導した[16]．ラットに 300 mg/kg 飼料でアスタキサンチンを 16 日間投与した場合には，肝臓に加え肺や腎臓においても P450 1A1 や 1A2，2B1/2，3A 活性を上昇させており，薬物代謝酵素の誘導活性

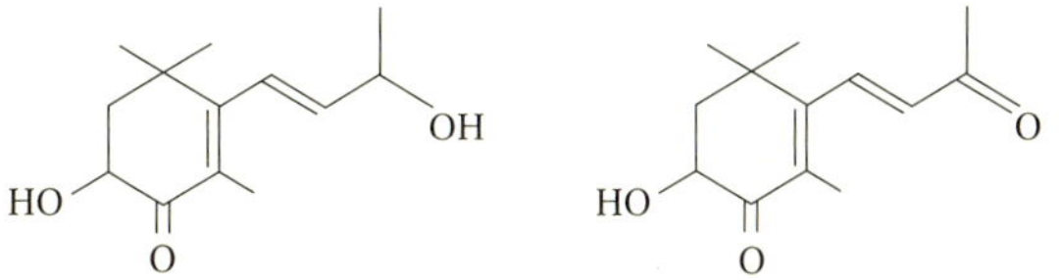

3-ヒドロキシ-4-オキソ-β-イオノール   3-ヒドロキシ-4-オキソ-β-イオノン

図 8.3 ヒト肝細胞によるアスタキサンチンの代謝物

を有するものと考えられる[14),18)]. しかしながら,このような薬物代謝酵素の誘導作用は,アスタキサンチンそのものによる作用なのか代謝産物による作用なのかは不明である.

8.3 抗酸化作用

8.3.1 一重項酸素の消去活性

カロテノイドの最も代表的な機能性は強力な抗酸化機能であろう.なかでも特徴的なのは,一重項酸素の消去活性である.励起状態にある一重項酸素は生体成分の脂質やDNAと反応し,ヒドロペルオキシドやエンドペルオキシドなどの過酸化物を生成する.特にカロテノイドは一重項酸素を物理的に消去するため,それ自体が変化することなく何回でも一重項酸素を消去できる.化学的な一重項酸素の消去活性を示すα-トコフェロールに比べ,きわめて効率がよい.

$$^1O_2 + Q \rightarrow {}^3O_2 + Q \text{(物理的消去)}$$
$$^1O_2 + Q \rightarrow QO_2 + Q \text{(化学反応)}$$

ここで,$^1O_2$:一重項酸素,Q:消去剤,$^3O_2$:三重項酸素(通常の酸素)

Mikiら[19)]は,非極性溶媒中におけるアスタキサンチンの一重項酸素の消去活性はβ-カロテンやゼアキサンチンと同程度であるが,α-トコフェロールと比較した場合,数百倍に及ぶことを明らかにしている.さらに極性溶媒中では,アスタキサンチンの消去活性がβ-カロテンやゼアキサンチンよりも高いことが報告されている(表8.2)[19),20)].これらの知見は,アスタキサンチンによる一重項酸素の消去活性が存在するミクロ環境状態により大きく異なることを示している.特に生体膜中では,溶媒中と比べアスタキサンチンの運動性が低下し,一重項酸素との接触頻度が低下するものと考えられる.生体膜モデルであるリポソーム中でのアスタキサンチンによる一重項酸素の消去活性はエタノール中と比べ大きく低下するが,それでもトコフェロールと比較してほぼ6倍の高い活性を示す[21)].このことから,生体内においても一重項酸素の消去活性が期待されている.心筋梗塞や脳梗塞などで血流が一時的に途絶え再び回復した際に,一重項酸素が発生することが知られている[22)].また,光過敏症を引き起こすフェオホルバイドを経口投与

8.3 抗酸化作用

表8.2 カロテノイドの一重項酸素消去定数(K_q)[20]

	$10^{-9}K_q(M^{-1}s^{-1})$	
	CDCl$_3$中	CDCl$_3$・CD$_3$OD(2:1)中
アスタキサンチン	4.8	3.3
カンタキサンチン	—	2.1
ゼアキサンチン	4.0	0.22
β-カロテン	4.7	0.089
ルテイン	1.7	—
ツナキサンチン	0.33	—
フコキサンチン	—	0.009
ハロシンシアキサンチン	—	0.004
α-トコフェロール	0.008	

したラットの皮膚での一重項酸素の発生が報告されている[23]．今後，一重項酸素による疾病の発症とアスタキサンチンの予防効果が解明されれば，アスタキサンチンによる一重項酸素消去活性の生理的な意義がより明らかなものになると考える．

8.3.2 ラジカル捕捉作用

アスタキサンチンのラジカル補足能に関しても多くの研究が見られる[24]～[27]．2,2′-azobis(2,4-dimethylvaleronitrile)(AMVN)によって引き起こされるリノール酸メチルのラジカル連鎖反応に対するカロテノイドの抗酸化活性を溶媒中で調べたところ，β-カロテンに比べ 4,4′位にオキソ基をもつアスタキサンチンやカンタキサンチンの活性が高いことが報告されている[24]．しかしながら，これらの効果はα-トコフェロールよりも弱いものであった．一方，生体内モデルとしてラット肝臓より分離したミクロソームを用いた抗酸化試験も行われている．リン酸緩衝液中に調製したミクロソームに対し 0.6～1.0 nmol/mg protein のアスタキサンチンを添加し，NADP/ADP/Fe^{3+} または 2,2′-azobis(2-amidinopropane)(AAPH)で酸化誘導した．この生体膜モデルを用いた実験においても，アスタキサンチンのラジカル補足作用はβ-カロテンより優れていたが，α-トコフェロールとは同程度の活性であった[25]．このように，ラジカル連鎖反応を阻止するアスタキサンチンの働きは，α-トコフェロールと同等もしくは弱いものといえる．

アスタキサンチンがβ-カロテンより顕著なラジカル補足作用を示す要因として，共役二重結合をもつ炭素鎖に加え末端のβ-イオノン環構造が重要と考えられる．

第8章 アスタキサンチン

　アスタキサンチンは，環状構造内にオキソ基に加えヒドロキシル基を有することから，生体膜表面付近のリン脂質極性部位と水素結合を形成することが可能であり，生体膜内部の疎水性部分でのラジカル補足能に加え膜表面付近での活性も併せ持つと考えられる[28]．また，海洋微生物が生産するアスタキサンチンのβ-グルコシド誘導体が遊離のアスタキサンチンよりも高いラジカル補足作用を有することが報告されており，興味深い[29]．生体内にはさまざまな抗酸化系が存在し防御的に働いていることから，反応性に富む活性酸素種の局所的な過酸化反応が問題になる場合が多い．よって，アスタキサンチンの生体内での抗酸化効果をより明確にするためには，細胞内での局在性と過酸化反応との関係をより詳細に調べる必要がある．

　一方，サケの卵巣やオキアミから抽出した海産油中には，優れた生理機能が知られるエイコサペンタエン酸（EPA）やドコサヘキサエン酸（DHA）が高い割合で含まれている．EPA や DHA は非常に酸化されやすいため，それらの利用において効果的な酸化防止法が必要であるが，海産油中に含まれるアスタキサンチンは優れた自動酸化防止効果を示した[30]．このようにアスタキサンチンは，海産油を安定に利用していくうえでも有効な成分といえる．

8.3.3　低密度リポタンパク質(LDL)の酸化防止効果

　活性酸素による LDL の酸化変性は，アテローム性動脈硬化を引き起こす主要な要因と考えられている．酸化変性した LDL は，マクロファージに貪食され泡沫細胞を形成するとともに，平滑筋細胞の遊走や血管内皮細胞に損傷を与え血栓形成を誘導する．よって，LDL の酸化防止は動脈硬化症を予防するアプローチとして有効である．

　アスタキサンチンは，このような LDL の酸化を効果的に抑制することが報告されている[31]．健康な男性の血液より分離した LDL（70 mg protein/L）をオキアミより精製したアスタキサンチン 0～50 μg/mL とともに 37 ℃でインキュベートし，V-70（2,2′-azobis(4-methoxy-2,4-dimethylvaleronitrile)）で酸化を誘導した．そして，234 nm での吸収が上昇するまでの誘導時間を指標に LDL の酸化抑制効果を調べた．その結果，アスタキサンチンの酸化抑制効果は濃度に依存して強まり，α-トコフェロールやルテインと比較して顕著な効果を示した[31]．さらに，28

歳前後の健常者にオキアミより精製したアスタキサンチンを1日当り1.8～21.6 mgとなるようにサプリメントとして経口摂取してもらい，LDLの酸化抑制効果が調べられている[31]．摂取前と14日後に，それぞれLDLを分離しV-70によって誘導される酸化の程度を評価した．その結果，3.6 mg/日以上のアスタキサンチンを摂取することにより摂取前と比べ有意に抑制されることが，*ex vivo* の実験で明らかにされた．その際，アスタキサンチンの摂取による血中トリアシルグリセロールやコレステロール，アポリポプロテイン濃度への影響は見られていない．オキアミ由来のアスタキサンチンは，大部分がエステル体であるため遊離型に比べ疎水性が高く，小腸での吸収性に優れているため高い効果が認められたものといえる．ベニザケ中には約3.0 mg/100 gのアスタキサンチンが含まれているが，LDLの酸化抑制効果が認められたアスタキサンチン量である3.6 mgはベニザケ120 gに相当し，日常の食生活においても摂取可能な量である．アスタキサンチンは微量の摂取においてもLDLの酸化を抑制したことから，動脈硬化の予防に対し有効な成分と考えられる．

8.3.4 UVからの保護効果

UVはDNAに損傷を与え，太陽光中のUVに長時間さらされると皮膚がんに進展することが指摘されている．ラット腎繊維芽細胞に4時間の間5.6 mW/cm^{2}の強度でUVA（320～400 nm）を照射することで，抗酸化酵素のカタラーゼ（CAT）とスーパーオキシドジスムターゼ（SOD）活性低下とTBARSの上昇が認められている[32]．培養液中にアスタキサンチンを10 nM添加することによって，UVAの放射による上記の酸化ストレスが顕著に抑制された．このようなアスタキサンチンによるUVAからの保護効果は，β-カロテンやルテインの効果と比べて強いものであった．アスタキサンチンによるUVAからの保護効果は，ヒトの皮膚繊維芽細胞やメラノサイトに対しても観察されている．有機合成したアスタキサンチンおよびアスタキサンチンを14 %含む藻類抽出物を10 μM培地に添加して18時間前培養することで，UVA 22 J/cm^{2}を2時間照射した際に引き起こされるDNAの損傷やグルタチオンの減少が抑制されている[33]．このようなUVに対するアスタキサンチンの保護効果は，利用法を工夫することでスキンケア製品への応用が期待できるものである．

第8章　アスタキサンチン

8.4　免疫機能の増強

　免疫は生体を防御する重要な機能であり，さらに免疫機能の低下は老化の原因の一つに考えられている．アスタキサンチンはこのような免疫機能を増強することが知られている．B6マウスから分離した脾細胞の培養液中にヒツジ赤血球（SRBC）を抗原刺激として加え5日間培養すると，抗体産生細胞が出現する．アスタキサンチンを10 nMで併用することで，抗体産生の指標であるPFC（plaque-forming cell）数がアスタキサンチン無添加の場合に比べ2倍程度まで増加した[34]．このような効果は，β-カロテンよりも顕著であることが示されている[34),35]．また，健康な成人の末梢血より分離した単核細胞（PBMNC）でも，免疫グロブリンの産生増強が認められている．T細胞依存性の抗原であるポークウィドマイトジェンや感作抗原の破傷風抗原によるIgM，IgG，IgAの産生が，10 nMのアスタキサンチン処理により増加した[36]．さらに，アスタキサンチンは，臍帯血より分離したリンパ球（CBMNC）に対してもT細胞依存性の抗原によるIgMの産生を高めた．一方，アスタキサンチンはT細胞非依存性の抗原による免疫グロブリンの産生に対しては効果を示さず，ポリクローナルなB細胞の活性化による作用や自己抗体産生への影響も示さなかった[37]．よって，アスタキサンチンはT細胞依存性のIg産生に影響するものと考えられる．さらに，アスタキサンチンは，ヘルパーT（Th）細胞のクローンであるTh1とTh2の両細胞によるIgMおよびIgGの産生を高めた[38]．このことは，アスタキサンチンが一次免疫応答と二次免疫応答の両方に対して作用を示すことを意味している．アスタキサンチンの免疫系改善効果は，*in vitro* において10 nMという低濃度で発現し，逆にそれ以上の濃度では消失した．効果を示す有効濃度が抗酸化作用や抗腫瘍作用と比較してきわめて低い濃度であることから，特徴的な作用様式の存在が推察されるが，その詳細については不明である．

　アスタキサンチンによる免疫系の修飾作用は，*in vivo* でも認められている．8週齢の雌性B6マウスにSRBC（10 mL/L PBS，0.5 mL/mouse）を腹腔内投与することによって一次免疫し，5日後に脾細胞を分離しPFCを指標に抗体産生が調べられている[39]．その結果，一次免疫の1時間前にアスタキサンチンを腹腔内投

与（1 μmol/L，0.5 mL/mouse）することにより抗体産生が増強された．また，IgG や IgM を分泌する細胞数の増加も認められた[39]．さらに，老齢 B6 マウス（11-12 か月齢，雌性）の SRBC への応答もアスタキサンチン投与（1 μmol/L，0.5 mL/mouse）で強化されること[39]や，自己免疫性の異常をもつ MRL-*lpr/lpr* マウス（5 週齢，雌性）で見られるリンパ節症やタンパク質尿の発生がアスタキサンチンの投与（0.19 μmol/mouse，週 3 回の割合で 12 週間投与）で遅延されることが報告されている[40]．

老化とともに特異抗体の産生応答が低下し，免疫系の制御異常が起こり，それに伴ってヘルパー T 細胞の機能が低下する．これらのことは，高齢者で自己免疫異常が増加する理由の一つと考えられている．アスタキサンチンは老齢マウスにおいて認められた T 細胞依存性抗原に対する特異抗体産生の減少を一部回復させたことから，年長者に対しても抗体産生応答の改善効果を示すかもしれない．経口投与による効果やヒトを対象とした実験が期待される．

8.5 抗がん作用

8.5.1 発がん抑制作用

がんは細胞に何らかのダメージが加わることで DNA が損傷（イニシエーション）し，惹起された突然変異をもつ細胞が増殖（プロモーション）して，悪性化（プログレッション）したものである．現在では，このようにがんの発生は多段階のプロセスを経て引き起こされると考えられている（多段階発がん説）．活性酸素は遺伝子に障害を与えることから，それらを消去できるカロテノイドには発がん抑制効果が期待できる．

アスタキサンチンは，大腸がん[41]，膀胱がん[42]，舌がん[43]，肝がん[44]に対して発がん抑制効果を有することが報告されている．化学発がん物質であるアゾキシメタンを雄 F344 ラットに週 1 回 15 mg/kg 体重の割合で計 3 回皮下注射し，大腸がんを引き起こした場合，37 週間後に 43 ％の割合で腺がん（adenocarcinoma）が観察された．これに対し，アスタキサンチンを 500 ppm の濃度で飼料に混ぜて投与したグループでは，腺がんの発生率が約半分の 21 ％まで減少することが田中

第8章　アスタキサンチン

表8.3　アゾキシメタンによるF344ラットの大腸発がんに及ぼすアスタキサンチンの予防効果[41]

処　理	被験ラット数[*1]	発生率[*2]/発生頻度[*3]	
		腺　腫	腺がん
1. アゾキシメタン処理	30	7(23%)/0.30 ± 0.53	13(43%)/0.53 ± 0.72
2. アゾキシメタン処理＋100 ppmアスタキサンチン投与	29	3(10%)/0.10 ± 0.30	8(28%)/0.28 ± 0.45
3. アゾキシメタン処理＋500 ppmアスタキサンチン投与	29	2(7%)/0.07 ± 0.25	6(21%)/0.24 ± 0.50
4. 500 ppmアスタキサンチン投与	15	0	0
5. 未処理	15	0	0

(注)　[*1] 239日以上生存のラット数
　　　[*2] 腫瘍発生ラット数/被験ラット数
　　　[*3] 腫瘍数/ラット

らにより報告されている（表8.3）．また，このとき上皮性良性腫瘍である腺腫の発生も抑制されていた[41]．このようなアスタキサンチンの発がん抑制効果は，舌がんに対してより有効である．8週間にわたり20 ppmの4-ニトロキノリン1-オキシド（4-NQO）を飲料水として与え舌扁平上皮がんを誘発した場合，32週間後のがん発生率は54％であったのに対し，100 ppmのアスタキサンチンを同時期に飼料中に混ぜて投与することで舌がんの発生が認められなくなった．また，4-NQOの投与後にアスタキサンチン与えた群でもがんの発生が見られないという結果が得られており[43]，天然物としては強い発がん抑制効果が認められている．さらに，アスタキサンチンにはアフラトキシンB_1（AFB_1）によって引き起こされる雄SPF Wisterラットの肝がんの予防効果も認められている[44]．すなわち，飼料1 kg当り300 mgのアスタキサンチンの投与で前がん病変のサイズと発生数が減少し，AFB_1のDNAやアルブミンへの結合阻害とDNAの一本鎖切断の抑制が見られた．また，アスタキサンチンを投与したラット肝臓から調製したミクロソームは，AFB_1を毒性の少ないアフラトキシンM_1（AFM_1）へと変換したことから，肝臓でのAFB_1の代謝経路の改善効果が推定された．このようなAFM_1への変換はβ-カロテンを投与したラットでは認められず，カロテノイドの種類によってAFB_1の代謝に及ぼす影響が大きく異なるものと考えられる．アスタキサンチンの発がん抑制効果は，他の天然物中に見られる発がん抑制物質と比べ比較的低濃度の経口投与においても有効であるといえる．

8.5.2　腫瘍細胞の増殖抑制作用

アスタキサンチンは，腫瘍細胞の増殖や腫瘍組織の増大に対しても抑制効果を

8.5 抗がん作用

示す．神経芽腫 GOTO 細胞（2×10^4 cells/mL）培養液中に 10 μg/mL のアスタキサンチンを添加し 3 日間培養した後の細胞数は，コントロールの 60％まで減少していた[45]．また，アスタキサンチンを 0.1～0.4％含む飼料を BALB/c マウスに 3 週間与えた後，1×10^6 cells の WAZ-2T 細胞を移植し，45 日後の腫瘍組織重量を測定した．その結果，アスタキサンチンによる腫瘍組織の増大抑制効果が濃度依存的に認められており，カンタキサンチンや β-カロテンに比べ強い作用であった[46]．アスタキサンチンによるリンパ球機能の亢進やインターフェロン γ（IFN γ）の発現を介した抗腫瘍活性も報告されている[47],[48]．これらのことから，アスタキサンチンは免疫系の強化により抗腫瘍活性を発現していることが推察される．

8.5.3 がん転移抑制作用

がん細胞の特性の一つとして，浸潤，転移があげられる．がん細胞の一部は原発巣から血管系を介して他の臓器に移動し増殖する．このようながん細胞の浸潤や転移を抑制することは延命につながる．

Donryu 系雄ラットの腸間膜から中皮細胞（M 細胞）を分離し，シャーレ一面に細胞を増殖させ単層を形成させた後，ラット腹水肝がん AH109A 細胞を重層し，アスタキサンチンとともに 24 時間培養した．そして，M 細胞の下に潜り込んだ AH109A 細胞数を計測し浸潤能の指標とした結果，アスタキサンチンは β-カロテンやリコペン，ルテインと同様に 5 μM まで濃度依存的に浸潤を阻害した[49]．しかし，この場合にはカロテノイドの種類による効果の差は認められていない．

一方，ナチュラルキラー（NK）細胞は発がん抑制やがん細胞の転移制御にかかわっていると考えられている[50],[51]．ストレスは，このような NK 細胞の活性を低下させるなど宿主の免疫機能を弱める[52],[53]．体移動がほぼ不可能な金網拘束ケージ中で 7 週齢の DBA/2 マウスを 20 時間拘束し，ストレスを負荷した 24 時間後に，尾静脈から P815 肥満細胞腫 1×10^4 cells/mouse を移植した．これらのマウスに対し，拘束の 1 日前から肝臓摘出の前日までの 14 日間，1 mg/kg/回/日のアスタキサンチンを中鎖トリアシルグリセロール溶液として経口投与することで，肝臓表面に現れる P815 肥満細胞腫の転移巣数が調べられている[54],[55]．その結果，正常マウスに比べストレス負荷マウスでは，肝臓への P815 肥満細胞腫の転移は 410.0％と有意に促進された．それに対し，1 mg/kg のアスタキサンチンを経口投

第8章　アスタキサンチン

与することで肝臓での転移巣数が約 63 % にまで顕著に減少しており，ストレスの負荷によるがん転移の促進に対するアスタキサンチンの抑制効果が示された．また，6週齢の C57BL/6 マウスに上記と同様に拘束ストレスを 20 時間負荷し，NK 細胞活性や肝臓の脂質過酸化に対するアスタキサンチン効果が検討されている．拘束ストレス負荷直前と開放後の2回，1〜5 mg/kg のアスタキサンチンを経口投与することで，拘束ストレスによって低下する NK 細胞活性の回復が認められた．ストレス負荷後 24 時間目に肝臓で観察された脂質過酸化レベルは，肝臓組織 1 g 当りの TBARS で正常マウスの 940 倍にも上昇したが，アスタキサンチン 100 mg/kg の投与により正常マウスとほぼ同程度まで緩和されている．このような NK 細胞活性の改善効果や脂質過酸化の緩和効果は，β-カロテンの投与では認められていない．これらの結果は，アスタキサンチンのがん転移抑制メカニズムとして，ストレスにより惹起された肝臓での脂質過酸化の緩和と，それに関連する宿主免疫の NK 細胞活性の改善を示唆するものである．近年は，ストレス社会といわれるように，われわれは生活環境のなかでさまざまなストレスを受けている．アスタキサンチンは，ストレスに起因する多くの疾患の予防に対し有効な成分であるかもしれない．

8.6　Helicobacter pylori の感染予防効果

Helicobacter pylori の感染は，慢性胃炎や胃潰瘍，胃がん発症の要因の一つと考えられている．このような H. pylori が関与する疾患の予防に，ビタミンや抗酸化物質の有効性が注目されている．6週齢の BALB/cA マウスに2日間隔で3回，H. pylori 119/95 を経口投与し感染させた後，10 日間ヘマトコッカス藻ミールを 0.4 g，2 g，4 g/kg 体重（アスタキサンチン重量にして 10 mg，50 mg，100 mg/kg 体重）の割合で1日1回経口投与した．投与終了後 10 日目に胃における生菌数（colony-forming unit；CFU）および炎症性を組織病理学的に観察したところ，ヘマトコッカス藻ミール投与群で低い値が認められ，H. pylori の胃での増殖に対する抑制効果が示された[56]．これに伴って，H. pylori の感染によって引き起こされる脂質酸化と好中球の胃粘膜細胞への浸潤も抑制されていた．同様の結果は，ビタミン C の投与でも認められている．また，上記と同様に H. pylori 119/95p を

感染させた BALB/cA マウスに,ヘマトコッカス藻抽出物を 200 mg/kg 体重で 10 日間経口投与し,脾細胞が産生するサイトカインの分析がなされている.その結果,無添加群で見られたインターフェロン-γ(IFN-γ)の産生が,ヘマトコッカス藻抽出物投与群で抑制されただけではなくインターロイキン 4 の産生にも変化が見られた[57].これは,アスタキサンチンを主成分とするヘマトコッカス藻抽出物が,T-リンパ細胞の応答を Th1 細胞のみの応答から Th1/Th2 の応答へと変化させたことを示しており,H. pylori 感染を予防する機序として興味がもたれる.

8.7　運動による骨格筋および心筋の損傷の緩和効果

過度の運動は活性酸素種を産生し,タンパク質や脂質,DNA を酸化することで骨格筋や心臓,肝臓の酸化的障害を引き起こすことが知られている.Aoi ら[15] は,運動による酸化ストレスをアスタキサンチンが軽減することを明らかにしている.7 週齢の雌性 C57BL/6 マウスを 3 週間,10 分/日,3 日/週で踏み輪中を走らせ,走る速度は実験期間中に 5 m/min から 28 m/min へと徐々に速くして運動を負荷した.酸化傷害の指標としては,腓腹筋および心臓中の脂質および DNA の酸化によって生じる 4-ヒドロキシ-2-ノネナール修飾タンパク質および 8-ヒドロキシ-2′-デオキシグアノシンに着目し測定が行われている.その結果,ヘマトコッカス藻から分離したアスタキサンチンを 0.02 % 含む飼料を与えたラットでは,アスタキサンチン非投与群と比べ,これらのヒドロキシ化合物の生成量が少なくなっていた.この結果は,運動による酸化ストレスをアスタキサンチンが軽減することを示すものである.さらに Aoi らは,運動 24 時間後に上昇する筋肉中のミエロペルオキシダーゼ活性や血漿中のクレアチンキナーゼ活性,組織への好中球の浸潤についても詳細に調べており,アスタキサンチン投与群で抑制されることを明らかにしている.これらの結果は,アスタキサンチンが活性酸素種を直接補足することに加えて,炎症反応を抑制することで筋肉損傷を軽減することを示唆する興味深い結果である.

8.8 視覚に対する作用

アスタキサンチンの視覚に対する効果として，目をよく使う visual display terminals（VDT，視覚的表示端末）作業者に対する眼精疲労などの視覚障害の軽減効果が調べられている．ヘマトコッカスより分離したアスタキサンチンを1日当り5 mg，カプセルとして4週間内服しながら作業に従事した被験者13人は，アスタキサンチンの投与前後で視覚の調節力に有意な改善が認められたと報告されている[59]．しかし，疲れによる視覚の鈍化の指標である中心フリッカー値やパターン誘発視覚電位には変化が認められていない．一方，プラセボ群13人では，投与前後における変化はいずれの指標においても見られなかった．

大学のハンドボール部の男子学生を対象に，静止視力，動体視力，深視力に対するアスタキサンチン投与の影響が運動前後で比較されている[60]．アスタキサンチン摂取による静止視力や動体視力への影響は認められなかったが，深視力が対照群に比べ優れていることがうかがわれた．また，アスタキサンチン投与群では摂取後に中心フリッカー値の上昇が認められている．しかし，運動前後におけるアスタキサンチン摂取の影響が明白でないことや，必ずしもアスタキサンチン摂取により視覚の改善が認められていないことから，評価方法の工夫や被験者数を増やすことで視覚への効果をより明らかにできるものと考える．

8.9 アスタキサンチンの安全性

アスタキサンチンは水産物中に含まれる天然色素であるため，食経験を有する物質である．しかしながら，栄養補助食品等として使用する場合，通常の食事成分としての摂取と比べ高濃度になる場合が多い．また，工業的な利用では，アスタキサンチンを生産する生物から得られる抽出物または部分精製物を用いることになろう．そのため，安全性については慎重に調べなければならない．ウイスター系の雄ラット（5週齢）にヘマトコッカス藻より分離したアスタキサンチン400 mg（過剰投与群）および80 mg（適量投与群）を粉末試料1 000 mg中に添加し，41日間投与した．過剰投与群，適量投与群のいずれにおいても，コントロールに

8.9 アスタキサンチンの安全性

比べ同様の成長を示し,毛並みや鼻出血,強健性,行動性に異常は認められないという結果が得られている[61]. さらに,胃潰瘍の発症は認められず,肝臓,脾臓,心臓,腎臓の臓器重量,中性脂肪量および血液生化学検査においてもコントロール群との間に差は認められず,ヘマトコッカス藻由来のアスタキサンチン投与では有害性や有毒性が発現されないことが確認されている. 有機合成したアスタキサンチンやファフィア(*Phaffia*,酵母)由来のアスタキサンチン投与においても,28日間成長の様子を観察した結果では異常が認められず,アスタキサンチンの高い安全性が確認されている.

また,アスタキサンチンの遺伝的毒性を調べるため,ラットの妊娠出産に及ぼす影響も調べられている[61]. ウイスター系の雌雄ラットを14日間別々に飼育し,その間,雄の飼料のみにヘマトコッカス藻由来のアスタキサンチンを200 mg/1 000 mg 飼料の割合で投与した. その後,10日間雌雄を同一ケージに入れ自由交配させ,出産が起こる42日目まで飼育を継続した. 妊娠出産率は,コントロール群およびアスタキサンチン投与群いずれも100%を示し,出産匹数は若干の差は認められたものの有意な差ではないことが報告されている. また,仔ラットに奇形も認められていない. よって,アスタキサンチンは遺伝的な毒性もなく,過剰量の摂取においても安全な物質であるといえる.

アスタキサンチンおよびそのエステル体を39%含むヘマトコッカス藻色素の混餌投与による13週間の毒素試験も行われている[62]. 5週齢のF533ラットに0.025〜0.25%の割合で投与したところ,外見上の異常は認められず,摂餌行動や栄養状態,臓器重量,血清生化学および血液形態学検査,体重増加においても,コントロールと同様で影響は認められないという結果が得られている. 雌の0.25%投与群において血中総コレステロールの上昇が認められたが,変化の程度が軽度であるため毒性学的な意義は乏しいものと考察されている. アスタキサンチンを高濃度で含有するファフィア酵母色素のF344ラットに対する13週間投与による毒性試験では,総コレステロールの上昇は見られていないことから,その機序は不明である[63]. ファフィア色素についても最高5%で毒性の所見が認められていない[63]. よって,ヘマトコッカス藻色素,ファフィア色素およびそれらの主成分であるアスタキサンチンの毒性はきわめて低いものと考察される.

第8章　アスタキサンチン

　本章では，アスタキサンチンならびにその他のカロテノイドの機能性について述べた．これらのカロテノイドは水産物中に広く含まれており，日常の食事からも摂取されている成分である．しかしながら，その吸収や代謝，生理機能については十分に明らかにされているとはいいがたい．本章で紹介した抗酸化機能や免疫機能の強化作用は β-カロテンよりも強い効果を示すものであり，アスタキサンチンの利用を図るうえで注目される知見である．このような優れた機能性は，アスタキサンチンの構造もしくはその代謝産物による影響と考えられる．しかしながら，アスタキサンチンにはエステル体や異性体などさまざまな構造が存在する．これまでは，その構造と生理機能との関係についてはほとんど明らかにされていないことから，今後，より詳細な代謝機構や生理機能の解明が必要と考える．また，本章ではとりあげなかったアスタキサンチンの新規機能性を示唆する研究報告も多くあることから，分子レベルでの詳細な研究が進みその作用機構が解明されることを期待する．

文献

1) Yamashita, E.：*Carotenoid Science*, **4**, 84(2001).
2) Margalith, P. Z.：*Appl. Microbiol. Biotechnol.*, **51**, 431(1999).
3) 山下栄次：日本農芸化学会誌, **76**, 740(2002).
4) Fabregas, J., et al.：*Appl. Microbiol. Biotechnol.*, **53**, 530(2000).
5) Fraser, P. D., et al.：*J. Biol. Chem.*, **272**, 6128(1997).
6) Yokoyama, A., et al.：*Biosci. Biotech. Biochem.*, **58**, 1842(1994).
7) Mann, V., et al.：*Nature Biotechnol.*, **18**, 888(2000).
8) Osterlie, M., et al.：*J. Nutr. Biochem.*, **11**, 482(2000).
9) Romanchik, J. E., et al.：*J. Nutr.*, **125**, 2610(1995).
10) Osterlie, M., et al.：*J. Nutr.*, **129**, 391(1999).
11) Chew, B. P., et al.：*Anticancer Res.*, **19**, 5223(1999).
12) Sugawara, T., et al.：*J. Nutr.*, **131**, 2921(2001).
13) Clark, R. M., et al.：*Lipids*, **35**, 803(2000).
14) Jewell, C., O'Brien, N.M.：*Brit. J. Nutr.*, **81**, 235(1999).
15) Aoi, W., et al.：*Antioxidnts Redox Signaling*, **5**, 139(2003).
16) Kistler, A., et al.：*Arch. Toxicol.*, **75**, 665(2002).
17) Wolz, E., et al.：*Drug Metabolism and Desposition*, **27**, 456(1999).
18) Gradelet, S., et al.：*Xenobiotica*, **26**, 49(1996).
19) Miki, W.：*Pure & Appl. Chem.*, **63**, 141(1991).

20) Shimizu, N., et al.：*Fisheries Sci.*, **62**, 134(1996).
21) Fukuzawa, K., et al.：*Lipids*, **33**, 751(1998).
22) Zhai, X., Ashraf, M.：*Am. J. Physiol.*, **269**, H1229(1995).
23) Yamazaki, S., et al.：*Free Radic. Bio. Med.*, **26**, 1126(1999).
24) Terao, J.：*Lipids*, **24**, 659(1989).
25) Palozza, P., Krinsky, N. I.：*Arch. Biochem. Biophys.*, **297**, 291(1992).
26) Lim, B.P., et al.：*Biochim. Biophys. Acta.*, **1126**, 178(1992).
27) Naguib, Y. M. A.：*J. Agric. Food Chem.*, **48**, 1150(2000).
28) Goto, S., et al.：*Biochim. Biophys. Acta*, **1512**, 251(2001).
29) Matsushita, Y., et al.：*Fisheries Sci.*, **66**, 980(2000).
30) 武内 将, 他：日本油化学会誌, **46**, 175(1997).
31) Iwamoto, T., et al.：*J. Atherosclerosis Thrombosis*, **7**, 216(2001).
32) O'Connor, I., O'Brien, N.：*J. Dermatol. Sci.*, **16**, 226(1998).
33) Lyons, N. M., O'Brien, N. M.：*J. Dermatol. Sci.*, **30**, 73(2002).
34) Jyonouchi, H., et al.：*Nutr. Cancer*, **16**, 93-105(1991).
35) Okai, Y., Higashi-Okai, H.：*Int. J. Immunopharmac.*, **18**, 753(1996).
36) Jyonouchi, H., et al.：*Nutr. Cancer*, **23**, 171-183(1995).
37) Jyonouchi, H., et al.：*Nutr. Cancer*, **19**, 269-280(1993).
38) Jyonouchi, H., et al.：*J. Nutr.*, **125**, 2483-2492(1995).
39) Jyonouchi, H., et al.：*Nutr. Cancer*, **21**, 47-58(1994).
40) Tomita, Y., et al.：*Autoimmunity*, **16**, 95(1993).
41) Tanaka, T., et al.：*Carcinogenesis*, **16**, 2957(1995).
42) Tanaka, T., et al.：*Carcinogenesis*, **15**, 15(1994).
43) Tanaka, T., et al.：*Cancer Res.*, **55**, 4059(1995).
44) Gradelet, S., et al.：*Carcinogenesis*, **19**, 403(1998).
45) Nishino, H., et al.：*Anti-Cancer Drugs*, **3**, 493(1992).
46) Chew, B. P., et al.：*Anticancer Res.*, **19**, 1849(1999).
47) Jyonouchi, H., et al.：*Nutr. Cancer*, **36**, 59(2000).
48) Chew, B. P., et al.：*Anticancer Res.*, **19**, 523(1999).
49) Kozuki, Y., et al.：*Cancer Lett.*, **151**, 111(2000).
50) Hanna, N.：*Biochim. Biophys. Acta*, **780**, 213(1985).
51) Wiltrout, R. H., et al.：*J. Immunol.*, **134**, 4267(1985).
52) Okimura, M., et al.：*J. Jpn. Pharmacol.*, **41**, 229(1986).
53) Steplewski, Z., Vogel, W. H.：*Life Sci.*, **38**, 2419(1986).
54) 楊 志博, 他：日本栄養・食糧学会誌, **50**, 423(1997).
55) Kurihara, H., et al.：*Life Sci.*, **70**, 2509(2002).
56) Wang, X., et al.：*Antimicrob. Agents Chemother.*, **44**, 2452(2000).
57) Bennedsen, M., et al.：*Immun. Letters*, **70**, 185(1999).
58) Nagaki, Y., et al.：*J. Trad. Med.*, **19**, 170(2002).
59) 澤木啓祐, 他：臨床医薬, **18**, 1085(2002).

第8章　アスタキサンチン

60) 西川善之, 他：甲子園大学紀要, 栄養学部編, No.25, 19(1997).
61) 小野　敦, 他：*Bull. Natl. Health Sci.*, **117**, 91(1998).
62) 小野寺博, 他：*Bull. Natl. Health Sci.*, **115**, 99(1997).

第9章　食物繊維

　食物繊維（dietary fiber）は，「合意された方法により測定された人体消化管固有の酵素によって加水分解されない食用の動植物の構成成分」や「ヒトの消化酵素で分解されない食物中の総体」と定義され，そのほとんどは非デンプン性の多糖類である．食物繊維がいわゆる生活習慣病を予防するうえで重要な役割を果たしていることは，多くの成書や総説で述べられている[1),2)]．一般的に食物繊維は，咀嚼回数の増加，胃内滞留時間の延長，かさ効果などの物理的な機能による満腹感の持続や，血糖値の上昇抑制，排便量や回数の増加が，肥満や糖尿病，便秘に効果があるとされ，また，化学的性質としての拡散阻害作用や吸着作用が有害物質の吸収抑制，コレステロールや胆汁酸の排泄促進から大腸がんや動脈硬化を予防するといわれている．

　水産食品で多くの割合を占める魚介類などの動物性食品は，エビ，カニ，貝類のように，その体成分としてキチンを含むが，食物繊維の供給源として寄与率が低いとの判断

表9.1　海藻中の食物繊維含有量

分類	食品(海藻)名	含有量(g)[*1]
緑藻類	ヒトエグサ	44.2
	アオノリ	38.5
	アオサ	29.1
紅藻類	角寒天	74.1
	エゴノリ	53.3
	テングサ	47.3
	フノリ	43.1
	イワノリ	36.4
	アマノリ	31.2
	オゴノリ	7.5[*2]
褐藻類	アラメ	48.5
	ヒジキ	43.3
	ナガコンブ	36.8
	ミツイシコンブ	34.8
	ガゴメコンブ	34.2
	ホソメコンブ	32.9
	ワカメ	32.7
	リシリコンブ	31.4
	マツモ	28.5
	マコンブ	27.1
	エナガオニコンブ	24.9
	オキナワモズク	2.0[*2]
	モズク	1.4[*2]

（注）　*1　素干し重量100g当りの含有量
　　　*2　塩蔵・塩抜き後の湿重量100g当りの含有量
　　　「五訂日本食品標準成分表」より．

第9章　食物繊維

から「五訂日本食品標準成分表」[3]では除外して取り扱われており，また，キチンのほか，食物繊維の測定において問題とされる抵抗性デンプン（resistant starch）やリグニンに相当する成分は，水産物中には存在しないと見なされるので，水産食品中の食物繊維として，本章では大型の海藻類が生産する多糖類（海藻多糖類）をとりあげることにする．

海藻類は，日本人の食生活に深く入り込んだ食材で，総食物繊維量として，その乾物重量の30％から50％含まれており，日本人の食生活において食物繊維の供給源としての役割は大きいと考えられる[3]（表9.1）．

食用に供される海藻類は，緑藻類，紅藻類，褐藻類に分けられるが，これらの海藻類が含む海藻多糖類は，構成成分も多様である（表9.2）．

一般に，食物繊維は水溶性食物繊維（SDF）と不溶性食

表9.2　大型海藻の多糖類

	細胞壁多糖類	粘質多糖類	貯蔵多糖類
紅藻	セルロース キシラン マンナン	寒天 カラギーナン フノラン ポルフィラン	紅藻デンプン
褐藻	セルロース	アルギン酸 フコイダン	ラミナラン
緑藻	セルロース	水溶性硫酸多糖	デンプン

表9.3　消化管と食物繊維との相互作用の増加効果[2]

食物の影響	食物繊維の種類と効力	主な効果
咀嚼回数増加，飽満感の増加	SDF, IDF	肥満予防
吸水，膨潤，飽満感の持続 過剰摂取の抑制	SDF, IDF	
胃内滞留時間の延長 耐糖能改善 インスリン分泌の抑制	SDF＞IDF（？）	糖尿病予防
コレステロールミセル化の阻害 コレステロール吸収量の低下 体内コレステロール濃度の正常化	SDF≪IDF	動脈硬化・胆石予防
胆汁酸再吸収量の低下	SDF（？），IDF	
食物塊の移動速度の変化，消化管ホルモンの分泌変動，消化機能の正常化，毒性物質による栄養素利用障害の阻止	SDF＜IDF	有害物質の毒性軽減
腸内細菌叢，胆汁酸代謝，コレステロール代謝の変動，発がん物質の産生低下（？），発がん物質の結合あるいは希釈	SDF, IDF	大腸がん予防
コレステロール，胆汁および代謝産物の排泄量の増加，排便回数の増加（便量の増加），通過時間の短縮，なめらかな排泄	SDF＜IDF	便秘予防

（注）　SDF：水溶性食物繊維，　IDF：水不溶性食物繊維

物繊維（IDF）に分類され，その機能が異なるとされる[2]（表9.3）．海藻多糖類では，細胞壁を構成するセルロースやキシラン，マンナンがIDFに相当する．それ以外の海藻多糖類は，多くの場合，ウロン酸や硫酸基を含む高分子電解質としての性質をもち水溶性を示すが，イオン環境や温度によって物性が大きく変化し，ゲル化するものも多いことから，単純にSDFに含めるのは難しい．

以下に，海藻の種類ごとに含まれる食物繊維について，その構造と機能について述べる．

9.1 褐藻類の食物繊維

コンブ類，ワカメ，アラメ，ヒジキ，モズク類には，その食物繊維としてアルギン酸とフコイダンが含まれる．

9.1.1 アルギン酸

(1) 組成と構造

アルギン酸（alginic acid）はD-マンヌロン酸（M）とL-グルロン酸（G）の2種類のウロン酸からなるヘテロポリウロニドで（図9.1），Mがβ-1,4-結合で連続したMブロックと，Gがα-1,4-結合で連続したGブロック，MとGが混在するMGブロックから構成され，酸に対する分解性の差異から，ブロックの構成比を測定することが可能である[4]．アルギン酸は藻体中でカルシウム塩やマグネシウム塩として不溶性の状態で存在する．通常，藻体を希酸で洗浄して，これらの2

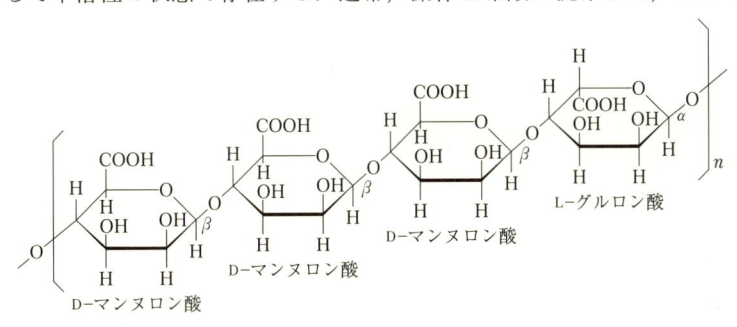

(注) $\alpha : \alpha$-アノマー，$\beta : \beta$-アノマー

図9.1 アルギン酸の構造

価金属イオンを除去してから炭酸ナトリウムなどのアルカリで抽出し，アルコール沈殿させて調製するが，藻体を直接，煮沸することにより，水溶性アルギン酸（WSA）を抽出することもできる[5]．

アルギン酸は褐藻類の種類や部位，採集時期によっても M/G 比が異なり，成長点から遠い先端部位ほど G の含量が多い[6]．また，加熱抽出された WSA は M/G 比が高く，残った藻体からアルカリ抽出されたアルギン酸は M/G 比が低いことも明らかになっている[7]．

(2) 機能

アルギン酸の食物繊維としての機能は，血中や肝臓のコレステロールの上昇抑制効果や糞便量の増加である．通常，ラットやニワトリを使用した動物実験では，完全合成飼料に含まれるショ糖を削減した代わりにコレステロールと胆汁酸ナトリウムを添加した飼料を投与して，血中や肝臓中のコレステロールを増加，蓄積させた動物を対照群として，同時に食物繊維を添加した群との差によって調べられる．

食品中に添加されるアルギン酸はナトリウム塩（Na-alginate；Na-AA）の形をとるが，他に金属塩を酸で除去した遊離のアルギン酸（alginic acid；AA）やカルシウム塩（Ca-algnate；Ca-AA）もある．そのうち有効性が示されているのは，アルギ

表 9.4 血清と肝臓のコレステロール濃度に及ぼすアルギン酸とその塩類の効果

研究者	試料 （実験動物）	飼育期間 （日）	コレステロール 上昇抑制効果	
			血清	肝臓
Fahrenbach, et al. (1966)	AA（ニワトリ）	27	有	―
Kiriyama, et al. (1969)	AA（ウイスターラット：雄）	14	無	無
辻 悦子，他 (1975)	AA（SDラット：雄）	8	無	有
安斎 寛，他 (1993)	AA（SDラット：雄）	14	無	無
辻 啓介，他 (1968)	Na-AA（ドンリュウラット：雌）	35	有	有
Ito & Tsuchiya (1972)	Na-AA（ウイスターラット：雄）	28	有	―
辻 悦子，他 (1975)	Na-AA（SDラット：雄）	8	無	有
辻 啓介，他 (1978)	Na-AA（HV）（SDラット：雄）	4	有	有
	Na-AA（LV）（SDラット：雄）	4	無	有
安斎 寛，他 (1994)	Na-AA（SDラット：雄）	14	無	有
Wang, et,al. (2003)	Na-AA（HV）（ウイスターラット：雄）	20	有	有
	Na-AA（LV）（ウイスターラット：雄）	20	有	無
Nishide, et al. (1993)	Ca-AA（SDラット：雄）	14	無	無
安斎 寛，他 (1995)	Ca-AA（SDラット：雄）	14	無	無

（注） AA：アルギン酸， Na-AA：アルギン酸ナトリウム， Ca-AA：アルギン酸カルシウム，
HV：高粘度， LV：低粘度

9.1 褐藻類の食物繊維

ン酸ナトリウムによる肝臓中の総コレステロール量の減少である[8)~18)] (表9.4).

安斎らの研究[11),15),18)]では，3週齢のSD系雄ラットを標準飼料で1週間予備飼育した後に，0.5％のコレステロールと0.25％の胆汁酸ナトリウムを添加した高コレステロール飼料を2週間投与し，同時にアルギン酸ナトリウムを1％から10％添加した場合，肝臓中の総コレステロール量は有意に減少した（表9.5)[15)].

しかし，血清中のコレステロール濃度の上昇抑制やHDL-コレステロールの増加は観察されなかった．また同様に，遊離アルギン酸[11)]やアルギン酸カルシウム[18)]を試験したが，アルギン酸カルシウムは，ナトリウム塩と比較して体重や飼料摂取量，飼料効率，肝臓重量などがほとんど同じだったにもかかわらず，肝臓コレステロールの上昇抑制は観察されなかった．これは，アルギン酸ナトリウムが水溶性であるのに対し，アルギン酸やアルギン酸カルシウムは不溶性であり，これが消化管内での吸収阻害や吸着による排泄促進能力の差につながっているものと推定された．しかしながら，上記の実験において，糞中へのコレステロールや胆汁酸の排泄量の差を観察することはできなかった．アルギン酸ナトリウムとアルギン酸カルシウムを比較すると，飼料摂取量や飼料効率がほとんど同じであり（図9.2)，糞排泄量は添加率に比例して増加し，10％添加群では，乾燥重量で

表9.5 高コレステロール飼料投与ラットの肝臓脂質に対するアルギン酸ナトリウムの効果[15)]
（肝臓1g当りの脂質成分量）

（単位：mg）

実験群	総脂質	総コレステロール	遊離コレステロール	トリアシルグリセロール	リン脂質
標準飼料群	76.1± 6.1*[2]	4.9±0.4	4.9±0.2	41.6± 6.0	26.7±0.6
高コレステロール飼料群	301.7±20.4	69.5±3.6	6.9±0.3	138.0±16.7	29.7±1.2
アルギン酸ナトリウム添加飼料群					
1％-NaAA*[1]	255.0±24.3	67.6±2.1	7.2±0.2	106.8±15.1	29.0±1.1
2％-NaAA	226.7±24.0*[3]	64.4±1.8	7.0±0.2	93.0± 9.6*[3]	30.2±1.3
3％-NaAA	182.8±18.3*[3]	65.1±5.9	7.0±0.3	74.1±12.8*[3]	27.1±1.2
4％-NaAA	207.8±17.7*[3]	54.7±2.1*[3]	7.0±0.1	68.4± 9.6*[3]	29.5±0.4
5％-NaAA	179.4±12.3*[3]	36.6±2.6*[3]	5.7±0.3*[3]	91.8± 7.5*[3]	27.3±1.6
6％-NaAA	169.6±22.2*[3]	41.3±3.3*[3]	6.6±0.3	80.3±14.0*[3]	28.1±1.0
8％-NaAA	125.6±13.7*[3]	29.1±2.5*[3]	5.6±0.2*[3]	63.2±10.1*[3]	27.4±0.5
10％-NaAA	122.2± 9.1*[3]	31.5±1.5*[3]	6.5±0.2	62.0± 8.2*[3]	30.0±1.1

(注) *[1] 高コレステロール飼料中のアルギン酸ナトリウム(Na-AA)含有率．
　　 *[2] 平均値±標準偏差(1群6匹)．
　　 *[3] 統計処理により高コレステロール飼料群に対して危険率5％以内で有意差あり．

第 9 章　食物繊維

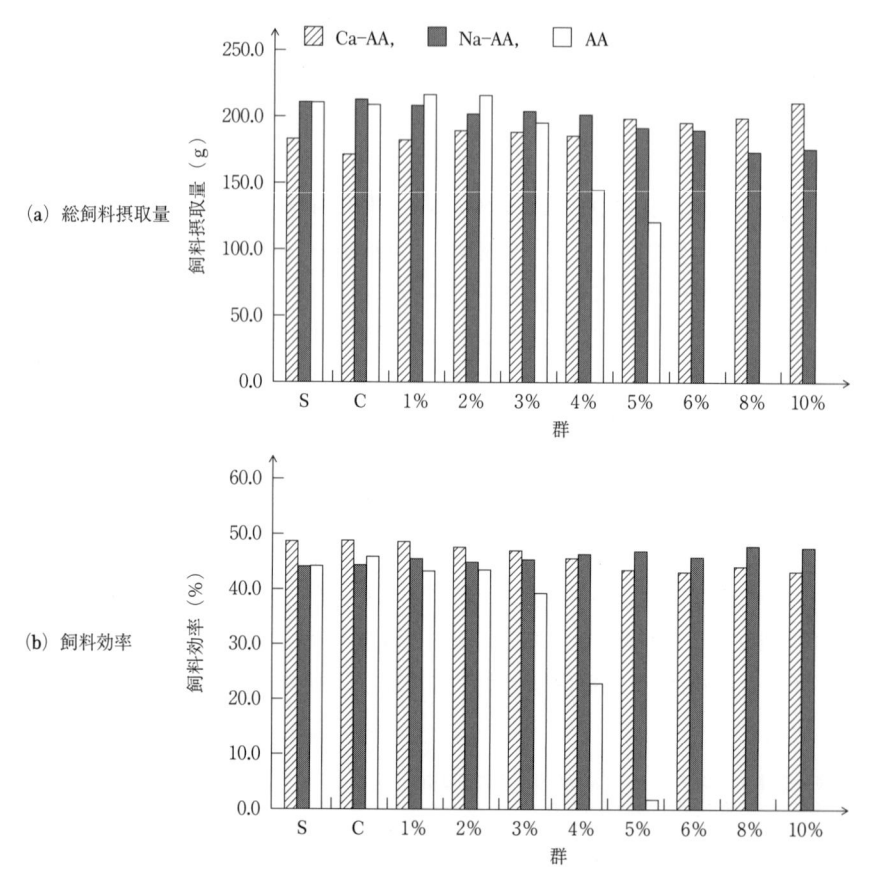

図 9.2　高コレステロール飼料投与ラットの飼料摂取量と飼料効率に対するアルギン酸塩類の効果
　　　　S：標準飼料群，C：対照群（高コレステロール飼料群），
　　　　1%～10%：高コレステロール飼料へのアルギン酸塩類の添加率

(a) 総飼料摂取量
(b) 飼料効率

標準飼料の約 6 倍から 7 倍に増加した．

　一方，糞の含水率はアルギン酸ナトリウムにおいては添加量に比例して 30 % から 60 % まで増加したのに対し，アルギン酸カルシウムの場合は 1 % から 10 % 添加群までほぼ同じで 25 % 前後であり，対照群との差もなく，ナトリウム塩とカルシウム塩との間に顕著な差が見られた（図 9.3）．この差は，消化管内でアルギン酸塩の状態の差を反映し，コレステロールや胆汁酸の出納に影響しているものと考えられる．

9.1 褐藻類の食物繊維

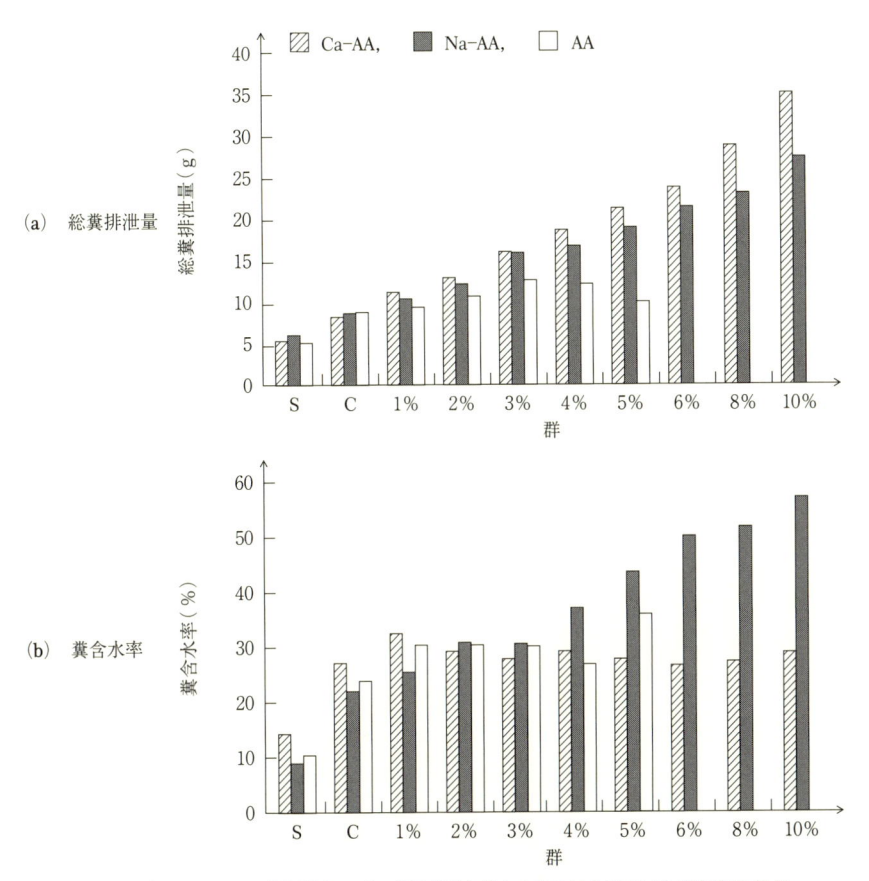

(a) 総糞排泄量

(b) 糞含水率

図 9.3 高コレステロール飼料投与ラットの糞排泄量と糞含水率に対するアルギン酸塩類の効果
（図中のシンボルは図9.2と同じ）

9.1.2 フコイダン

(1) 組成と構造

フコイダン（fucoidan）は褐藻類に特有な粘質多糖で（図9.4），L-フコースとエステル硫酸（硫酸基）を含むことから，この名がついたが，構成糖として L-フコース以外の単糖を含むものも多く[19]，含有量の季節変動もある[20]．ワカメの雌株（胞子葉）では L-フコースと同量以上の D-ガラクトースを含み[21]，また，ガ

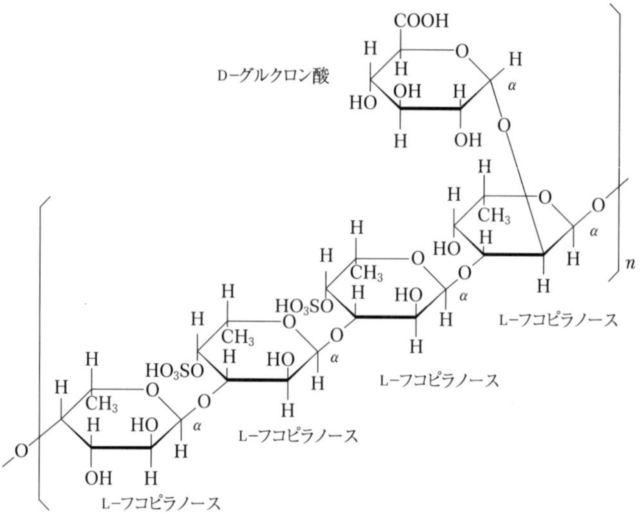

第 9 章　食物繊維

(a) グルクロノフカン硫酸（オキナワモズク）

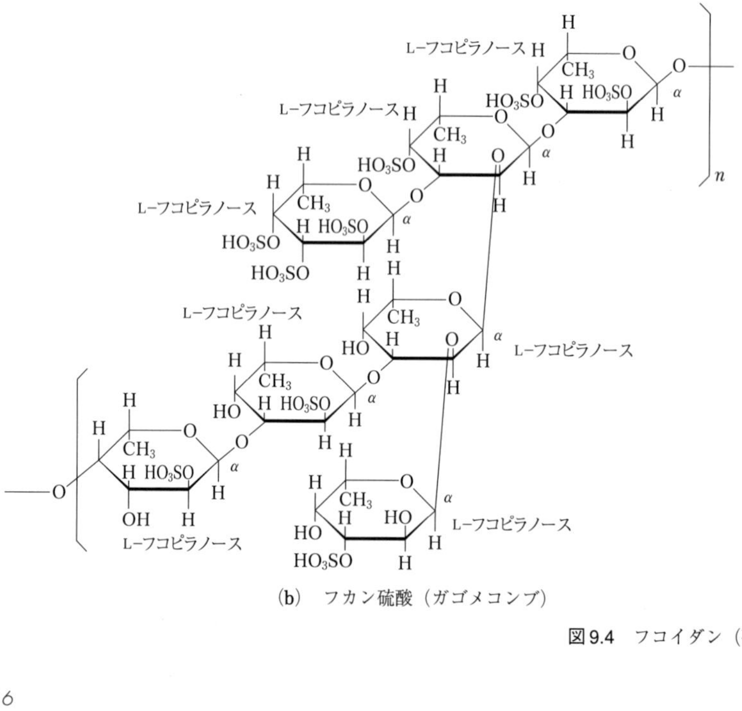

(b) フカン硫酸（ガゴメコンブ）

図 9.4　フコイダン（硫酸化フ

9.1 褐藻類の食物繊維

(c) フコガラクタン硫酸（ガゴメコンブ）

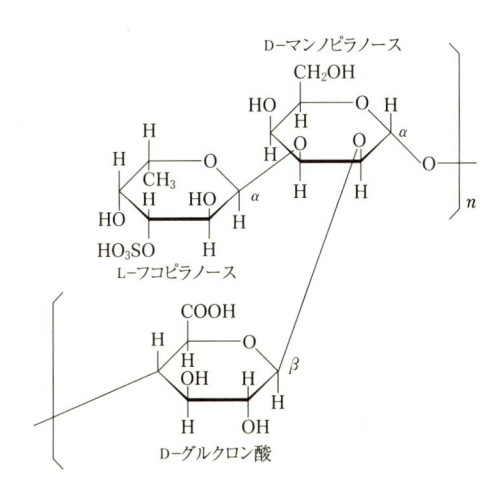

(d) フコグルクロノマンナン硫酸（ガゴメコンブ）

（注）-SO₃H：硫酸基, α：α-アノマー, β：β-アノマー
コース含有多糖）の構造

ゴメコンブのフコイダンでは構成糖としてフコースのみを含む分子種のほか，ガラクトースの主鎖にフコースの側鎖をもつ分子種や，マンノースとグルクロン酸の主鎖にフコースを側鎖にもつ分子種が報告されている[22),23)]．このようなことから，フコース含有多糖（FCP）あるいはフコース含有硫酸化多糖の名称が使用される場合もある．

典型的なフコイダンであるオキナワモズクのフコイダンに関しては，Nagaokaら[24)]や Sakai ら[25)]により構造決定がなされている．

(2) 機能

フコイダンはこのような多様な分子種からなる多糖類で，その生理作用も抗凝血作用や脂血清澄作用[26)]，免疫活性化作用[27)]，抗腫瘍作用[28)]，抗ウイルス作用[29)]と広く研究されているが，食物繊維としての効果を研究した例は少なく，最近では上原らによるオキナワモズクのコレステロール上昇抑制効果に関する報告がある[30)]．彼らは4週齢のウイスター系雄ラットを10日間予備飼育した後，1％のコレステロールと0.25％の胆汁酸ナトリウムを含む完全合成の高コレステロール食を投与し，含有する5％のセルロースの全部または一部（3％）をオキナワモズクの乾燥藻体とオキナワモズクから抽出したフコイダンに置換して24日間飼育し，血清，肝臓，糞中の脂質成分の分析を行っている．この実験では血清と肝臓における総コレステロール濃度が対照のセルロース群に対して，オキナワモズク藻体，およびフコイダンの投与群で有意の減少が報告されているが，糞中へ排出されたコレステロールと胆汁酸量には有意な増加が認められていない．

また，オキナワモズクのフコイダンをヒトに経口投与した結果，機能性胃腸症の改善効果が観察されたとの報告もある[31)]．

9.2 紅藻類の食物繊維

紅藻類の食物繊維は，アマノリ類や，テングサ，オゴノリ，キリンサイやツノマタなどから抽出されるガラクトースを主成分とし，硫酸基を含むガラクタンであり，細胞間充填多糖に由来するものである．紅藻類のガラクタンは，①D-ガラクトースと L-ガラクトースおよびその3,6-アンヒドロ糖と硫酸基からなる寒天系のガラクタンと，②D-ガラクトースとその3,6-アンヒドロ糖および硫酸基からな

るカラギーナン系のガラクタンに分けることができる．

9.2.1 寒天とポルフィラン

(1) 組成と構造

寒天（agar）はD-ガラクトースが3,6-アンヒドロ-L-ガラクトースにβ-1,4-結合したアガロビオース単位と，3,6-アンヒドロ-L-ガラクトースがD-ガラクトースにα-1,3-結合したネオアガロビオース単位からなり，ピルビン酸や硫酸基が結合した部分を含むアガロペクチンとそうでないアガロースに分けられる（図9.5）．アガロースはゲル化能が高く，アガロペクチンは低い．

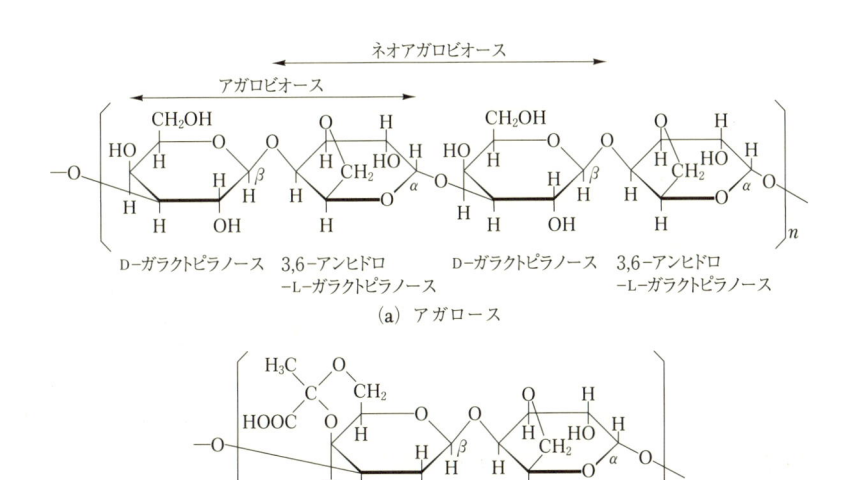

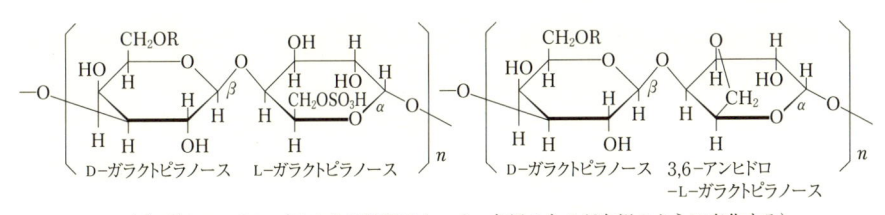

(a) アガロース

(b) アガロペクチン

(c) ポルフィラン（アルカリ処理によって，左側のものが右側のように変化する）

(注) $-SO_3H$：硫酸基，R-：HまたはCH$_3$，α：α-アノマー，β：β-アノマー

図9.5 寒天とポルフィランの構造

ポルフィラン（porphyran）はアマノリから熱水により抽出される多糖で[32]，その構造は D-ガラクトースが L-ガラクトースに β-1,4-結合した単位と L-ガラクトースが D-ガラクトースに α-1,3-結合した単位の繰り返しになっており，D-ガラクトースの一部は 6 位がメチル化され，L-ガラクトースは 3 位と 6 位で 3,6-アンヒドロ結合するか，もしくは 6 位に硫酸基が結合している．この硫酸基が結合した L-ガラクトースは，アルカリ処理によって 3,6-アンヒドロ-L-ガラクトースに変化し，ポルフィランはゲル化能をもつようになる[33]．

（2） 機能

寒天にはコレステロールの上昇抑制効果の報告があるが[8]，最近では，寒天，ポルフィランをラットの飼料中に 1 ％添加して経口投与した結果，収縮期血圧を低下させる傾向が報告されている[34]．また，スサビノリから抽出されたポルフィランを含む画分が血糖値の上昇を抑制するとの報告もある[35]．

9.2.2　カラギーナン

（1） 組成と構造

カラギーナンには，4 位の水酸基に硫酸基のついた D-ガラクトースが 3,6-アンヒドロ-D-ガラクトースに β-1,4-結合したカラビオース単位と，3,6-アンヒドロ-D-ガラクトースが D-ガラクトースに α-1,3-結合したネオカラビオース単位からなる κ-カラギーナンと，3,6-アンヒドロ-D-ガラクトースの部分が 2 位と 6 位の水酸基に硫酸基がついた D-ガラクトースに置き換わっている λ-カラギーナンに分けられ，それぞれに硫酸基の位置や数が異なる ι-カラギーナン，μ-カラギーナン，ν-カラギーナンが存在する（図 9.6）．

（2） 機能

κ-カラギーナンはカリウムイオンやタンパク質の存在下でゲル化し，λ-カラギーナンはゲル化はしないが粘調な液体となるため，ゲル化剤や安定剤として食品中に使用されている．カラギーナンの食物繊維としての機能はコレステロール上昇抑制作用に関するものがあり，ラットに経口投与した場合，血清や肝臓のコレステロールを有意に低下させる[10]．

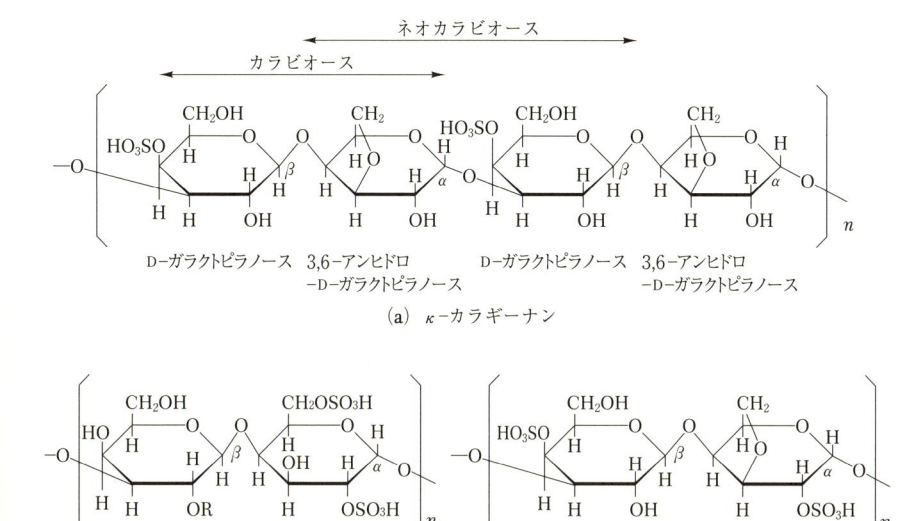

図9.6　カラギーナンの構造

(a) κ-カラギーナン
(b) λ-カラギーナン
(c) ι-カラギーナン
(d) μ-カラギーナン
(e) ν-カラギーナン

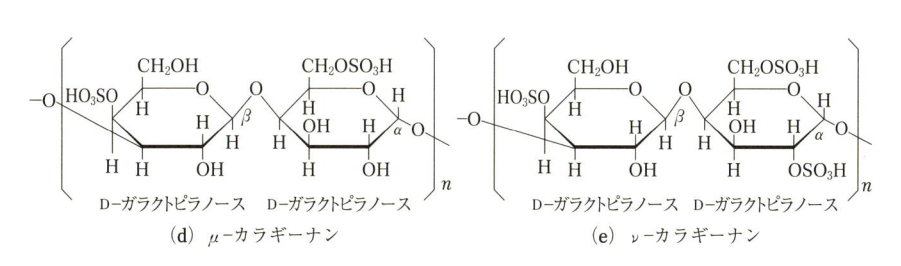

（注）-SO₃H：硫酸基，R：HまたはSO₃H，α：α-アノマー，β：β-アノマー

9.3　緑藻類の食物繊維

　緑藻類は褐藻類や紅藻類に比べて食品として利用される機会は多くないが，アオノリやヒトエグサはふりかけや佃煮の原料として使用されている．

(1) 構造と組成

　これら緑藻類には，水溶性の硫酸多糖が存在し，アオサから抽出されるウルバン（ulvan）は，ラムノース，キシロース，グルコース，ウロン酸等を構成糖とす

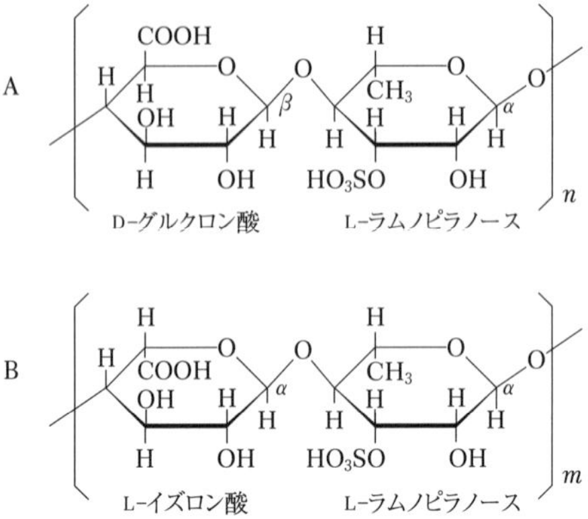

第9章 食物繊維

A, B：ウルバンを構成する2種類の繰返し単位

図9.7　ウルバンの構造

る水溶性の硫酸多糖で，構造に関してはLahayeらの一連の研究がある[36)〜43)]．

ウルバンは，D-グルクロン酸と3位の水酸基が硫酸化されたL-ラムノースがβ-1,4-結合した2糖と，D-グルクロン酸がL-イズロン酸に置き換わりα-1,4-結合した2糖の2種類を繰り返し単位として含み，ホウ酸やカルシウムイオンの存在下で，熱によって融解する弱いゲルを形成する（図9.7）．

(2) 機能

ウルバンの抗腫瘍性に関して，がん化した大腸上皮細胞に対する効果を研究した報告のほかに[44)]，食物繊維の機能に関しては，Pengzhanら[45)]の報告がある．

ICRマウス（体重19g）を3日間，市販飼料で予備飼育後，市販飼料に2％のコレステロールと0.3％の胆汁酸ナトリウム，8％のラードを添加して1週間飼育し，この間，ウルバンを生理食塩水に溶かし体重1kg当り125〜500mg投与した．その結果，血清中の総コレステロールの有意な減少とHDLコレステロールの有意な増加を観察している．

文献

1) 土井邦紘，辻　啓介編：食物繊維－基礎と臨床－，朝倉書店(1997).
2) 印南　敏，桐山修八編：食物繊維，第一出版(1982).

文献

3) 科学技術庁資源調査会編：五訂日本食品標準成分表，大蔵省印刷局(2000).
4) Haug, A., et al.：*Carbohydr.Res.*, **32**, 217-225,(1974).
5) 西出英一，他：日本水産学会誌, **54**(9), 1619-1622(1988).
6) Nishide, E., et al.：*Nippon Suisan Gakkaishi*, **53**(7), 1215-1219(1987).
7) Nishide, E., et al.：*Hydrobiologia*, **326/327**, 515-518(1996).
8) Fahrenbach, M. J., et al.：*Proc. Soc. Exp. Biol. Med.*, **123**, 321-326(1966).
9) Kiriyama, S., et al.：*J. Nutr.*, **97**, 382-388(1969).
10) 辻 悦子，他：栄養学雑誌, **33**, 273-281(1975).
11) 安斎 寛，他：日本大学農獣医学部学術研究報告, **50**, 85-92(1993).
12) 辻 啓介，他：栄養学雑誌, **26**, 113-122(1968).
13) Ito, K., Tsuchiya, Y.：*Proc. 7th I.S.S.*, 558-561(1972).
14) 辻 啓介，他：栄養と食糧, **31**, 485-489(1978).
15) 安斎 寛，他：日本大学農獣医学部学術研究報告, **51**, 69-75(1994).
16) Wang, W., et al.：日本水産学会誌, **69**(1), 72-79(2003).
17) Nishide, E., et al.：*J. Appl. Phycol.*, **5**, 207-211(1993).
18) 安斎 寛，他：日本大学農獣医学部学術研究報告, **52**, 104-112(1995).
19) Nishide, E., et al.：*Hydrobiologia*, **204/205**, 573-576(1990).
20) Honya, M., et al.：*Hydrobiologia*, **398/399**, 411-416(1999).
21) 森 宏枝：海藻の生化学と利用, pp.33-45, 恒星社厚生閣(1983).
22) Sakai, S., et al.：*Mar. Biotechnol.*, **4**, 399-405(2002).
23) Sakai, S., et al.：*Mar. Biotechnol.*, **5**, 70-78(2003).
24) Nagaoka, M., et al.：*Glycoconjugate J.*, **16**, 19-26,(1999).
25) Sakai, T., et al.：*Mar. Biotechnol.*, **5**, 536-544(2003).
26) 西野貴司，名雲照一：日本農芸化学会誌, **61**, 361-363(1987).
27) Maruyama, H., et al.：*In Vivo*, **17**, 245-250(2003).
28) Noda, H., et al.：*Nippon Suisan Gakkaishi*, **55**, 1265-1271(1989).
29) 山本佳洋，他：薬理と治療, **28**, 937-942(2000).
30) 上原めぐみ，他：応用糖質科学, **43**, 149-153(1996).
31) 鈴木 剛，他：薬理と治療, **28**, 931-935(2000).
32) 西出英一，他：日本水産学会誌, **54**(12), 2189-2194(1988).
33) 西澤一俊：マリンバイオテクノロジー研究会報, **7**(4), 1-24(1995).
34) Ren, D.L., et al.：*Planta Med.*, **61**, 120-125(1995).
35) Nisizawa, K.：SEAWEED KAISO -Bountiful harvest from the sea-, Japan Seaweed Association(2002).
36) Lahaye, M., Jegou, D.：*J. Appl. Phycol.*, **5**, 195-200(1993).
37) Ray, B., Lahaye, M.：*Carbohydr. Res.*, **274**, 313-318(1995).
38) Lahaye, M., et al.：*Hydrobiologia*, **326/327**, 473-480(1996).
39) Lahaye, M., Ray, B.：*Carbohydr. Res.*, **283**, 161-173(1996).
40) Quemener, B., et al.：*J. Appl. Phycol*, **9**, 179-188(1997).
41) Lahaye, M., et al.：*Carbohydr. Res*, **304**, 325-333,(1997).

第 9 章　食物繊維

42) Lahaye, M., et al.：*Carbohydr. Polymers*, **36**, 239-249(1998).
43) Lahaye, M., et al.：*J. Appl. Phycol.*, **11**, 1-7(1999).
44) Kaeffer, B., et al.：*Planta Medica*, **65**, 527-531(1999).
45) Pengzhan, Y., et al.：*J. Appl. Phycol*, **15**, 21-27(2003).

付録

　水産食品の栄養学を学ぼうとする水産学部，海洋学部，農学部，栄養学部等の大学生および大学院生，水産物の栄養機能について研究開発を行っている大学や公的研究機関の教官および研究者，民間企業の担当者から，水産食品栄養学の研究をどのように実施していけばよいか迷うことが多いとよく耳にする．また，多くの投稿論文を審査しているなかで，水産食品栄養学研究の実施における基本的な知識が欠如していることから生じる実験方法の不適切さや結論の間違いがしばしば見受けられる．しかし，水産食品栄養学研究の実施についての解説書は，内外を問わず，見当らないのが現状である．

　そこで，本付録では，水産食品栄養学研究の初心者から実務者にまで役立つことを目指し，一つの試みとして，医学栄養学関係の文献の探し方，読み方，理解の仕方，動物やヒトによる機能性評価法の実際，保健機能食品へのアプローチ，公的（公募，競争）資金の獲得法等について解説する．

1. 医学栄養学文献の探し方，読み方，理解の仕方

(1) 探し方

　水産食品または水産物に含まれる成分の栄養特性や機能性について調べたいとなれば，基礎知識から見ることのできる成書，すなわち単行本を参照するのが第一である．現状では本書以外そのものずばりのものはないが，以下のものを参考にすることをおすすめする．

　　『水産食品学』（恒星社厚生閣，1999）
　　『栄養学ハンドブック（第三版）』（技報堂出版，1996）
　　『食品機能学－脂質』（丸善，2004）

付録

『五訂食品成分表』(女子栄養大学出版部, 2004)
　また上記以外にも, 脂質やミネラルなどの栄養成分別, 臓器別, ライフスタイル別等で多くの専門書があるので, 研究開発内容がある程度定まってきたら, それぞれの専門書を参考にするとよい. さらに, 個々の専門分野の第一線で活躍している研究者が執筆した学会誌や商業誌の総説も大変参考になる. 総説の場合には, オリジナル論文を根拠として引用し, 解説しているものがほとんどなので, そのオリジナル論文のコピーを入手することは容易となる.

　このような調査により, 研究対象とする分野の現状をほぼ掌握した後, さらに詳細な文献の調査が必要となる. すなわち, 正確にどのようなことがわかっていて, どこからが不明なのか, どのような方法で研究されているのか, どのような数値が出ているのか, その結果に対してどのような考察がなされているのかを知る必要がある. このような調査には, 従来からタイトル, 著者, 要約などをまとめた文献データベースが利用されてきた. 主なものは, ケミカルアブストラクツ (Chemical Abstracts ; CA) とインデックスメディカス (Index Medicus) で, 20年以上前にはそれぞれのインデックスからキーワードを検索して, 論文を一つ一つチェックしていくという大変な作業を強いられたものである. 最新の文献といっても, 半年から1年前に publish されたものである. 当時の文献データベースで最新のものは Current Contents で, それでも2～3か月後の出版情報であり, 時として海外からの request card のほうが先に届くことがあった.

　現在でも, 上記の文献データベースを利用するという点では同じであるが, コンピュータとインターネットを利用することで, 1週間かかった調査が1～2時間で可能になると同時に, publication の情報が早くなり, 即, フルペーパーのコピーも可能となっている. また, 自らの論文についても, その審査過程や出版計画まで, インターネット上で確認できるようになった.

　水産物の栄養機能を調べる場合, 文献データベースが入力された CD-ROM を購入してコンピュータで調査する方法と, インターネットを利用して有料または無料で調査する方法がある. CD-ROM は高価だが, 多人数で使用頻度が高い場合に有効である. また, この場合はある一定期間で更新があると同時に, 過去5年分のデータベースをまとめた CD-ROM を含んでいるものもある. 一方, インターネットを用いて有料で利用する方法は, 利用時間と出力により使用料が決まるた

1. 医学栄養学文献の探し方，読み方，理解の仕方

め，少人数で利用頻度が少ない場合に有効である．また，インターネットを用いた無料サイトは気軽に利用でき，「お気に入り」に登録しておくと便利である．水産食品栄養学研究で利用できそうな文献データベースのアドレスと特徴を付表1にまとめたので利用していただきたい．さらに，8000誌に及ぶ学術雑誌の目次情報として Current Contents があり，最新週，最近4週間，最近6か月および過去2年分までを蓄積した遡及(そきゅう)データの検索が可能となっている．

水産食品栄養学研究においてよく使われるファイルとして，CA，EMBASE，MEDLINE があるが，CA や EMBASE は DIALOG などの有料サイトを利用しなければならないのが現状である．一般に，CA は物質名をキーワードとした検索に利用し，EMBASE や MEDLINE は医学生物学的なキーワードによる検索に用いられている．特に，EMBASE は"Excerpta Medica"誌に対応し，ヒトの医学および関連分野に関する重要な網羅的情報源となっており，MEDLINE は"Index Medicus"，"Index to Dental Literature"，"International Nursing Index"の3誌に対応し，医学生物学文献資料の主要な情報源となっている．筆者の使用経験では，CA はノイズが少なく的確に必要な文献を見つけ出すにはよいが，一部の医学生物学文献が欠落することがある．また MEDLINE は，無料で利用できる点はよいが，ノイズが大きく，求めている文献を見つけにくかったり，ヒットした文献の

付表1　文献データベースのホームページ

有料サイト	アドレス	特徴
DIALOG	http://www.dialog.com/ http://www.dialogclassic.com/	文献検索サイトとして最も伝統があり，700近いファイルを収載
JST	http://jois.jst.go.jp/enjoy-jois/jois/nl0s5010.cgi	科学技術振興事業団によるサイト
STS インターナショナル	http://stnweb-japan.cas.org/ http://stneasy-japan.cas.org/html/japanese/login1.html?service=STN	日本語での検索も可能 日本語での検索も可能
NACCIS	http://webfront.nii.ac.jp/	国立情報学研究所情報検索サービス
無料サイト	アドレス	特徴
MEDLINE	http://www4.infotrieve.com/newmedline/msg.asp http://www.ncbi.nlm.nih.gov/PubMed/ http://www.healthy.pair.com/index.htm	医学関係で世界最大のサイト 米国立医学図書館のサービスサイト ゲートウェイ（入口）のみ日本語
AGRIS	http://www.fao.org/agris/	FAO による農業関係の文献抄録
AGRICOLA	http://www.nal.usda.gov/ag98/ag98.html	米国農務省による農業関係の文献データベース
NTIS Technical Reports	http://www.ntis.gov/Databases/techhrpts.htm	米国政府機関の技術レポートのデータベース
JSTAGE オンラインジャーナル	http://www.jstage.jst.go.jp/ja/	科学技術振興事業団による学会誌等のオンラインサービス

付録

うち必要なものが 1/10〜1/20 という場合が多い．しかし，MEDLINE でも著者名と出版年による検索は的確である．この点については，検索ソフトの善し悪しが関係していると思われる．

なお，このような文献検索は研究進行過程の種々の場面で行うが，一般には，研究計画立案時と研究結果のとりまとめ（論文の作成）時に行う場合が多い．

(2) 読み方

前述の方法で探した文献を図書館等でコピーし収集した後，読んでいくことになるが，第一にはすべてのオリジナル文献の概略を把握することが急務である．この場合には，文献の簡易的な読み方といってもよいが，まず初めに，アブストラクト（abstract）やサマリー（summary）をしっかり読む必要がある．そのなかに，一般の英和辞典にない単語が出てきた場合には以下の辞典を参照するとよい．

『医学英和大辞典』（南山堂，第 11 版，1999）

『医学大辞典』（南山堂，第 18 版，1998）

次に，研究方法（materials and methods）をチェックする．そのポイントは，①どのような食品または食品成分をどのくらい含有した食品や飼料を用いているか，②食品や飼料の摂取期間はどのくらいか，③ヒトや動物の齢や性別はどうか，④どのような測定を行っているか等である．その後，結果（results）を見るが，そのポイントは図表である．図表にアブストラクトやサマリーにある結果や結論が示されているかどうかをチェックする．なお，これらのチェック項目を整理してデータベースにしておくと，論文を書くとき，introduction や discussion の引用文献としての利用が容易になる．また，総説の執筆時にも役立つものとなる．

文献を読む際には，上記の読み方だけでは十分でなく，精読することも必要である．精読すると，細かい点がよくわかるだけでなく，著者の科学的な考え方やセンスがわかると同時に，論理的な展開法やストーリー性を学ぶことができる．また，表現の仕方もわかり，自分で論文を作成するときに大変役立つ．

(3) 理解の仕方

文献のなかには，実際に研究していない分野のものであったり，初心者には十分な理解が難しい部分もある．このような場合には，ある程度実験を行い，研究

が進んだときに再度見直すと，よく理解できるようになる．

　では，どのように文献を理解すればよいのであろうか．まず，実験結果やデータから導かれている結論が妥当か否かを判断する必要がある．その学術的・科学的価値はいかなるもので，その意味するものは何か，そして著者（ら）は今後どのように研究を発展させていきそうか，また，それが自らの研究開発とどのようにリンクするか等を考察し理解する．

　以上のようにして，医学栄養学関係の文献を探し，読み，理解すれば，自らの研究開発の道筋が見えてきて，めくらめっぽうの研究ではなくなる．また，収集した文献は，研究方法の記載法，結果のまとめ方，すなわち，図表の作成法など論文を書くときの手本となる．さらに論文の投稿に際しては，その学術雑誌の年始めまたは終りにある投稿規定により原稿を作成するが，その学術雑誌の最新号に掲載されている同じ分野の論文を例として利用することをおすすめする．

2. 水産食品の栄養機能性評価法

(1) 食品の栄養と機能に関する研究について

　一般に，食品は成分や物性により，摂取したヒトの栄養になり，嗜好を満たし，健康にかかわっている．この点は水産食品も同様である．このような食品の機能は，文部省特定研究「食品機能の系統的解析と展開」（1974～1986年度）で提唱された概念である．すなわち，

　　一次機能——栄養機能（従来の栄養性；生命維持）
　　二次機能——感覚機能（嗜好性；感覚満足）
　　三次機能——生体調節機能（生理活性；代謝調節）

の3機能がある．これらの機能のうち，特に三次機能を効率よく発現するように設計して作製される加工食品を機能性食品と定義している．

　このときの文部省特定研究では，三次機能として，免疫調節成分（アレルギー関係），体調調整成分（循環器疾患危険因子），新しいアッセイ系の開発が検討された．その後もこの概念に基づき，生体調節機能や機能性食品についての多くの研究開発プロジェクトが行われた．

付録

(2) 水産食品の機能性を考えるうえでの栄養生理学的な基礎知識

　水産食品の栄養を知るうえで，基礎としての栄養生理学の知識は大変重要であり，本書でも総論の第2章において詳細に述べられている．ここでは，水産食品の機能性を評価するときに知っておくべき最小限の知識について述べる．

　食品は水分，タンパク質，炭水化物，脂質，ビタミン，無機質などで構成されているが，これを食べると，口の中で咀嚼中に唾液に含まれるα-アミラーゼでデンプン（炭水化物）の分解が生じ，これが食道を通過して胃に至ると，胃酸（塩酸）で酸性になり，ペプシンが作用することでタンパク質の一部が分解される．そして，十二指腸を通り小腸に入ると，胃酸が膵液により中和されると同時に，α-アミラーゼやプロテアーゼでデンプンやタンパク質がさらに分解される．また，膵液中にはリパーゼも含まれており，脂質の分解も生じる．そして，これらの多くの栄養素が吸収されるが，一部の未消化物は腸内細菌や腸粘膜とともに糞便中に排泄される．

　このような消化吸収過程で，変化する食品成分と変化しないものがある．タンパク質は一般に，その大部分は胃および小腸で複数のプロテアーゼにより分解（消化）されアミノ酸やペプチドになり，小腸粘膜に取り込まれる．このうち，ペプチドは粘膜内でさらにアミノ酸にまで分解され，血液中（門脈）に取り込まれる．そして，血液中に取り込まれたアミノ酸は肝臓等に送られ，体に必要なタンパク質の合成に用いられたり，余ったアミノ酸は糖や脂肪に変えられたり，アンモニアや尿素として排泄される．したがって，食品中のタンパク質はそのままの分子形態で小腸から吸収されることはない．また，炭水化物（糖質）のうちデンプンは，α-リミットデキストリン，マルトトリオース，マルトースになった後ブドウ糖として取り込まれ，乳酸はガラクトースとブドウ糖に，ショ糖は果糖とブドウ糖になって取り込まれるため，デンプンもタンパク質と同様に食品中の分子形態のままでは取り込まれない．

　しかし，脂肪（脂質）は，大部分がグリセロールに脂肪酸やリン酸が結合した分子形態であるため，小腸内でリパーゼが作用し，脂肪酸を遊離し，モノグリセロールやリゾ型のリン脂質と脂肪酸になって腸上皮細胞に取り込まれる．そして，腸上皮細胞内でまた，グリセロールに脂肪酸が三つついたトリグリセロールやリン酸がついたリン脂質となり，アポタンパク質と結合し，リポタンパク質となっ

2. 水産食品の栄養機能性評価法

てリンパ管に分泌され，静脈に入り込み，種々の臓器に取り込まれる．さらに，コレステロールなどの他の成分も同様にリポタンパク質となって取り込まれる．しかし，短鎖や中鎖の脂肪酸はそのまま門脈を介して取り込まれる．すなわち，脂質の場合，食品中に含まれている分子形態をほぼ維持して，血液中に取り込まれるため，その脂質としての機能性が発現しやすい．また，ビタミンや無機質も消化吸収過程で分解されることがないため，機能性が期待できる．

したがって，例外はあるが，一般に，脂肪＞ビタミンやミネラル＞タンパク質や炭水化物の順で機能性が発現しやすいと考えられる．

(3) 栄養機能性評価法

これまでに各種の評価法が考案されているが，大別して *in vitro*（試験管内）による方法と *in vivo*（生体内）による方法がある．その特徴をまとめると以下のとおりである．

in vitro 法：例えば化学反応系や培養細胞を用いた方法
- 短時間に多くの食品や食品成分を試験できる
- 労力は少なくてすむ
- 動物やヒトにあてはまる結果は少ない

in vivo 法：例えば動物実験，ヒトボランティアによる試験，臨床試験
- 多くの食品や食品成分の試験が難しい
- 多くの労力を必要とする
- 実際の有効性を判断できる

したがって，*in vitro* 法では食品成分の消化吸収についての因子が欠落しているため，食品または食品成分の機能性を明らかにすることは非常に難しく，多くの間違いを生ずる原因となる．本来，*in vitro* 法は，*in vivo* 法で機能性が見出された成分を細胞レベルや化学反応レベルで検証し，その作用機序を解明するために用いられるべき手法である．また，*in vivo* 法においても，その条件設定が正しくなければ，間違いを生じる原因ともなる．

■動物実験のポイント

動物実験には，小さいものから大きいものまで種々の動物が使われるが，医学・栄養学領域で使われる頻度が高いのは，マウス，ラット，モルモット，ウサ

ギ，イヌ，子ブタ，サルである．このうちモルモットとウサギは，ヒトのように雑食性でなく草食性であるため，摂取実験にはほとんど使用されない．例えば，水産食品または水産物に含まれる成分の栄養性や機能性を明らかにするための摂取試験には，ヒトと同じ雑食性のマウスやラットを用いるのが一般的である．研究目的によってはイヌ，子ブタ，サルを用いることもあるが，個体が大きいため摂飼量や排泄物等が多く，飼育に多大な労力と経費を必要とする．

マウスやラットなどの小動物は，ヒトや大きな実験動物に比べ，労力や経費以外に，①一定の食飼料で多くの動物を長期間飼育でき，遺伝的な因子が同一であるため，機能性を明らかにしやすい，②ヒトや大動物ではとりにくい臓器を容易に採取することができ，作用機構の解明にも役立つ，③寿命が短いため，生涯影響を見ることができるなどが長所となっている．

逆に短所としては，①大量の臓器が必要な場合に不向きである，②飼育中の健康状態をチェックできず，試験期間中に死亡した場合には，その死因の特定ができない，③ヒトや大動物と同じと考えることは間違いであり，ヒトの場合を考えるうえでのヒントになる程度である，等があげられる．

さらに，マウスとラットは基本的には非常によく似ているものの，マウスは大きくなっても50 g程度，ラットは500 g以上になる．したがって，マウスは労力と経費の面から10匹程度を1ケージに入れた多数の摂取実験や寿命実験には向くが，正確な体重の変化や摂取量を求めたり，多量の血液などを必要とする実験には向いていない．その点，ラットは正確な飼育試験ができ，ある程度の量の臓器を得ることができるが，寿命実験ではマウスの数倍の経費が必要となる．また，マウスとラットの臓器における違いの一つとして，マウスはヒトと同様，胆のうがあるが，ラットにはなく，胆のう胆汁の採取ができないことがあげられる．したがって，ラットで胆汁を採取するには，胆管にカニューレを挿入する手術を行い，ボールマンケージで固定して飼育するテクニックが必要となる．

成人は1日に450～500 gの固形物を摂取し，水を約2 000 mL飲んでいる．成熟マウスやラットでは，大きさや年齢にもよるが，1日に固形物をそれぞれ約4 gおよび約20 g摂取し，水を9 mLおよび30～40 mL飲む．ヒトと小動物にはこのような違いがあるが，固形物内の栄養成分の割合はほぼ同様にし，水に溶解して与える場合（アルコール等）も飲料中は同じ割合にすべきである．ただし，機能

2. 水産食品の栄養機能性評価法

性が不明な食品または食品成分を与えて，機能性を解明しようとする実験の初期段階では，その食品または食品成分を通常ヒトが摂取できる最大量与えることもある．

筆者らが使用しているマウス用のコントロール食の一例を付表2[1]に示した．この場合，タンパク質は約20％とヒト

付表2　試料組成の一例[1]

原料	配合量 (g/kg)
コーンスターチ	488
カゼイン	200
ショ糖	150
セルロース	50
脂肪（パーム油またはラード）	50
ミネラル混合物	40
ビタミン混合物	20
L-メチオニン	2

の場合より多め，脂質は5％で少なめ，炭水化物は68.8％で多めとなっている．ある食品を含む飼料を作製する場合には，まず初めにその食品の一般成分を分析する必要がある．また，その食品の摂取頻度を調べ，1日当り何g摂取しているかを知らなければならない．例えば，1日平均30g摂取している食品の場合，水分を除くと12gで，これを多めに3倍摂取したとすれば1日当り36g/500g=7.2％である．そして，この7.2％のうち，タンパク質が2％，脂質が1％，炭水化物が4.2％のとき，付表2のコーンスターチを42g減らし446g，カゼインを20g減らし180g，脂肪を10g減らし40gとし，他は変えず，これに凍結乾燥した試験食品粉末を72g加えれば，試験食品を含む摂取実験用飼料をつくることができる．しかし，ヒトが通常摂取している量の10～20倍以上を与え，機能性が認められたとしても，通常の摂取量に近くなると，その有効性が認められないことも多い．また，試験食品を3倍摂取したと仮定した動物実験で有効性が認められた場合には，その後，摂取量をヒトと同様にした（配合量を少なくした）飼料で再検討するか，用量作用（dose-response）試験を行う必要がある．

さらに，食品と生体の両方に存在し，ヒトと実験動物で消化吸収や代謝様式の異なる成分に及ぼす影響を知りたい場合には，試験飼料の作製時において，十分考慮する必要がある．例えば，血液中のコレステロールについては，ヒトではコレステロールの腸管吸収率が悪く，血漿中の60～80％は肝臓などでつくられる内因性のもので，食事性のものは20～40％であるが，ラットではコレステロールの腸管吸収率が良く，血漿中の70～85％が食事性で，内因性のものは15～30％である．したがって，高コレステロール食を用いたネズミの実験では，主として食事性の血漿コレステロールに対する影響を見ていることになり，ヒトに多

付録

い内因性のコレステロールの影響は明らかにしにくい．このような場合には，コレステロールを添加しない飼料を作製し，これをネズミに十分与え，ネズミの血漿コレステロールのほとんどが内因性になるようにしてから，ある食品または食品成分の影響を明らかにする必要がある．

　この動物実験の実施に際しては，必ず対照（コントロール）群を設ける必要があり，ダブルコントロール（コントロールが二つ）以上必要な場合もある．また，1群の実験動物の数は多いほどよいが，少なくとも6匹以上は必要である．しかし，寿命試験の場合には，1群30匹以上からのスタートが望ましい．この匹数の問題は，後述する統計による解析結果に大きく影響するものである．

　さらに，試験期間や使用動物の齢を正しく設定することが重要である．試験期間としては，例えば毒性試験では急性毒性試験が2週間以内，亜急性毒性試験が2～3か月，慢性毒性試験が半年～一生涯となっている．栄養機能性試験では前述のように摂取量が少量で，医薬品のように強い効果は期待できないことから，試験期間は比較的長期であることが必要である．通常は3か月程度で十分である．しかし，1，2か月では栄養機能性が十分発現していないこともある．また，3か月以上の長期になると，飼育施設すなわち実験動物の生活環境が影響する場合もあるので，飼育環境や飼育状態に十分な注意が必要である．特に，飼料摂取量や体重を頻繁にチェックし，ケージ内での行動を十分観察する必要がある．

　栄養機能性試験においては，実験動物の体重の変化や1匹当りの飼料摂取量を正確に知らなければならない．特に，実験動物の嗜好により，対照群と試験群で摂取量が異ならないようにすべきである．もし，これに差が出たならば，試験群の変化が摂取カロリーによる違いか，機能性を明らかにしようとしている食品や食品成分を摂取したためなのか判断できなくなる．特に，体脂肪，血糖，血漿脂質，脂質代謝関連物質や酵素活性などの変化を明らかにしようとする場合には致命的である．したがって，どちらかの摂取量が低い場合には，低いほうの摂取量を考えて給飼料を調節する（＝低いほうの摂取量と同じ量しか給飼しない）方法を用いるとよい．この方法でも，体重が減少するくらい摂取カロリーが少ない場合にはよい方法とはいえない．このような場合には，飼料組成を再検討し，原材料自体に問題がないかどうかチェックすべきである．

　一部の大学では，生産をも含めた動物実験施設を付置しているところもあるが，

2. 水産食品の栄養機能性評価法

　一般に，マウスやラット等の小動物は近隣にある非常によく管理された実験動物生産会社から購入していることが多い．現在では，ほとんど SPF（specific pathogen free）化した実験動物が生産・市販されている．多くの場合，このような実験動物の4〜5週齢のものを購入している．この齢のマウスやラットは幼若なため，子供の栄養や子供に対する機能性を研究する場合は，購入後1〜2週間飼育すれば用いることができる．ところが，単純計算すると，ネズミ（マウスやラット）の1か月はヒトの2年に相当すること，3か月ぐらいしないと生殖能力が生じないことから，生活習慣病に関する実験では4〜5か月齢以上の成熟ネズミを用いるのが望ましい．また，老化関連の研究には，15か月齢以上のネズミを使用する必要がある．しかし，前述の実験動物生産会社には4〜5か月齢以上のネズミを常時保有することはできず，注文を受けて作製するシステムをとっている．この場合は1匹当りの単価が高額となる．したがって，筆者らは，4〜5週齢のネズミを購入し，一定の飼料で3〜4か月間飼育してから実験に用いている．また，高齢マウスによる実験を計画した場合には，その14か月以上前に幼若なマウスを実験に必要な匹数の2倍以上を購入して準備している．なぜなら，15か月齢になるまでに，およそ半数が，死亡，もしくは実験に使用できない異常な状態（やせすぎ，行動異常，皮膚疾患等）になるからである．

　これまで述べたように，動物実験ではその計画性が重要だが，摂取試験が終了すると，解剖し，血液や臓器を採取し，そのなかに含まれる物質の定量や酵素活性の測定などを行うのが一般的である．そこで，解剖にあたってもいくつかのポイントがある．マウスやラットの場合，①20〜24時間絶食し空腹にするか，②そのままでもよいかをまず初めに決定する．予定している測定項目は，ヒトの場合，空腹時に行っているか否かを調べて参考にすればよい．例えば血液中の中性脂肪や血糖値は，空腹時でなければデータがばらついたり異常に高い値を示すなど，摂食による影響が大きい．そこで，これらの測定項目を実験計画に入れてある場合には，絶食をさせ空腹時の血液を採取し測定する必要がある．さらに，採血の際には，測定項目に影響がないことを確かめたうえでヘパリンナトリウム等を採血用注射筒内部に塗布し，ごく少量を遠心管に入れておくと，血液が固まらずに，血漿（血液中の血球成分以外の成分で，ヘパリン等を用いたときの名称）を容易に採ることができる．なお，採血にヘパリン等を用いず，長時間放置して

付録

も液体成分（血清）を得ることができる．

次に，採取した試料の何を測定するのかということであるが，機能性を知るためには，まず初めに臨床的に用いられており，指標となる体成分を測定する．この点については，成書（『臨床検査法提要』改訂第31版，金原出版）があるので参照されたい．ただし，この場合もヒトと実験動物の代謝様式の違いを十分考慮し，意味のある項目を測定する必要がある．

実際の生体成分や酵素活性等の測定においては，生理機能のどこに焦点をあてるかが重要である．そこで，まず初めに，試験食品の機能性を予測し，測定項目をピックアップすべきである．例えば，循環器（心血管系）機能，脳（記憶学習）機能，肝疾患予防機能，糖代謝調節機能，老化抑制機能等により測定項目が異なってくる．最初は，どこでも測定でき，それぞれの機能について研究報告している論文で多く測定されている項目＋αの測定が必要である．この＋αは，できればその作用機作と関係するものを考えておくとよい．

マウスやラットの飼育方法はいろいろだが，筆者の研究室では，1年中温度約24℃，湿度約65％の室で，午前7：00～午後7：00まで点灯し，午後7：00～午前7：00までは消灯するように制御している．そして，マウスやラットは，床部分がワイヤーメッシュ（網）になっているステンレスのケージで飼育している．ここでは，水は上部の貯水タンクから水道水を自由に飲めるので，飼料だけ少なくとも2日に1回チェックして供給している．飼育試験のときは，ワイヤーメッシュの下にトレーを入れ，こぼした飼料も回収できるようにして，正確な摂取量を求めている．しかし，ラットをワイヤーメッシュのケージで長期間飼育（1年以上）すると，足にたこができ，それがつぶれて出血し，傷口から菌が入り敗血症で死亡することがある．一方，寿命試験や飲料試験を行う場合は，木くずの床敷き（ホワイトフレーク）を用いて，ポリカーボネートケージで飼育する．このとき，少なくとも2日に1回は飼料と水をチェックし，1～2週間に1回は床敷きを交換する．この場合は，こぼした飼料を回収できないので正確な摂取量はわからないが，飼料箱を工夫すればこぼしをなくすことも可能である．ポリカーボネートケージで飼育すれば足にたこはできず，長期飼育に十分使用できるが，多くの労力を必要とするところが短所である．

初めに決めた飼育期間が終了した後には，解剖し臓器を採取して，マーカーと

2. 水産食品の栄養機能性評価法

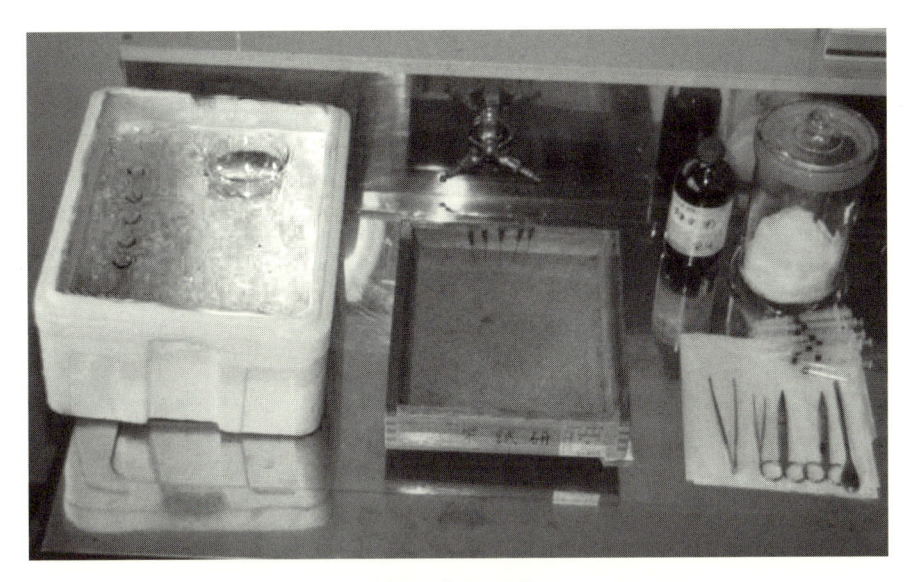

付図1 解剖の準備

なる生体成分や酵素活性などを測定する．実験動物の解剖については成書[2]があるので参照されたい．一般に解剖に際しては，麻酔薬，エーテル麻酔用標本瓶，コルク使用の解剖台，手術用はさみ，ピンセット，採血用注射器，臓器洗浄用等張生理食塩水，採取臓器用ビーカー，採取血液用遠沈管等を付図1のようにセットしておくとよい．まず初めに，解剖はジエチルエーテルやネンブタールを用いて麻酔をするか，または麻酔をせず瞬時に行う頸椎脱臼法で死亡させた後，開腹し（付図2）[2]，下行大静脈から採血する．このとき，ラットの場合は，10 mL 程度の採血は容易であるが，マウスの場合，1 mL 以上採血するには若干のテクニックを必要とする．そのコツは麻酔のかけ方にあり，心臓が動いている状態で開腹し，鮮血色の下行大静脈からゆっくりと採血することである．それでも 1 mL に達しないときには，心臓をマッサージして絞り出すようにするとよい．しかし，頸椎脱臼法では心臓が止まっているため，1 mL の採血はできない．麻酔を深くかけ死亡してしまったり，頸椎脱臼法の場合には，開腹すると下行大静脈は暗赤色となり膨張しているので，血管はわかりやすいが，量が採れないのが欠点である．採血後は，注射筒から注射針をはずし，注射筒の先端を氷冷してある遠沈管の内側につけてゆっくりと血液を押し出す．この採血から遠沈管に入れるまで，なる

付録

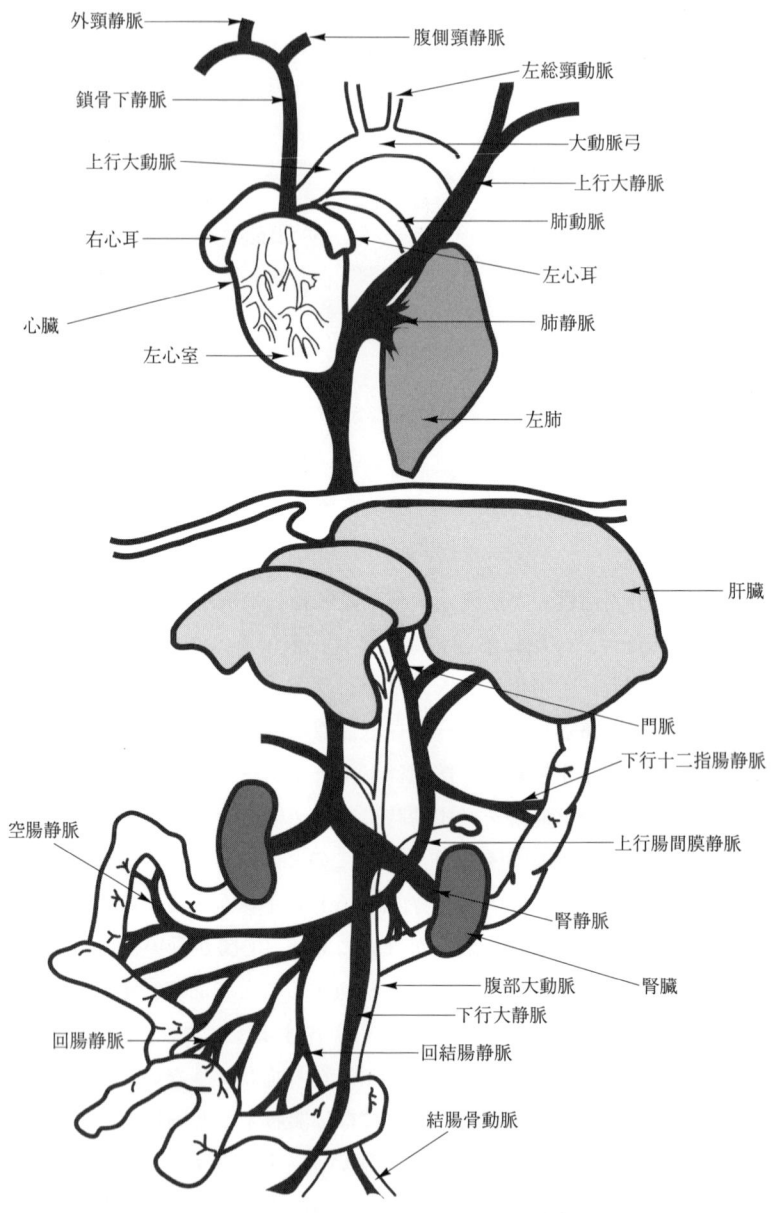

付図2 マウス・ラット腹部の解剖図[2]

べく注射筒内に圧力がかからないよう配慮すべきである．この点がうまくいっていないと，溶血を生じることになる．採血後は，腹部大動脈および下行大静脈にはさみを入れ脱血後，必要な臓器を採取する．採取した臓器は氷冷の等張生理食塩水で洗浄後，ろ紙で水分を除き，氷の上においたビーカーやシャーレなどの容器の移す．

その後，血液は遠心分離機（4℃）を用いて，900 g×20分遠心し，血漿を得る．このようにして得られる血漿は全血の40％程度である．また，採取した臓器は，一般にテフロンホモジナイザーを用い4℃以下の条件下でホモジネートにする．冷凍しても測定値に影響がない場合には，血漿や臓器を－30℃以下の冷凍庫で保存し，できるだけ速やかに測定に使用すればよい．測定については，種々の生体成分分析法があるので，ここでは割愛する．

このような動物実験は，綿密な計画と実行力が要求される．たとえ動物でも，その生命を奪うことになるので，失敗したらまた実験すればよいというような気楽な気持ちでは死んでゆく動物が哀れである．必要最小限で意味のある（役に立つ）動物実験を行うべきである．実施した動物実験の結果（データ）は，世界中の研究者が見られるようにMEDLINE等の文献検索システムにのる英文誌に掲載されるように努力しなければならない．計画立案から英文誌に掲載されるまでが一つの仕事である．この一つの動物実験が次の動物実験に進むこともあるし，また，ヒトボランティア試験や臨床試験に移行することもある．

現在，動物実験については，「動物の保護および管理に関する法律」（昭和48年10月1日法律第105号），「実験動物の飼養および保管等に関する基準」（昭和55年3月27日総理府告示第6号），「大学等における実験動物について」（昭和62年5月25日文部省学術国際局長通知），「動物の処分方法に関する指針」（平成7年7月4日総理府告示第40号），「動物の愛護及び管理に関する法律」（平成12年12月1日施行，昭和48年10月1日法律第105号の改正）による法規制下にある．この「動物の愛護及び管理に関する法律」には，その基本原則に"何人も，動物をみだりに殺し，傷つけ，又は苦しめることのないようにするのみでなく，その習性を考慮して適性に取り扱うようにしなければならない"とうたっている．さらに，"動物を殺さなければならない場合には，できる限りその動物に苦痛を与えない方法によってしなければならない"とも規定されている．また，（社）日本実

付録

験動物学会では前述の法律を受けて，「動物実験に関する指針」（昭和62年5月22日）を作成している．このなかでは，特に，"大学等においては動物実験委員会を設けるなどして，動物実験に関する指針が適正に運用されるように配慮する必要がある"として，動物実験委員会の設置を提唱している．

このような動物実験についての考え方は，海外においても同様であり，"Journal of Nutrition"に掲載された論文のほとんどに以下のような記述が見られる．

1. The experimental protocol was approved by the institutional Animal Care Committee of the Health Products and Food Branch of Health Canada.
2. We followed the general guidelines for the care and use of laboratory animals recommended by the Canadian Council on Animal Care 1984 (Guide to the Care and Use of Experimental Animals, CCAC. Ottawa, Canada).
3. All experiments were in accordance with the recommendations of the local Animal Care and Use Committee of Nantes (France).
4. All animal procedures and experiments were approved by the Institutional Animal Care Committee.
5. The care and use of rats were approved by the Animal Care and Ethic Committee of INRAN (Roma, Italy).

動物実験の結果については，一般に，統計解析法による有意差検定が行われている．対照群と実験群の2群の比較だけであれば，student's t-testでよいが，多くの実験群がある場合にはANOVA（分散分析）が必要である．飼料の違いだけの複数の実験群であればone-wayでよいが，齢の違いなどの因子があると，two-way以上のANOVAを行うことが望まれる．統計的手法により示された有意差は生体機能にとって意味のある差を示していることが多いが，時にはばらつきが小さく有意差は示されるが医学生物学上の意味がない場合もある．また，逆にばらつきが大きくて有意差が示されなくても，平均値としては50％以上違い，各群の匹数を増やしたりして標準偏差を少なくする努力をすれば有意差が出てきて意味のある場合もある．したがって，統計的手法は，医学生物学上または生体機能を考えるうえで，ある実験結果（数値群）に差があることを保証するために用いられるものである．このような統計的手法の長所短所を知って，論文の結果や考察

を科学的で適切な表現としなければならない．

■ヒトでの試験のポイント

　多くの場合，動物実験で明らかになった栄養特性や機能性について，ヒトでもほぼ同じ効果が認められるか否かを検証する必要がある．ヒトでの試験に入る前に，動物実験の結果がヒトでも期待できるか否か，動物実験の方法や効果の程度について十分再検討する必要がある．すなわち，ヒトが摂取可能な量で，十分な期間の飼育実験をして，生体内のマーカー（例えば，血漿コレステロール値など）がどの程度変化しているのかを見て，ヒトでも同じ効果が期待できるか否か判断すべきである．例えば，飼料への配合量や摂取期間において適切で，生体内マーカーが対照群に比べ統計的に有意差はあったが，平均値で10％の差しかなかった場合には，ヒトではその有効性が期待できないことが多い．その理由は，第一に動物実験は非常によくコントロールされた条件下で行われているからである．すなわち，遺伝性が同じ，エネルギー量が同じ，検討対象以外の飼料原料は同一等，対照群との差が出やすくなっている．第二に，ヒトでは遺伝性等で個人差があったり，検討対象食品または検討対象成分含有食品以外は，それぞれ別の食品を摂取していたりするからである．したがって，正しい方法で行われた動物実験で，対照群の30％以上の変化が有意差をもって認められることが必要である．

　このようにして，ヒトでも効果が期待できると判断された食品や食品成分について，健康なボランティアによる摂取試験や特定の疾病を有する患者による臨床試験が行われる．実際にヒトでの試験を実施しようとすると，多くの問題が生じる場合が多い．その第一は，被験者の募集と選定および医療機関の参画，第二は倫理上の問題，第三は多額の研究費等である．

　被験者の募集をどのように行えばよいのか，また，どのような被験者が望ましいのか，さらに，どこの医療機関の医師と共同で行えばよいのか悩むところである．この場合，食品や食品成分による健康増進や生活習慣病の予防という視点からのものであり，病気の治療を目的とした医薬品の試験と違うことによる利点もある．特に，医薬品では出やすい副作用が食品では出にくいことから，被験希望者に安心感をもってもらえる．また，全国各地の保健センター（所）に所属する食生活改善推進員の協力を仰ぐことも可能である．さらに，種々の施設（特別養護老人ホームなど）の管理者，病院（クリニック）の医師，大学病院の医師等に

付録

協力を依頼することも必要である．被験者の募集については，インターネットを利用することも可能と思われる．そして，被験希望者が集まったところで，対照および試験各群15名以上の被験者を選定しなければならない．そのポイントは，①平均年齢をそろえ，そのばらつきもほぼ同じにする，②性別による違いがないようにする，③測定項目となっている生体マーカーの分布を同一にする，④普段の食事内容について事前調査をし，はなはだしく偏った食生活の者は除く，⑤摂取試験を完了できそうもない者は除く等である．実際にはケースバイケースでこれらの選定ポイント以外にも十分な配慮が必要となるであろう．

ヒトでの試験を行う際には，被験者が試験食を摂取したのか，対照食を摂取したのかわからないようにしておくと同時に，試験実施研究者（効果の判定者）にもどの被験者がどちらの食品を摂取したのかわからないようにして試験する二重盲検（double-blind）法を用いることが望まれる[3]．しかし，効果がありそうな試験食を一方の人々にだけ与え，他の方々には対照食というのでは不平等になるので，3か月以上の一定期間の摂取試験を終えた後，その食品を交替して同じ期間の摂取試験を行う必要がある．このときデータは，摂取前，前期摂取後，食品を交替した後の後期摂取後の，最低3回とることができるだけでなく，初めに試験食を摂取した人々が対照食に切り換えた後の有効性の持続があるか否かも明らかにすることができる．また，この二重盲検法を用いると，被験者も判定者もこの試験食を摂取しているのだから効果があるはずだと思う偏見が入らなくなり，より客観的で科学的な判定が可能となる．この際，官能的に試験食と対照食とが判別できないようにする工夫が必要である．もし，それができなければ，二重盲検法にはならないが，少なくとも判定者にはどちらの食品を摂っているかわからないようにしておくべきである．このような二重盲検法でヒトの試験を行うことが理想であるが，被験者数や経費等の制限から，第一段階のヒトでの試験として，15〜30名で対象の食品や食品成分を摂取した前後の生体マーカーの変化を明らかにしている例もある．しかし，その次の段階では，二重盲検法で実施する必要がある．

動物実験の際に，倫理的な問題があることを前述したが，ヒトでの試験の場合も同様である．一般には，大学や研究機関では学外や機関外の委員（医師を含む）を含めた倫理委員会があり，そこに，ヒトでの試験についての実施計画書，被験

2. 水産食品の栄養機能性評価法

Informed Consent（同意書）

「○○が耐糖能へ及ぼす影響」の研究（研究責任者　○×△□）に，被験者として参加します．

私はこの研究の目的，実施内容，危険性（①○○の服用により軽い消化器症状が出ることがある，② 75 g 糖負荷試験を行うため採血する（計 60 mL））につき詳しく説明を受けました．

私の参加は自由意思に基づいたものであり，研究の途中であっても自分に不都合があった場合は，いかなる場合でも即座に，しかも何ら不利益な扱いを受けることなく被験者をやめる（○○の服用をやめ，採血やアンケートを拒否する）権利があることを十分理解しています．

また，研究につき疑問が生じた場合は実施者に対し自由に質問する権利のあることを理解しています（ただし次の疑問は除く：試料の割振り．研究終了後2ヵ月してから公表）．

2003 年 4 月　　日

　　　　　　　　　　　　氏　名

　　　　　　　　　　　　立会人

付図 3　インフォームド・コンセントの例 [3]

者への説明書，被験者の同意書（インフォームド・コンセント）のサンプル（付図 3）を提出し，内容説明をし，許可を受けておく必要がある [3]．この委員会は，特に人道的または倫理的に問題がないかどうかを検討するものである．なお，国際的には，1975 年に行われ 1983 年に改定されたヘルシンキ宣言に従ったヒトでの試験，または，このような倫理委員会を通した試験であることが要求される．

ヒトでの栄養機能性研究の成果発表誌である "The American Journal of Clinical Nutrition" においては，その投稿規程に次のように記されている．

> When reporting experiments on human subjects, indicate that the procedures followed were in accordance with the ethical standards of the responsible institutional or regional committee on human experimentation

付録

or in accordance with the Helsinki Declaration of 1975 as revised in 1983.
また，同誌に掲載された論文には，以下のような記述がなされている．

1. The Human Ethics Committee of the University of Guelph approved the study, and all subjects give written informed consent.
2. The study was approved by the Ethical Committee of the Skin and Allergy Hospital of the Helsinki University Central Hospital. Written informed consent was obtained from each Child's parents.
3. All subjects gave written consent after the experimental procedure had been explained to them. The study was approved by the Municipal Ethical committees of Copenhagen and Frederiksberg to be in accordance with the Helsinki-II declaration.

一般に，動物実験に比べて，ヒトでの試験には多大な経費が必要である．試験食群と対照食群あわせて30名で1か月間試験すると，試験食品や対照食品の製作費，民間企業の社員の人件費，高度な測定技術を含む検査料等は含めない場合でも，被験者への謝礼等で100万円ほどかかるとの報告もある．前述のように，計60名で6か月間の試験を行ったとすると，約1200万円必要となる．また，医療機関や大学病院に正式な依頼を行った場合には，その数倍は必要となるであろう．この経費を少なくする一つの方法として，試験食品製造企業，医師，独立行政法人（旧国立）研究所研究員等が共同研究として公的（公募，競争）資金を得て行うことをおすすめする．

3. 水産物からの栄養機能性食品開発

(1) 食品開発にあたってのポイント

水産物からの栄養機能性食品の開発にあたっては，次のような点につき明確になっていたり，問題がないということでないと，ヒトの口に入る新規の栄養機能性食品は誕生しない．

1. 社会的ニーズに適合しているか？
   すなわち，多くの人々にとって必要で有益なものか？
2. 科学的根拠は十分あるか？また，生理機能の強さは十分か？

　　　　　動物実験，ヒトでの試験，疫学的研究の成果はどうか？
　　3.　食べて安全か？
　　　　　通常摂取量に対し，どの程度か？，副作用はないか？
　　　　　PL（製造物責任）法にひっかからないか？
　　4.　添加することにより，従来の食品の風味を損わないか？
　　　　　食品としての受容性を保てるか？
　　5.　素材（原料）を十分な量，容易に入手可能か？
　　　　　資源量は十分か？
　　6.　従来品に比べて，あまりにも高額にならない価格設定が可能か？
　　7.　その他
　　　　　共同研究が可能か？
　　　　　研究開発資金は十分か？
　　　　　特許申請が可能か？

(2)　**保健機能食品**について

　現在，厚生労働省では，特別用途食品として，病者用食品（例えば，低タンパク食品，アレルゲン除去食品，糖尿病食調製用組合せ食品など），妊産婦・授乳婦用粉乳，乳幼児用調製粉乳，高齢者用食品（咀嚼困難者用食品など）および保健機能食品を許可している．特に，保健機能食品としては特定保健用食品と栄養機能食品が認められている．2004年1月30日現在では，特定保健用食品の表示を許可されている食品は410商品で，表示を承認されている食品は2食品である．ただし，現在のところ，表示可能な特定保健用食品は以下のものに限られている．

・お腹の調子を整える食品
・お腹の調子を整える食品＋コレステロールが高めの方の食品
・お腹の調子を整える食品＋ミネラルの吸収を助ける食品
・コレステロールが高めの方の食品
・血圧が高めの方の食品
・ミネラルの吸収を助ける食品
・虫歯になりにくい食品
・血糖値が気になり始めた方の食品

付録

・食後の血中中性脂肪を抑え，体脂肪をつきにくくする食品＋コレステロールが高めの方の食品
・食後の血中中性脂肪が上昇しにくく，体脂肪がつきにくい食品
・食後の血清中性脂肪の上昇を抑える食品

上記以外の特定保健用食品を開発しようとした場合には，医薬品の許可において必要であるとされるレベルではないにしろ，十分な科学的根拠が求められ，多額な開発費が必要となるであろう．特定保健用食品の審査は薬事・食品衛生審議会において行われる．栄養機能食品については，現在のところ，ビタミン類とミネラルの一部（カルシウムと鉄）を一定量含む食品が認められている．今後，他のいくつかの栄養素についても認められることになると思われる．これらの特別用途食品等に関する情報の収集については，インターネットを用いた検索が有効である．この場合，キーワードは特別用途食品，保健機能食品，特定保健用食品，栄養機能食品である．これらの検索を行うと，保健機能食品制度についてや特定保健用食品の申請・評価に関する情報が容易に得られる．また，これらの情報源には，厚生労働省のホームページからもアクセスできるようになっている．

(3) 研究開発資金について

民間企業が水産物からの栄養機能性食品を研究開発する場合，自社の研究開発費が潤沢にあればよいが，そうでないならば公的資金の導入を考え，試みる必要がある．公的資金の獲得にはかなり厳しい競争があり，獲得するのが難しいことは事実であるが，一般に企業の大小には関係がない場合が多い．すなわち，ベンチャー企業でも，大学，国立研究所または独立行政法人の研究所の指導を受けて申請すれば公的資金を獲得できる可能性がある．この食品開発に関係した公的資金としては，文部科学省，経済産業省，農林水産省などが種々の制度をつくり，募集，審査，実施状況の調査，報告書作成，報告会の開催等を行っている．文部科学省のものは科学研究費補助金（科研費）と科学技術振興調整費（科振調費）があるが，前者は主として大学の基礎研究（独創的・先駆的な研究）の発展のためのもの，後者は産学官の連携を重視したもので，産学官共同研究に対するものである．多くの場合，大学，国立研究所または独立行政法人の研究所などから民間企業等との共同による研究開発を申請している．このときの民間企業は，独立

3. 水産物からの栄養機能性食品開発

した研究所をもった技術力のあるところにならざるを得ない．また，経済産業省のものは，食品以外の産業のものがほとんどであるが，中小企業向けのもののなかには，食品の研究開発を支援するものもある．

　水産物からの栄養機能性食品の研究開発となると本命は農林水産省である．農林水産省の中でも，主として，総合食料局食品産業企画課技術室，農林水産技術会議事務局先端産業技術研究課民間研究推進室および同局地域研究課による技術開発支援事業が行われている．これらの技術開発支援事業の実施主体は種々の技術研究組合，（財）食品産業センター，民間団体等である．また，独立行政法人農業・生物系特定産業技術研究機構内の生物系特定産業技術研究支援センターでも研究支援事業を行っている．2003度には，「食品産業における次世代型発酵技術の開発事業」，「ライフサイエンスを活用した健康志向食品評価・製造技術の開発事業」，「食品の安全・安心確保技術の開発事業」，「「ブランド・ニッポン」加工食品供給促進技術開発」，「食品資源循環システム構築技術開発」などが総合食料局食品産業企画課技術室の事業として冊子（2003年度食品産業技術対策事業の概要）にまとめられている．これらの事業の補助率はそれぞれ異なっているが，1/2から定額（全額）となっている．このほか，「生物系特定産業創出のための異分野融合研究支援事業」および「民間結集型アグリビジネス創出技術開発事業」（前述の民間研究推進室），「先端技術を活用した農林水産高度化事業」（前述の地域研究課）などがある．いずれの技術開発事業においても，最新の情報については，冊子で確認したり，インターネットで農林水産省のホームページを開き，食料のところから入り検索していただきたい．

　これらの公的研究開発資金は5〜10倍の応募があり狭き門であるが，これを得るためには，少なくとも以下のポイントをクリアーしていなければならない．

① 事業担当窓口に足しげく通い，申請書類の書き方など不明な点をよく聞き，指示に従って申請書を作成する．
② 申請書類はていねいにわかりやすく書く．なぜなら，申請書類の第一次審査の点数で合格数の50％は決まるからである．
③ 事業の実現の可能性を明確にする．
　　・適切なアドバイザーや研究協力者を選ぶ．
　　・食品の製造技術や分析技術が十分あることを示す．

付録

　　　・動物やヒトでの有効性の確認ができることを明記する．
　④　政策や社会への貢献度および緊急性などを明確にする．
　⑤　会社の大小は関係ないが，実体のない幽霊会社はだめである．
　⑥　ヒアリングはポイントをわかりやすく，情熱をもって要領よく説明する．
　⑦　ベンチャー企業の場合には特に，申請書類の作成からヒアリングまで，専門の技術士の指導を仰ぐ．

　このような公的研究開発資金を得るためには，大学および国立や独立行政法人の研究所と民間企業の共同研究とすることが重要である．なぜなら，前者には設備と研究ノウハウがあり，動物やヒトでの試験を実施しているところもあって，マスコミへの公表もスムーズに行えるからであり，また後者は研究者を派遣したり，特許申請に熟練し，栄養機能性食品の製造または試作品の提供も可能だからである．最近では，前者と後者が一緒になって提案できる事業が増えつつある．このような方法で公的資金を得て，水産物からの栄養機能性食品の開発ができれば理想的である．

　水産物からの栄養機能性食品を開発するうえで参考になりそうなことをまとめたが，不十分な記述もあり，その点については是非参考図書を精読していただきたい．現在のところ，本書の各論にある成分の研究は比較的よく行われているが，どの成分についてもまだまだ不明な点が多い．さらに，水産物には本書で示された成分以外で，私たちの健康の維持増進にとって重要な働きのある成分がまだあるかもしれない．今後は，未知の有効成分を科学的な試験研究法により明らかにしていく必要があると思われる．このようなとき，本付録を御一読いただき研究開発の一助にしていただければ幸いである．

文献

1) Lim, S-Y., Suzuki, H. : *J. Nutr.*, **131**, 319-324(2001).
2) 日本生化学会編：新生化学実験講座 19，動物実験法，東京化学同人(1991).
3) 浜崎智仁：脂質栄養学, 7(1), 41-50(1998).

索　　　引

【あ】

RARα ………………………………… 196
RXR …………………………………… 196
RNAへの転写 ………………………… 89
Rタンパク質 ………………………… 223
IgA腎症 ……………………………… 167
亜鉛 …………………………………… 257
アガロース …………………………… 319
アガロビオース ……………………… 319
アガロペクチン ……………………… 319
朝のこわばり ………………………… 165
アザラシ油 …………………………… 173
アシルグリセロール ………………… 45
アスタキサンチン ……………… 26, 289
アセチルコリン ……………………… 273
アセチルCoA ……………… 83, 90, 224
頭の周囲長 …………………………… 143
アテローム性動脈硬化症 …………… 129
アトピー性皮膚炎 …………………… 162
アドレナリン ………………………… 78
ANOVA ……………………………… 340
アブストラクト ……………………… 328
アポトーシス …………………… 149, 152
アミノ基転移反応 …………………… 87
アミノ酸 ………………………… 49, 330
アミノ酸関連化合物 ………………… 115
アミノ酸組成 ………………………… 19
アミノペプチダーゼ ………………… 71
アミロース …………………………… 43
アミロプシン ………………………… 69
アミロペクチン ……………………… 43
アラキドン酸 ………………………… 118
アルギニン …………………………… 159
アルギン酸 …………………………… 311
アルギン酸カルシウム ……………… 313
アルギン酸ナトリウム ……………… 313
アルコール …………………………… 16

アルツハイマー型痴呆症（病）……… 147, 273
α-カロテン …………………………… 190
α-トコフェロール …………………… 207
アンジオテンシン変換酵素 ………… 114
アンモニア …………………………… 88

【い】

EPA …………………………… 12, 109, 118
活けじめ ……………………………… 7
イコサペンタエン酸 ………………… 117
イソプレン化合物 …………………… 176
一次構造 ……………………………… 54
一重項酵素 …………………………… 294
一炭素単位代謝系 …………………… 226
一斉分析 ……………………………… 208
一般成分 ……………………………… 39
遺伝的毒性 …………………………… 304
イヌイット …………………………… 124
飲作用 …………………………… 74, 101
インスリン ……………………… 78, 169
インスリン依存性糖尿病 …………… 171
インスリン非依存性糖尿病 ………… 169
インスリン分泌 ……………………… 281
インターネット ……………………… 326
インターフェロンγ ………………… 301
インターロイキン4 ………………… 303
インターロイキン-6産生 …………… 160
in vitro ……………………………… 331
in vivo ……………………………… 331
インフォームド・コンセント ……… 343

【う】

Walker256がん肉腫細胞 …………… 153
うつ病 ………………………………… 150
うま味 ………………………………… 29
海ヘビ油 ……………………………… 173
ウルバン ……………………………… 321

349

索引

【え】

エイコサペンタエン酸 ………… 12, 109, 117
HL－ヒト白血病細胞 ……………………… 152
HDL ……………………………………… 208
HDL 画分 ………………………………… 280
HT－29 結腸直腸がん細胞 ……………… 152
栄養 ………………………………………… 39
栄養機能 ………………………………… 329
栄養機能食品 …………………………… 345
栄養所要量 ……………………… 39, 203, 214
栄養素 ……………………………………… 39
エールリッヒ腹水がん細胞 …………… 153
エキス分 …………………………………… 20
SPF ……………………………………… 335
n-3 高度不飽和脂肪酸 ………………… 117
n-3 脂肪酸欠乏食 ……………………… 137
エネルギー ………………………………… 8
L-グルロン酸 …………………………… 311
LDL の酸化変性 ………………………… 296
L-フコース ……………………………… 315

【お】

応答性エレメント ……………………… 197
オキシミオグロビン ……………………… 26
オリゴ糖 …………………………………… 42
オリゴペプチド …………………………… 53

【か】

海獣油 …………………………………… 173
海藻多糖類 ……………………………… 310
海藻のにおい ……………………………… 35
海藻類 …………………………………… 310
回腸 ………………………………………… 95
解糖系 ………………………………… 79, 90
カイニン酸 ……………………………… 116
海馬 ……………………………………… 147
海洋性新規ビタミン ……………………… 16
潰瘍性大腸炎 ……………………… 162, 167
カイロミクロン ……………………… 82, 118
科学技術振興調整費 …………………… 346
科学研究費補助金 ……………………… 346
化学的消化 ………………………………… 67
拡張期 …………………………………… 131

核内レセプター ………………………… 196
加工処理 …………………………………… 6
下行大静脈 ……………………………… 337
Caco-細胞 ……………………………… 152
過酸化脂質 ……………………… 135, 154
過剰症 …………………………………… 198
過剰摂取 ………………………… 205, 214
カゼイン ………………………………… 333
家族性大腸腺腫症 ……………………… 159
カタラーゼ ……………………………… 276
かつお節 …………………………………… 35
活性型ビタミン D ……………… 93, 199
褐藻類 …………………………………… 311
カラギーナン …………………………… 320
ガラクタン ……………………………… 318
カラビオース …………………………… 320
カリウム ………………………………… 251
カルシウム ……………………… 92, 202, 241
カルシウム：リン比 …………………… 248
カルボキシラーゼ ……………………… 229
Current Contents ……………………… 326
カロテノイド …………………………… 289
カロテノイド系色素 ……………………… 26
がん ……………………………………… 284
がん移転抑制作用 ……………………… 301
肝炎 ……………………………………… 163
感覚機能 ………………………………… 329
肝機能 …………………………………… 150
管腔内消化 ………………………………… 67
含セレンタンパク質 …………………… 256
乾癬 ……………………………………… 166
肝臓 ………………………………………… 74
寒天 ……………………………………… 319
冠動脈疾患 ……………………………… 129
間脳視床下部 ……………………………… 65
γ-アミノ酪酸 …………………… 115, 273
含硫アミノ酸 …………………………… 265

【き】

記憶学習能 ……………………… 137, 173
機械的消化 ………………………………… 67
キサントフィル ………………………… 290
基質タンパク質 …………………………… 17
技術士 …………………………………… 348

季節変化	5
キチン	309
気道過敏性	165
気道抵抗	164
機能性タンパク質	108
機能性ペプチド	108
キノン	277
キモトリプシン	69, 86
逆変換	121
吸収	72
急性骨髄性白血病	198
狭心症	126
局所脳血流量	147
虚血	124
虚血性心疾患	125
魚臭	33
巨赤芽球性貧血	222
魚肉タンパク質	16
魚皮の色	28
許容上限摂取量	205, 214
筋原繊維タンパク質	17
筋肉の色	25

【く】

空腸	95
空腹時血糖	172
空腹時の血液	335
グリコーゲン	31
グリシン抱合体	270
グリセロール	11, 330
クリプト	155
グルカゴン	78
グルコース産生	219
グルコース-6-フォスファターゼ	275
グルタチオンペルオキシダーゼ	256
グルタチオンレドックス回路	218
グルタミン	159
グルタミン酸	115
クローン病	167
クロム	258

【け】

形態形成	197
K 値	24

頸椎脱臼法	337
血液凝固	175
血液性状	123
血液脳関門	136
結合水	10
血小板凝集能	175
血清カルシウム濃度	93
血清フェリチン	245
血中コレステロール	110
血中脂質低下作用	123
血中脂質濃度	112
血中リポタンパク質	113
結腸腫瘍細胞	152
血糖(値)	66, 78, 169
解毒作用	277
ケト原性アミノ酸	88
ケトン体	83
ケミカルアブストラクツ	326
健常者	134

【こ】

抗炎症作用	161
抗がん作用	299
高血圧(症)	131, 283
高血圧自然発症ラット	124
抗血栓作用	122
抗高血圧活性	114
高コレステロール血症	279
抗酸化	135
抗酸化活性	212
抗酸化作用	212, 294
高脂血症	131, 286
高次構造	54
抗腫瘍効果	151
甲状腺ホルモン	93, 255
紅藻類	318
公的資金	344
高度不飽和脂肪酸	109
高密度リポタンパク質	208
高齢者	148
高齢マウス	335
高齢ラット	144
コエンザイム A	223
コーンスターチ	333

索引

国際単位 …………………………… 207
五大栄養素 ………………………… 37
五炭糖 ……………………………… 41
五訂日本食品標準成分表 ………… 7
コドン ……………………………… 89
コバラミン ………………………… 221
コバルト …………………………… 261
コルチゾール ……………………… 151
コレステロール ………… 110, 127, 198
コレステロール 7α-水酸化酵素 … 280
コンジュガーゼ …………………… 228
コンフォーメーション …………… 53

【さ】

催奇形性 …………………………… 198
再狭窄 ……………………………… 129
最低副作用発現量 ………………… 214
サイトカイン ……………………… 168
細胞外液 …………………………… 249
細胞内液 …………………………… 251
細胞膜の安定化作用 ……………… 274
魚のにおい ………………………… 33
鎖骨下大静脈 ……………………… 74
差し引き法 ………………………… 40
サプリメント ……………………… 228
サマリー …………………………… 328
酸化ストレス ……………………… 135
酸化的脱アミノ反応 ……………… 88
酸化物消去システム ……………… 149
酸化防御システム ………………… 124
三次構造 …………………………… 54
三大栄養素 ………………………… 37
三糖 ………………………………… 42

【し】

ジアシルグリセロール …………… 46
シールオイル ……………………… 173
ジエチルニトロソアミン ………… 154
紫外線 ……………………………… 98
紫外部吸収 ………………………… 145
視覚 ………………………………… 195
視覚(性)誘発電位 …………… 142, 144
子宮がん …………………………… 158
糸球体腎炎 ………………………… 162

自給率 ……………………………… 3
シクロオキシゲナーゼ …………… 121
脂質 ………………………………… 45
脂質含量 …………………………… 7
脂質代謝改善効果 ………………… 171
歯周炎 ……………………………… 168
9-シス型アスタキサンチン ……… 291
13-シス型アスタキサンチン ……… 291
システイン ………………………… 266
システインジオキシゲナーゼ …… 267
システインスルフィン酸脱炭酸酵素 ……… 267
システインスルフィン酸デカルボキシラーゼ … 268
11-シス-レチナール ……………… 195
実験的糖尿病 ……………………… 169
実験動物の解剖 …………………… 337
シトクロム ………………………… 245
シナプス膜の流動性 ……………… 139
歯肉炎 ……………………………… 168
ジペプチダーゼ …………………… 71
ジペプチド …………………… 53, 71
脂肪酸 ……………………………… 81
Jurkat 白血病細胞 ………………… 152
シュークラーゼ …………………… 71
収縮期 ……………………………… 131
自由水 ……………………………… 10
十二指腸 …………………………… 92
受動回避学習能 …………………… 137
受動拡散 …………………………… 98
受動輸送 …………………………… 92
腫瘍壊死因子 ………… 152, 168, 175
主要元素 …………………………… 57
旬 …………………………………… 5
消化 ………………………………… 66
消化吸収過程 ……………………… 330
脂溶性ビタミン …………………… 60
小腸 ………………………………… 96
少糖 ………………………………… 42
小動物 ……………………………… 332
食資源 ……………………………… 3
食餌性脂質 ………………………… 111
食餌性タンパク …………………… 110
食品開発 …………………………… 344
食品産業技術対策事業 …………… 347
植物性食品 ………………………… 98

352

索引

食物繊維 ・・・・・・・・・・・・・・・・・・・・・・・・・・ 63, 309
食物繊維含有量 ・・・・・・・・・・・・・・・・・・・・・ 309
ショ糖 ・・・・・・・・・・・・・・・・・・・・・・・・・・・・・・ 71
飼料摂取量 ・・・・・・・・・・・・・・・・・・・・・・・・ 334
視力 ・・・・・・・・・・・・・・・・・・・・・・・・・・・・・・・ 144
心筋梗塞予防効果 ・・・・・・・・・・・・・・・・・・ 129
神経管閉鎖不全 ・・・・・・・・・・・・・・・・・・・・ 225
神経成長因子 ・・・・・・・・・・・・・・・・・・・・・・ 137
神経伝達調節作用 ・・・・・・・・・・・・・・・・・・ 272
神経伝達物質 ・・・・・・・・・・・・・・・・・・・・・・ 272
心血管系疾患予防効果 ・・・・・・・・・・・・・・ 122
深視力 ・・・・・・・・・・・・・・・・・・・・・・・・・・・・ 304
心臓病 ・・・・・・・・・・・・・・・・・・・・・・・・・・・・ 283
浸透圧調節作用 ・・・・・・・・・・・・・・・・・・・・ 271

【す】

水産加工品のにおい ・・・・・・・・・・・・・・・・・ 35
推奨所要量 ・・・・・・・・・・・・・・・・・・・・・・・・ 205
膵臓がん ・・・・・・・・・・・・・・・・・・・・・・・・・・ 158
水分 ・・・・・・・・・・・・・・・・・・・・・・・・・・・・・・・・ 9
水分活性 ・・・・・・・・・・・・・・・・・・・・・・・・・・・ 10
水迷路型学習実験 ・・・・・・・・・・・・・・・・・・ 137
水溶性アルギン酸 ・・・・・・・・・・・・・・・・・・ 312
水溶性食物繊維 ・・・・・・・・・・・・・・・・ 63, 310
水溶性ビタミン ・・・・・・・・・・・・・・・・・・・・・ 61
スーパーオキシドジスムターゼ ・・・ 123, 276
スクアレン ・・・・・・・・・・・・・・・・・・・・・・・・ 176
ステアプシン ・・・・・・・・・・・・・・・・・・・ 70, 81
ステアリドン酸 ・・・・・・・・・・・・・・・・・・・・ 157
ステロイドホルモン ・・・・・・・・・・・・・・・・ 198
ステロール ・・・・・・・・・・・・・・・・・・・・・・・・ 176

【せ】

生活習慣病 ・・・・・・・・・・・・・・・・・・・・・・・・ 282
正常出産児 ・・・・・・・・・・・・・・・・・・・・・・・・ 142
精神活動 ・・・・・・・・・・・・・・・・・・・・・・・・・・ 150
精製 $n-3$ 脂肪酸 ・・・・・・・・・・・・・・・・・・・ 135
生体調節機能 ・・・・・・・・・・・・・・・・・・・・・・ 329
生物学的消化 ・・・・・・・・・・・・・・・・・・・・・・・ 67
生物学的半減期 ・・・・・・・・・・・・・・・・・・・・ 200
舌がん ・・・・・・・・・・・・・・・・・・・・・・・・・・・・ 298
赤血球リン脂質 ・・・・・・・・・・・・・・・・・・・・ 144
絶食 ・・・・・・・・・・・・・・・・・・・・・・・・・・・・・・・ 83
摂食中枢 ・・・・・・・・・・・・・・・・・・・・・・・・・・・ 65

セレン ・・・・・・・・・・・・・・・・・・・・・・・・・・・・ 256
全身性エリテマトーデス ・・・・・・・・・・・・ 162
潜在性鉄欠乏 ・・・・・・・・・・・・・・・・・・・・・・ 245
喘息 ・・・・・・・・・・・・・・・・・・・・・・・・・・・・・・ 163
鮮度指標 ・・・・・・・・・・・・・・・・・・・・・・・・・・・ 24
前立腺がん ・・・・・・・・・・・・・・・・・・・・・・・・ 158

【そ】

相加・相乗効果 ・・・・・・・・・・・・・・・・・・・・ 213
早産児 ・・・・・・・・・・・・・・・・・・・・・・・・・・・・ 141
総脂質 ・・・・・・・・・・・・・・・・・・・・・・・・・・・・ 112
促進拡散 ・・・・・・・・・・・・・・・・・・・・・・・・・・・ 74
測定項目 ・・・・・・・・・・・・・・・・・・・・・・・・・・ 336
組織脂肪 ・・・・・・・・・・・・・・・・・・・・・・・・・・・ 11

【た】

DIALOG ・・・・・・・・・・・・・・・・・・・・・・・・・・ 327
代謝 ・・・・・・・・・・・・・・・・・・・・・・・・・・・・・・・ 77
対照群 ・・・・・・・・・・・・・・・・・・・・・・・・・・・・ 334
体性感覚刺激 ・・・・・・・・・・・・・・・・・・・・・・ 147
大腸がん ・・・・・・・・・・・・・・・・・・・ 154, 244, 298
耐糖能異常 ・・・・・・・・・・・・・・・・・・・・・・・・ 174
耐糖能試験 ・・・・・・・・・・・・・・・・・・・・・・・・ 170
大脳 ・・・・・・・・・・・・・・・・・・・・・・・・・・・・・・・ 66
タウリン ・・・・・・・・・・・・・・・・・・・・・・・・・・ 115
タウリン合成能 ・・・・・・・・・・・・・・・・ 268, 281
タウリントランスポーター ・・・・・・ 266, 272
タウリン抱合体 ・・・・・・・・・・・・・・・・・・・・ 270
タウロクロラミン ・・・・・・・・・・・・・・・・・・ 276
多価不飽和脂肪酸 ・・・・・・・・・・・・・・・・・・・ 48
多糖 ・・・・・・・・・・・・・・・・・・・・・・・・・・・・・・・ 43
短鎖脂肪酸 ・・・・・・・・・・・・・・・・・・・・・・・・・ 47
短鎖ペプチド ・・・・・・・・・・・・・・・・・・・ 71, 86
炭酸固定反応 ・・・・・・・・・・・・・・・・・・・・・・ 229
胆汁 ・・・・・・・・・・・・・・・・・・・・・・・・・・・ 70, 176
胆汁酸 ・・・・・・・・・・・・・・・・・・・・・・・・・ 69, 267
単純拡散 ・・・・・・・・・・・・・・・・・・・・・・・ 72, 101
単純脂質 ・・・・・・・・・・・・・・・・・・・・・・・・・・・ 45
炭水化物 ・・・・・・・・・・・・・・・・・・・・・・・・・・・ 40
単糖 ・・・・・・・・・・・・・・・・・・・・・・・・・・・・・・・ 41
タンパク質 ・・・・・・・・・・・・・・・・・・・・・ 86, 108
タンパク質摂取量 ・・・・・・・・・・・・・・・・・・ 107
タンパク尿 ・・・・・・・・・・・・・・・・・・・・・・・・ 162

索引

【ち，つ】

チアミナーゼ …………………………… 216
チアミン ………………………………… 215
チアミン欠乏症 ………………………… 216
チアミンピロリン酸 …………………… 215
蓄積脂肪 ………………………………… 11
致死性心筋梗塞 ………………………… 126
知能指数 ………………………………… 142
中鎖脂肪酸 ………………………… 47, 81
中性脂肪 …………………………… 46, 82
腸間膜静脈 ……………………………… 74
長鎖化酵素 ……………………………… 120
長鎖脂肪酸 ………………………… 47, 81
長鎖ペプチド …………………………… 86
超低密度リポタンパク質 ……… 118, 209
腸内細菌 …………………………… 99, 224

ツェルウェガー症候群 ………………… 150

【て】

DHA ………………… 12, 89, 109, 118, 137
TCAサイクル ……………………… 79, 90
低分子窒素化合物 ……………………… 22
D-マンヌロン酸 ………………………… 311
敵意性テスト …………………………… 151
鉄 …………………………………… 94, 244
テトラヒドロ葉酸 ……………………… 227
転写制御 ………………………………… 196
デンプン ………………………………… 77

【と】

銅 ………………………………………… 253
糖アルコール …………………………… 41
糖化ヘモグロビン ……………………… 171
糖原性アミノ酸 ………………………… 88
糖質 ……………………………………… 23
糖新生 …………………………………… 91
糖代謝 …………………………………… 168
等電点 …………………………………… 52
糖尿病 ……………………………… 83, 171, 281
動物実験 ………………………………… 331
動物実験委員会 ………………………… 340
動物性食品 ……………………………… 98
動物性タンパク質 ……………………… 107
動物の保護および管理に関する法律 …… 339
動脈硬化症 ………………… 127, 226, 282
ドウモイ酸 ……………………………… 116
ドーパミン ……………………………… 138
特定保健用食品 ………………………… 345
ドコサヘキサエン酸 …………… 12, 117
ドコサペンタエン酸 …………… 117, 173
床敷き …………………………………… 336
突然死 …………………………………… 126
トド油 …………………………………… 173
トランスコバラミンⅡ ………………… 223
トランスフェリン ……………………… 245
トリアシルグリセロール ……… 46, 112, 127
トリプシン ………………………… 69, 86
トリペプチド …………………………… 53
トリメチルアミンオキシド …………… 22

【な】

ナイアシン ……………………………… 220
内因子 …………………………………… 223
内因性のコレステロール ……………… 334
ナトリウム ………………………… 96, 249
ナトリウム：カリウム比 ……………… 251

【に】

ニコチンアミドアデニンジヌクレオチド … 220
ニコチンアミドアデニンジヌクレオチドリン酸
 ……………………………………… 220
ニコチン酸 ……………………………… 220
ニコチン酸アミド ……………………… 220
二次構造 ………………………………… 54
二重結合 ………………………………… 148
二重盲検法 ……………………………… 342
二糖 ……………………………………… 42
乳化 ………………………………… 69, 81
乳がん …………………………………… 154
乳糖 ……………………………………… 71
乳び管 …………………………………… 74
ニューロプロスタン …………………… 149
尿素 ……………………………………… 22
尿素サイクル …………………………… 88
認知能力 ………………………………… 143

【ぬ，ね】

ヌクレオチド ……………………… 24, 31

ネオアガロビオース ……………… 319
ネオカラビオース ………………… 320
粘膜腺窩上皮 ……………………… 159

【の】

脳梗塞 ……………………………… 128
脳視覚神経系 ……………………… 135
脳出血 ……………………………… 128
脳卒中 ……………………………… 128
脳卒中ラット ……………………… 114
能動輸送 ………………………… 74, 95
農林水産省 ………………………… 347
ノルアドレナリン ………………… 138

【は】

肺炎 ………………………………… 163
肺がん ……………………………… 158
肺機能 ……………………………… 164
ハイドロキシアパタイト ………… 246
麦芽糖 …………………………… 71, 77
白内障 ……………………………… 148
長谷川式痴呆度テスト …………… 147
八方向放射状迷路 ………………… 138
発がん抑制効果 …………………… 299
パピローマウイルス不死化角化細胞 … 152
半減期 ……………………………… 209
パンテテイン ……………………… 225
パントテン酸 ……………………… 223

【ひ】

P-Fテスト ………………………… 151
ビオチニダーゼ …………………… 230
ビオチン …………………………… 229
皮下移植 …………………………… 154
被験者の募集 ……………………… 341
非酸化的脱アミノ反応 …………… 88
微繊網 ……………………………… 72
ビタミン …………………………… 97
ビタミンA ……………………… 98, 189
ビタミンA_1 ……………………… 190

ビタミンA_2 ……………………… 189
ビタミンB_1 ……………………… 215
ビタミンB_2 ………………… 100, 217
ビタミンB_6 ………………… 100, 218
ビタミンB_{12} ……………… 101, 221
ビタミンC ………………………… 102
ビタミンD_2 ………………… 98, 199
ビタミンD_3 ………………… 98, 199
ビタミンE ……………………… 99, 206
ビタミンE欠乏症 ………………… 209
ビタミンE要求量 ………………… 212
ビタミンK ………………………… 99
非タンパク態窒素 ………………… 20
必須アミノ酸 ……………………… 52
必須脂肪酸 ……………………… 14, 48
ヒト結腸腺がん細胞 ……………… 153
ヒトでの実験 ……………………… 341
ヒト乳がん細胞 …………………… 154
ヒドロキシイソ吉草酸 …………… 229
皮膚の潮紅 ………………………… 221
非ヘム鉄 …………………… 58, 94, 244
ヒポタウリン ……………………… 267
ピリドキシン ……………………… 218
微量栄養素 ………………………… 37
微量元素 ………………………… 57, 240
微量成分 …………………………… 39

【ふ】

VLDL＋LDL画分 ………………… 280
フェリチン ……………………… 58, 245
複合脂質 …………………………… 45
副甲状腺ホルモン ……………… 93, 243
複合ミセル ………………………… 191
フコイダン ………………………… 315
フコース含有多糖 ………………… 318
フコース含有硫酸化多糖 ………… 318
浮腫 ………………………………… 161
プチアリン ……………………… 68, 77
フッ素 ……………………………… 261
プテロイルポリグルタミン酸型 … 225
ブドウ糖 ………………………… 77, 330
不飽和化酵素 ……………………… 120
不飽和脂肪酸 ……………………… 48
不溶性食物繊維 ………………… 63, 310

索引

プラスミノーゲンアクチベータ …………… 134
フラビンアデニンジヌクレオチド ………… 217
フラビンモノヌクレオチド ………………… 217
プロスタグランジン ………………………… 121
プロスタサイクリン ………………………… 122
プロビタミンA ……………………………… 189
文献データベース ………………………… 326

【へ】

β-イオノン環 ……………………………… 295
β-カゼイン ………………………………… 108
β-カゾモルフィン …………………………… 108
β-カロテン ………………………… 98, 190
β-クリプトキサンチン ……………………… 190
β細胞 ……………………………………… 169
β酸化 …………………………… 83, 90, 121
β-ホモベタイン …………………………… 115
ヘキソース …………………………………… 41
ベタイン類 …………………………………… 23
PET ………………………………………… 147
ペプシン ………………………………… 68, 85
ペプチド結合 ………………………………… 53
ヘム鉄 …………………………… 58, 94, 244
ヘモシアニン ……………………………… 253
ペラグラ …………………………………… 221
Helicobacter pylori ……………………… 302
ペルオキシソーム ………………………… 121
ペルオキシソーム病 ……………………… 150
ペルオキシダーゼ ………………………… 276
ヘルシンキ宣言 …………………………… 343
変性 …………………………………………… 56
ペントース …………………………………… 41

【ほ】

膀胱繊維症 ………………………………… 161
飽和脂肪酸 ………………………………… 48
ボールマンケージ ………………………… 332
保健機能食品 ……………………………… 345
ポジトロンエミッショントモグラフィ …… 147
ホスファチジルエタノールアミン ………… 119
ホスファチジルコリン ………………… 14, 119
ホモシステイン …………………………… 227
ホモジネート ……………………………… 339
ボランティア ……………………………… 341

ポリカーボネートケージ ………………… 336
ポリペプチド ………………………………… 53
ポルフィラン ……………………………… 319

【ま】

膜消化 ……………………………………… 67
マグネシウム ……………………… 95, 248
麻酔 ………………………………………… 337
マルターゼ ………………………………… 71
マロンジアルデヒド ……………………… 275
マンガン …………………………………… 255
慢性肝疾患 ………………………………… 167
慢性気管支炎 ……………………………… 164
満腹中枢 …………………………………… 65

【み，む】

ミエリン …………………………………… 150
ミオグロビン …………………………… 25, 58
味覚障害 …………………………………… 257
未熟児 ……………………………………… 141
ミセル ……………………………………… 82
ミネラル ………………………………… 57, 92

無機質 …………………………………… 57, 92

【め】

迷路学習能改善効果 ……………………… 174
メチオニン ………………………………… 266
メチオニン合成酵素 ……………………… 222
メチルマロニル CoA ムターゼ ………… 222
メトミオグロビン ………………………… 26
MEDLINE ………………………………… 327
メラニン …………………………………… 28
メラノーマ細胞 …………………………… 152
免疫 ……………………………… 197, 298
免疫グロブリン …………………………… 298

【も】

網膜 ………………………………………… 141
網膜症 ……………………………………… 282
網膜電位図 ………………………………… 141
モノアシルグリセロール ……………… 46, 81
モノADPリボシル化反応 ……………… 221
モリブデン ………………………………… 260

索引

問題解決能力 …………………… 143	リウマチ様関節炎 ………………… 164
門脈 …………………………………… 74	リゾホスファチジルコリン ……… 136
	リチウム ……………………………… 260
【や】	リポオキシゲナーゼ ……………… 121
薬事・食品衛生審議会 …………… 346	リボフラミン ………………………… 217
薬物代謝酵素 …………………… 278, 285	両性イオン …………………………… 52
薬理効果 ……………………………… 211	両性電解質 …………………………… 54
薬理作用 ……………………………… 204	緑藻類 ………………………………… 321
夜盲症 ………………………………… 195	緑内障 ………………………………… 148
	リン ……………………………… 202, 246
【ゆ】	リン酸イオン ………………………… 204
有意差検定 …………………………… 340	リン脂質 ………………… 11, 112, 127
有機酸 ………………………………… 23	リンパ管 ……………………………… 74
誘導脂質 ……………………………… 45	リンパ球 ………………………… 173, 301
遊離アミノ酸 ………………………… 20	倫理委員会 …………………………… 343
遊離アルギン酸 ……………………… 313	
遊離脂肪酸 …………………………… 66	【れ】
	レチナール …………………………… 189
【よ】	レチニルエステル …………………… 191
溶血 …………………………………… 339	レチノイド …………………………… 275
葉酸 ……………………………… 101, 225	レチノイン酸 ………………………… 189
ヨウ素 ………………………………… 254	レチノール …………………………… 189
ヨウ素価 ……………………………… 11	レチノール結合タンパク ………… 193
用量作用試験 ………………………… 333	レチノール当量 ……………………… 191
ヨードプシン ………………………… 195	レプチン ……………………………… 66
抑うつ尺度 …………………………… 150	
四次構造 ……………………………… 54	【ろ】
四糖 …………………………………… 43	ロイコトリエン …………… 122, 161
	老化 …………………………………… 149
【ら】	六炭糖 ………………………………… 41
ラクターゼ …………………………… 71	ロドプシン …………………………… 195
ラジカル捕捉作用 …………………… 295	
Raji リンパ腫細胞 ………………… 152	【わ】
ラミニン ……………………………… 115	ワックス ……………………………… 16
卵白障害 ……………………………… 229	
【り】	
Leigh 脳症 …………………………… 216	

357

水産食品栄養学
——基礎からヒトへ——

2004年5月25日　1版1刷発行　　　　　　　　ISBN 4-7655-0240-6　C3047

編著者	鈴　　木　　平　　光	
	和　　田　　　俊	
	三　　浦　　理　　代	
発行者	長　　　祥　　隆	
発行所	技報堂出版株式会社	

定価はカバーに表示してあります。

〒102-0075　東京都千代田区三番町8-7
　　　　　　　（第25興和ビル）
電　話　営　業　（03）(5215)3165
　　　　編　集　（03）(5215)3161
F A X　　　　　（03）(5215)3233
振替口座　　　　00140-4-10
http://www.gihodoshuppan.co.jp/

日本書籍出版協会会員
自然科学書協会会員
工学書協会会員
土木・建築書協会会員

Printed in Japan

© Hiramitsu Suzuki, Shun Wada, Masayo Miura, 2004　　装幀　冨澤　崇　印刷・製本　三美印刷

落丁・乱丁はお取り替え致します。
本書の無断複写は，著作権法上での例外を除き，禁じられています。

●小社刊行図書のご案内●

栄養学ハンドブック（第三版） 編集委員会編 A5・946頁
食品微生物学ハンドブック 好井久雄ほか編著 A5・690頁
人間科学計測ハンドブック 日本生理人類学会計測研究部会編 A5・650頁
騒音制御工学ハンドブック 日本騒音制御工学会編 B5・1308頁
人間工学基準数値数式便覧 佐藤方彦監修 B5・462頁
身体組成学 －栄養・運動・健康 小宮秀一・中尾武平著 A5・168頁
健康スポーツ科学 黒川隆志ほか著 A5・174頁
アクセス 生体機能成分 －管理栄養士・栄養士のために 五明紀春ほか著 A5・214頁
健康と環境の工学 北海道大学衛生工学科編 A5・272頁

● はなしシリーズ

栄養と遺伝子のはなし －分子栄養学入門 佐久間慶子著 B6・各208頁
ビタミンのはなし 吉田勉・布施眞里子著 B6・各202頁
キチン,キトサンのはなし 矢吹稔著 B6・140頁
身近な寄生虫のはなし 宇賀昭二・木村憲司著 B6・192頁
発ガン物質のはなし 酒井弥著 B6・158頁
においのはなし －アロマテラピー・精油・健康を科学する 荘司菊雄著 B6・232頁
クローンのはなし －応用と倫理をめぐって 下村徹著 B6・210頁

技報堂出版 TEL編集03(5215)3161 営業03(5215)3165 FAX03(5215)3233